CB080428

NAÇÃO CORTISOL

Título original: *The Cortisol Connection*

Copyright © 2007, 2002 by Shawn Talbott

Nação Cortisol
1ª edição: Julho 2025

Direitos reservados desta edição: Citadel Editorial SA

O conteúdo desta obra é de total responsabilidade do autor
e não reflete necessariamente a opinião da editora.

Autor:
Shawn Talbott

Tradução:
Manuel Antunes

Preparação de texto:
Iracy Borges

Revisão:
3GB Comunicação
Flavia Araujo

Projeto gráfico:
Jéssica Wendy

Capa:
Bruno Ortega

DADOS INTERNACIONAIS DE CATALOGAÇÃO NA PUBLICAÇÃO (CIP)

Talbott, Shawn
Nação Cortisol : por que o estresse engorda e acaba com a sua saúde – e o que você pode fazer para dizer adeus ao cansaço, equilibrar o peso e restaurar a sua vitalidade/ Shawn Talbott ; tradução de Manuel Antunes. — Porto Alegre : Citadel, 2025.
400 p. : il.

Título original: The Cortisol Connection
Bibliografia
ISBN: 978-65-5047-662-5

1. Saúde 2. Cortisol 3. Emagrecimento I. Título II. Antunes, Manuel

25-2956 CDD 614

Angélica Ilacqua – Bibliotecária – CRB-8/7057

Produção editorial e distribuição:

CITADEL
Grupo Editorial

contato@citadel.com.br
www.citadel.com.br

Dr. Shawn Talbott

NAÇÃO CORTISOL

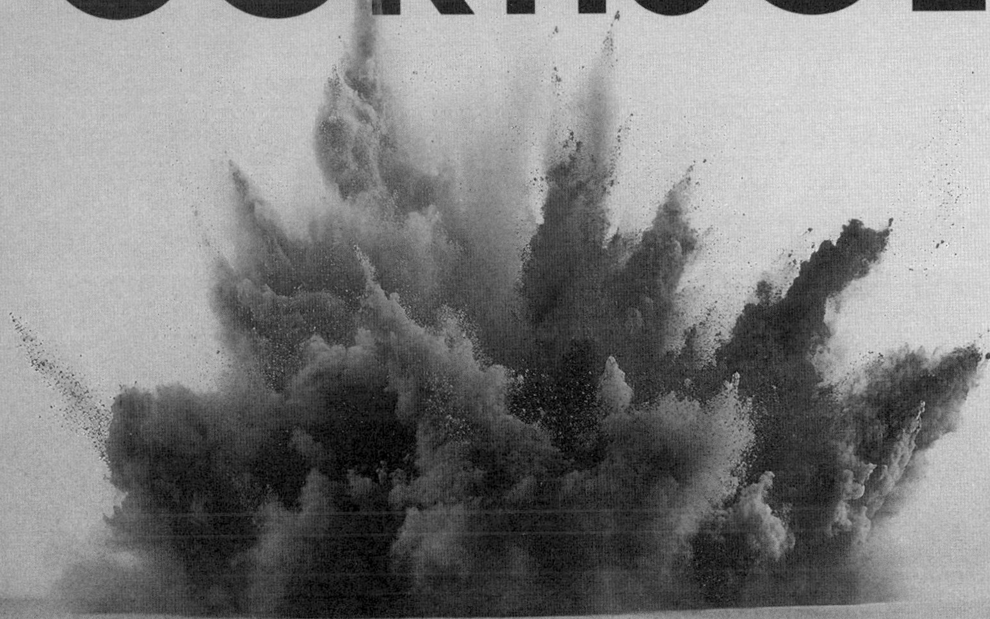

Por que o **estresse** engorda e acaba com a sua **saúde** — e o que você pode fazer para dizer **adeus ao cansaço**, **equilibrar o peso** e **restaurar a sua vitalidade**

CITADEL
Grupo Editorial

2025

DEPOIMENTOS DE USUÁRIOS DO PROGRAMA SENSE

(todos os nomes foram alterados para proteger a privacidade)

"Comecei o SENSE durante um período *muito* estressante para mim – e esperava ganhar peso, como de costume, por causa do estresse... Mas o SENSE era tão simples de seguir que, na verdade, tornou as coisas mais fáceis de lidar (em vez de mais difíceis de seguir, como é o caso de muitas outras dietas que tentei)... O programa me ensinou muito sobre nutrição e metabolismo e como é importante fazer várias pequenas coisas ao mesmo tempo para controlar o peso." — *Sandy*

"Meus resultados foram fantásticos, com uma perda de 8% de gordura corporal e quase 9 quilos. Mas a melhor parte é que o equilíbrio do plano entre exercícios, dieta e suplementos é algo que posso continuar a seguir para sempre." — *Dennise*

"O programa SENSE do Dr. Talbott me ajudou a perder mais de 25 quilos de peso corporal e pelo menos quinze centímetros de cintura...

Antes de começar a usar o SENSE, meu nível de estresse estava altíssimo, eu tinha acabado de comprar um cinto maior e estava começando a olhar para as calças com cintura de 116 centímetros (acima do meu tamanho de 112 centímetros na época e do meu tamanho habitual de 97 centímetros)... Não posso dizer o suficiente sobre como o programa foi benéfico para mim. Além da perda de peso e de medidas, estou me sentindo muito melhor. Meu humor melhorou e meu estresse diminuiu muito em relação ao que era no início do programa." — *Mitch*

"Ao usar a abordagem 'Helping-Hand' do Dr. Talbott para comer, eu nunca estava com fome, *não* tinha *desejos* e nunca me sentia como se estivesse em uma 'dieta' de qualquer tipo. Ao seguir esse programa, dei uma guinada de 180 graus em meus hábitos alimentares – e essas mudanças beneficiaram a mim e a mim e a minha família." — *Stephanie*

"Fui diagnosticada com diabetes alguns meses antes de experimentar o SENSE, e meu principal interesse era encontrar algo que me ajudasse a controlar a doença. O fato de o programa se concentrar parcialmente no controle do açúcar no sangue fez com que parecesse uma boa coisa a ser tentada – mas eu jamais esperei todos os benefícios maravilhosos em relação à minha aparência e à maneira como me sinto. Ao seguir o SENSE, perdi mais de doze centímetros de cintura e passei do tamanho 56 para o 50." — *Laura*

SUMÁRIO

OBSERVAÇÃO IMPORTANTE

O material deste livro tem o objetivo de fornecer uma revisão das informações sobre os efeitos do estresse e dos níveis de cortisol na saúde. Todo o esforço foi feito para fornecer informações precisas e confiáveis. O conteúdo deste livro foi compilado por meio de pesquisa profissional e em consulta com profissionais da área médica. No entanto, os profissionais de saúde têm opiniões diferentes, e os avanços nas pesquisas médicas e científicas ocorrem muito rapidamente, portanto algumas das informações podem ficar desatualizadas.

Dessa forma, a editora, os autores e os editores, bem como os profissionais citados no livro, não podem ser responsabilizados por qualquer erro, omissão ou material desatualizado. Os autores e a editora não assumem nenhuma responsabilidade por qualquer resultado da aplicação das informações contidas neste livro em um programa de autocuidado ou sob os cuidados de um profissional certificado. Se tiver dúvidas sobre sua nutrição ou dieta, ou sobre a aplicação das informações descritas neste livro, consulte um profissional de saúde qualificado.

PREFÁCIO

O hormônio cortisol, produzido nas glândulas suprarrenais, tornou-se essencialmente a forma como o estresse é definido. O estresse e o cortisol têm sido um tópico de intenso interesse tanto na imprensa científica quanto na leiga há mais de cinquenta anos. Desde o trabalho pioneiro de laboratório do Dr. Hans Selye, um endocrinologista canadense que primeiro definiu o estresse como uma "síndrome de adaptação geral", até as visões mais atuais do estresse como um fenômeno específico, os pesquisadores sempre identificaram que o cortisol tem um papel fundamental nos efeitos negativos do estresse. O cortisol desempenha uma ampla variedade de funções fisiológicas no corpo, e, quando o estresse produz níveis excessivos do hormônio, surgem problemas.

No livro *Nação cortisol,* o Dr. Talbott fornece novos e importantes *insights* sobre a fisiologia do estresse, técnicas para gerenciá-lo e os muitos métodos inovadores que podem ser usados para combater o estresse com a nutrição. O Dr. Talbott traz credibilidade científica ao livro, baseando-se em sua ampla experiência e compreensão da nutrição e da fisiologia do estresse. O texto é bem escrito e fácil de entender. Sua apresentação é envolvente, e a leitura é agradável. É um dos primeiros livros informativos sobre esse tópico, adequado tanto para o público leigo quanto para profissionais da área médica.

Este livro é importante para todos nós, porque enfrentamos uma série de fatores estressantes em nossa vida cotidiana que podem potencialmente aumentar os níveis de cortisol no corpo e afetar nossa saúde. A importância da nutrição – especificamente, o papel que certos suplementos nutricionais podem desempenhar para ajudar a combater o estresse e os efeitos negativos das respostas excessivas ao cortisol – é uma das características distintivas do trabalho do Dr. Talbott. O livro fornece informações valiosas e ideias práticas, ao mesmo tempo que é cuidadosamente elaborado para dar ao leitor a compreensão e a percepção necessárias para assumir o controle de seu estilo de vida e eliminar os efeitos negativos do excesso de cortisol no organismo. Acredito que esta seja uma leitura obrigatória para qualquer pessoa interessada em melhorar sua saúde e em lidar de forma mais eficaz com o estresse da vida por meio de uma nutrição ideal.

— William J. Kraemer, Ph.D. Professor de Cinesiologia, Fisiologia e Neurobiologia na The University of Connecticut

AGRADECIMENTOS

Ao escrever as duas edições de *Nação cortisol*, consultei o trabalho científico de centenas de pesquisadores e profissionais da área médica, mas, em particular, os experimentos dos seguintes cientistas foram especialmente úteis: Robert Sapolsky, Ph.D., da Stanford University; George Chrousos, M.D., do National Institutes of Health; Per Bjorntorp, M.D., Ph.D., da University of Göteborg, na Suécia; Susan Barr, Ph.D., da University of British Columbia; e Elissa Epel, Ph.D., da University of California, em São Francisco.

O processo de escrever e revisar *Nação cortisol* tem sido um projeto constante para mim nos últimos cinco anos. Minhas experiências durante esse período como educador, autor de livros didáticos, professor universitário e diretor de clínica me ajudaram a refinar e expandir meu pensamento sobre o impacto do estresse e do cortisol na saúde. Acima de tudo, gostaria de reconhecer que este livro não teria sido possível sem a inestimável participação, ao longo dos anos, de milhares de integrantes em meus programas SENSE. Esses participantes eram exatamente como você em muitos aspectos: pessoas inteligentes e curiosas que estavam muito ocupadas e estressadas e que precisavam fazer algo para colocar a vida (e o corpo) sob controle. Para essas pessoas, *Nação cortisol* e o programa de estilo de vida SENSE (SENSE Lifestyle Program) forneceram a educação e as respostas de que precisavam para recuperar o controle que buscavam. Devo a cada uma delas um enorme

OBRIGADO por me ajudarem a refinar meu pensamento original e transformá-lo no programa comprovado por pesquisas, porém "real", sobre o qual você lerá nas próximas páginas.

Por fim, preciso agradecer à minha mais importante defensora e apoiadora: minha amada esposa e melhor amiga, Julie Talbott. Ao elaborar este livro e aperfeiçoar continuamente o programa SENSE, muitas vezes corri o risco de não seguir meus próprios conselhos sobre o controle dos meus níveis de cortisol. Apesar de acreditar que me privar do sono, tomar muito café ou pular um treino poderia aumentar minha produtividade a curto prazo, eu também sabia claramente que essas práticas certamente aumentariam meus níveis de cortisol e fariam "coisas ruins" para mim a longo prazo. Felizmente, Julie estava sempre presente para me dar um reforço extra e força de vontade para me ajudar a fazer a coisa certa e "seguir meu próprio conselho!" (palavras dela, incluindo o ponto de exclamação). Julie proporciona o mesmo equilíbrio ao meu trabalho que sempre proporcionou ao nosso relacionamento e à minha vida – e por isso dedico este livro a ela.

INTRODUÇÃO

Em 2002, quando a primeira edição deste livro foi publicada, comecei fazendo três perguntas simples aos leitores:

1. Está estressado? É claro que sim! Essa é a primeira falta.
2. E quanto ao sono – você dorme pelo menos oito horas de sono reparador todas as noites? Não? Segunda falta.
3. E quanto à sua dieta, você está entre os milhões de pessoas que fazem dieta ativamente ou se preocupam com o que comem? Sim? Terceira falta.

Como você pode imaginar, a maioria das pessoas cometeu três faltas. Em nosso mundo do século 21, acelerado e apressado, quase todos nós estamos estressados, sem dormir e hiperpreocupados com nossa dieta e escolhas alimentares. Em razão desse estresse crônico, infelizmente, a maioria de nós também é obesa.

Na última contagem, as estatísticas nacionais de saúde apontavam que aproximadamente dois em cada três americanos (65%) estavam acima do peso ou eram obesos. As pessoas com peso corporal ideal são uma minoria distinta (35%) nos EUA.

Os especialistas em saúde têm nos dito desde a década de 1950 que a solução para a nossa epidemia de obesidade é simples: "Comer menos e se exercitar mais". Mas em cinquenta anos ouvindo essa frase repetidamente, tornou-se óbvio que essa recomendação não funciona. As pessoas ouvem a mensagem e ignoram o conselho, ou ouvem a mensagem e *tentam* o máximo que podem – mas falham. Em minha experiência como bioquímico nutricional e educador em perda de peso, as pessoas ouvem essa mensagem e *realmente* tentam comer direito e fazer exercícios. Mas não conseguem perder peso. Por quê?

O motivo do fracasso da dieta se resume a uma causa principal: estresse. Pessoas estressadas comem mais (e comem mais porcaria). Pessoas estressadas têm mais gordura na barriga (e, como resultado, mais diabetes). As pessoas estressadas se exercitam menos – principalmente porque estão "estressadas pelo tempo" e acham que não têm tempo para se exercitar. As pessoas estressadas estão constantemente cansadas durante o dia e, ainda assim, não conseguem relaxar o suficiente para ter uma boa noite de sono. As pessoas estressadas também têm mais ataques cardíacos, mais depressão, mais resfriados e menos sexo. Não consigo imaginar um quadro mais desanimador – e o estresse está na raiz disso.

Em meados de 2005, mais de três anos após a edição original deste livro ter sido escrita, o *Wall Street Journal* publicou um artigo intitulado "O estresse e sua cintura" (*Health Journal*, 19 de julho de 2005), que destacava alguns dos estudos recentes que mostravam a ligação entre o estresse (e a exposição ao cortisol) e o acúmulo de gordura abdominal (gordura da barriga). O artigo explicava como o controle do estresse e do cortisol poderia ser benéfico para quem faz dieta e poderia melhorar os resultados da perda de peso. No entanto, o artigo concluiu dizendo que "o controle do estresse pode ser a única estratégia de perda de peso que a sociedade ainda não abordou". Pelo contrário, o programa de perda de peso que meus colegas e eu temos administrado nos últimos cinco anos emprega técnicas de gerenciamento de estresse e controle de cortisol em conjunto com dieta, exercícios e suplementos dietéticos – e os resultados para os participantes têm sido nada menos que drásticos.

Como é possível que algo tão simples como o estresse possa causar tantos problemas – da depressão à supressão imunológica e ao ganho de peso? A razão é que uma resposta crônica ao estresse, como a que temos todos os dias quando enfrentamos prazos, preocupações com dinheiro, trânsito, conflitos familiares, colegas de trabalho irritantes e outras preocupações, causa uma mudança imediata e profunda em vários hormônios do nosso corpo. Costumávamos nos concentrar principalmente em um hormônio do estresse, o cortisol, porque ele é considerado o hormônio "principal" do estresse. Agora, no entanto, sabemos que, embora ainda seja importante considerar o cortisol, ele é claramente apenas uma parte da resposta hormonal e metabólica ao estresse e ao ganho de peso. Pesquisas realizadas nos últimos cinco anos mostraram que o cortisol está envolvido em uma interação complexa com outro hormônio (testosterona) e com uma enzima armazenadora de gordura (HSD).

Essa interação é mais ou menos assim:

1. O estresse aumenta a exposição ao **cortisol**, o que, na maioria das pessoas, leva ao aumento do apetite e ao ganho de peso abdominal.
2. O aumento do cortisol reduz os níveis de **testosterona** em homens e mulheres, levando à perda do desejo sexual e da massa muscular e ao aumento da fadiga e da gordura corporal.
3. Algumas pessoas com estresse elevado não têm níveis altos de cortisol no sangue, mas ainda assim podem ganhar peso por causa dos altos níveis de cortisol nas células de gordura. As células adiposas contêm uma enzima, chamada **HSD,** que aumenta os níveis de cortisol *dentro da* célula como forma de estimular *mais armazenamento de gordura* (mesmo quando os níveis de cortisol no sangue permanecem normais).

Tudo isso se resume a uma estratégia muito simples para lidar com o peso. Ela pode lembrar um pouco a campanha de Bill Clinton para presidente em 1992, que às vezes é resumida em uma única frase de efeito: "É a economia, estúpido". Se eu tivesse uma frase de efeito própria sobre perda de peso, ela seria "O estresse engorda *e* deixa você estúpido" (porque o cortisol também pode destruir as células cerebrais).

Como muitos problemas complexos, a solução, na verdade, não é tão complicada assim – e tem o seguinte aspecto:

1. A abordagem "comer menos e se exercitar mais" para a perda de peso fracassou.
2. O estresse engorda.
3. É preciso manter o equilíbrio hormonal entre o cortisol (fora e dentro das células) e a testosterona.

Como posso fazer uma afirmação tão ousada – que a solução para o quebra-cabeça da perda de peso é tão simples quanto três pequenas frases de efeito? Porque, nos últimos cinco anos, centenas de pessoas em minha clínica de nutrição e centenas de milhares de pessoas que leram meus livros, leram minhas entrevistas em revistas e jornais e viram ou ouviram minhas aparições na televisão e no rádio obtiveram benefícios significativos com meu programa de perda de peso, chamado de programa SENSE. Meu programa SENSE foi apresentado em algumas das mais prestigiadas conferências de pesquisa científica do mundo, incluindo a American College of Nutrition, a American Society for Clinical Nutrition, a Experimental Biology, a American College of Sports Medicine e a Obesity Society. É exatamente esse programa que é descrito neste livro.

Nossa descoberta para a perda de peso ocorreu depois de oferecer o programa SENSE a milhares de participantes bem-sucedidos por mais de quatro anos, quando percebemos que estávamos concentrando nossos esforços de forma muito restrita no controle dos níveis de cortisol no sangue (*fora* das células de gordura) e ignorando o fato de que os níveis de cortisol *dentro* das células de gordura ainda poderiam estar muito altos. Ao controlar naturalmente a atividade da enzima HSD, que armazena gordura dentro das células adiposas, também poderíamos controlar os níveis de cortisol dentro das células adiposas e, assim, remover um potente sinal de armazenamento de gordura. Quando combinamos essa abordagem interna/externa para o controle do cortisol com um reequilíbrio natural dos níveis de testosterona, a mágica aconteceu (ou pelo menos foi o que pareceu aos nossos participantes). Essa "mágica" não era nada disso, mas, sim, uma abordagem muito precisa para equilibrar a bioquímica e o metabolismo normais. Nossa abordagem pareceu mágica para nossos participantes porque eles se sentiram muito bem, o plano era fácil de seguir e funcionou. Como afirmou o cientista e escritor de ficção científica Arthur C. Clarke, "Qualquer tecnologia suficientemente avançada é indistinguível da mágica" – uma afirmação que me motiva a avançar constantemente em nossa abordagem bioquímica da perda de peso para que eu possa manter a "mágica" acontecendo para as pessoas.

Não me entenda mal: dieta adequada e exercícios regulares ainda são peças importantes do quebra-cabeça da perda de peso, mas não são as únicas considerações. Também precisamos levar em conta o cérebro (sono, estresse, humor) e os níveis hormonais (cortisol e testosterona) para uma abordagem mais completa da perda de peso realmente eficaz. Quantas pessoas tentam "comer direito" e "se exercitar mais" – e ainda assim ganham peso? Milhões! As peças que faltam no quebra-cabeça para a maioria das pessoas são o controle do estresse e o controle hormonal – e adicionar essas peças fez toda a diferença do mundo para nossos participantes ao longo dos anos.

Com o SENSE, você tem um programa comprovado e fácil de seguir. Após cinco anos de acompanhamento dos resultados, temos uma taxa de conclusão de 91%, enquanto os programas típicos de perda de peso têm sorte de atingir 50%. Nossos participantes perdem não apenas peso; eles perdem quantidades significativas de gordura corporal e se sentem bem ao fazer isso, pois estão aprendendo a controlar os hormônios que os deixaram famintos, gordos, cansados e deprimidos.

Você *precisa* se sentir bem para manter a "dieta". Se for uma tarefa árdua, então você desiste – simples assim. Nosso programa reduz a depressão em 52%, reduz a fadiga em 48% e você se sente extremamente bem (o humor geral melhora em 22%). Nossos participantes não apenas perdem gordura corporal, mas também mantêm sua massa muscular, de modo que evitam a queda comum na taxa metabólica (e o subsequente ganho de peso) observada em outros programas de perda de peso. Esse resultado fez com que um de nossos participantes comentasse que o programa SENSE era não apenas "metabólico" em seus efeitos, mas também *"megabólico"!*!

Talvez o maior problema com o estresse crônico seja o fato de seus efeitos iniciais serem tão sutis: o cortisol aumenta e a testosterona diminui, e, antes que perceba, você tem alguns quilos a mais de peso, uma ligeira redução nos níveis de energia, uma modesta queda no desejo sexual, um pouco de dificuldade com a memória. Na maioria das vezes, simplesmente descartamos esses efeitos como aspectos "normais" do envelhecimento. No entanto, como *Nação cortisol* mostrará, eles são, na verdade, os primeiros sinais de obesidade, diabetes, impotência, demência, doenças cardíacas, câncer e muitas outras doenças relacionadas. Na verdade, o estresse está surgindo como um fator-chave no próprio processo que todos nós reconhecemos como "envelhecimento".

Más notícias, com certeza, mas a boa notícia é que você pode fazer algo a respeito, e é nesse ponto que *Nação cortisol* pode ajudar. Por meio do programa SENSE, fácil de seguir, você aprende a incorporar o controle do estresse, exercícios, nutrição e suplementos dietéticos em uma abordagem realista (ou seja, muito viável) para controlar o estresse e manter os níveis de cortisol e testosterona (nosso estudo mais recente mostrou uma melhora de 15% nos níveis corporais desses hormônios).

Tenho plena convicção – na verdade, tenho *certeza* – de que, depois de entender a relação entre os fatores de estresse modernos, seus níveis de cortisol/testosterona e seus efeitos sobre a saúde a longo prazo, você se sentirá motivado a fazer algo para equilibrar novamente seu metabolismo.

Mas, primeiro, vamos ver se você se qualifica para o programa: vamos verificar sua exposição ao estresse e seu risco de desenvolver o que chamo de personalidade "Tipo C" (C de cortisol). A personalidade do Tipo C, termo que cunhei durante a redação da primeira edição de *Nação cortisol,* é caracterizada por sempre se sentir apressada, ocupada e cronicamente estressada.

VOCÊ É DO TIPO C? MEDINDO SUA EXPOSIÇÃO AO ESTRESSE

A menos que você esteja totalmente sintonizado em ouvir seu corpo, como um atleta de elite pode estar acostumado a fazer, pode ser muito difícil ler os sinais indicadores associados a problemas de saúde induzidos pelo estresse, como os descritos nos parágrafos anteriores. Portanto, pode ser útil avaliar sua exposição geral ao estresse usando o questionário simples apresentado a seguir, que chamo de autoteste do Tipo C. Usamos esse questionário nos últimos cinco anos para medir os níveis de estresse e os efeitos de controle do estresse do programa SENSE. Esta série de perguntas pode ajudá-lo a decidir se o seu corpo está exposto a níveis excessivos de estresse e cortisol regularmente.

AUTOTESTE TIPO C

Orientações:

- Para cada pergunta, escreva sua pontuação na coluna correspondente.
- Para cada resposta de Nunca/Não, dê a si mesmo zero (0) ponto.
- Para cada resposta de Ocasionalmente, dê a si mesmo um (1) ponto.
- Para cada resposta de Frequentemente/Sim, dê a si mesmo dois (2) pontos.
- Some todos os números em cada coluna.
- Some os totais de cada uma das três colunas para obter sua pontuação total.
- Sua pontuação total indica seu Índice do Tipo C.

Pergunta Nunca ou Não (0 ponto) / Ocasionalmente (1 ponto) / Frequentemente ou Sim (2 pontos)

Com que frequência você passa por situações estressantes? ☐
Com que frequência você se sente cansado ou fatigado sem motivo aparente? ☐
Com que frequência você dorme menos de oito horas? ☐
Com que frequência você se sente ansioso/deprimido? ☐
Com que frequência você se sente sobrecarregado ou confuso? ☐
Com que frequência seu desejo sexual é menor do que você gostaria? ☐
Você tende a ganhar peso facilmente? ☐
Você está fazendo dieta atualmente? ☐
Com que frequência você tentou controlar seu peso corporal? ☐
Com que frequência você presta muita atenção aos alimentos que consome? ☐
Com que frequência você sente desejo por carboidratos (doces e/ou pães)? ☐
Com que frequência você tem dificuldade de memória ou concentração? ☐
Com que frequência você sente dores de cabeça tensionais ou tensão muscular no pescoço, nos ombros ou na mandíbula? ☐
Com que frequência você tem problemas digestivos, como gases, inchaço, úlceras, azia, constipação ou diarreia? ☐
Com que frequência você fica doente, pega resfriado ou gripe? ☐

Pontuação (some todos os números) ________ pontos

ÍNDICE DE CORTISOL

Pontuação total	Índice do Tipo C	Comentários
0-5 pontos	**Jack Relaxado** (baixo risco, sem preocupações)	Você é frio como um pepino e tem um nível muito baixo de estresse ou uma tremenda capacidade de lidar eficazmente com os fatores de estresse que chegam. Continue fazendo o que está fazendo!
6-10 pontos	**Jane Tensa** (risco moderado)	Você *pode estar* sofrendo de uma resposta ao estresse hiperativa e de níveis cronicamente elevados de cortisol e deve incorporar estratégias antiestresse em seu estilo de vida sempre que possível - mas não se estresse com isso!
Mais de 10 pontos	**Jess Estressada** (alto risco)	*É quase certo que* você está sofrendo de uma resposta de estresse hiperativa, níveis cronicamente elevados de cortisol e seus efeitos metabólicos prejudiciais - e precisa tomar medidas imediatas para recuperar o controle.

Você é uma Jess Estressada? Hoje em dia, quem não é? Considere o fato de que praticamente qualquer pessoa que sofre de estresse regularmente, que dorme menos de oito horas por noite ou que esteja fazendo dieta ou preocupada com o que come está no caminho certo para níveis elevados de cortisol.

Isso não quer dizer que as Jesses Estressadas entre nós vão morrer amanhã por causa da superexposição ao cortisol – nem significa que os raros Jacks Relaxados necessariamente viverão até uma idade avançada. O que isso significa é que cada um de nós pode se beneficiar do controle direcionado ao cortisol. Às vezes, seu regime de controle de cortisol precisa ser mais agressivo (como em momentos de estresse particularmente alto), enquanto em outros momentos você terá menos estresse em sua vida e poderá deixar sua atenção ao controle de cortisol um pouco de lado (como durante suas férias no Taiti).

O ponto principal é que viver no século 21 traz certa quantidade de estresse inevitável – e com esse estresse vêm níveis elevados de cortisol e níveis de testosterona diminuídos. É a forma como lidamos com esse estresse e controlamos esses níveis hormonais que fazem a diferença quando se trata de nossa saúde a longo prazo. Portanto, continue lendo. Seja qual for sua pontuação no autoteste do Tipo C, o livro *Nação cortisol* foi escrito para você.

CAPÍTULO 1

O ESTRESSE E SUA SAÚDE: A PERSONALIDADE DO TIPO C

Talvez uma das constatações mais pungentes das pesquisas médicas e de saúde nas últimas duas ou três décadas seja a de que nossos corpos, incluindo nossos sistemas nervoso e endócrino (hormonal), simplesmente não foram feitos para os estresses únicos que enfrentamos no dia a dia do século 21. A série de eventos diários a que me refiro como a "síndrome do século 21" leva a maioria de nós a experimentar um estado de estresse perpétuo – aquela sensação familiar de estar sempre "ligado", apressado, preocupado e frenético. Em outras palavras, essa sensação de estresse excessivo que você tem todos os dias pode ser "típica", porque todo mundo está passando por isso, mas *não é* "normal" em um sentido fisiológico, nem está associada à boa saúde.

Na Introdução, apresentei o termo "personalidade do Tipo C" e defini esse indivíduo como alguém que é cronicamente estressado e, portanto, cronicamente exposto a níveis elevados do hormônio do estresse, o cortisol (o C em "Tipo C" significa "cortisol"). Aqui estão algumas características da personalidade do Tipo C (também conhecida como a síndrome do século 21). Com quais delas você se identifica?

- Em um estado perpétuo de "pressa, correria"
- Vinte e cinco horas de coisas para fazer em um dia de 24 horas
- Superexposição de cortisol de baixo grau
- Depressão
- Fadiga
- Baixo desejo sexual
- Problemas de concentração
- Ganho de peso abdominal

Por mais desanimadoras que essas características pareçam, a boa notícia é que temos uma ampla gama de ferramentas à nossa disposição para combater o estresse e reduzir os efeitos prejudiciais dos hormônios do estresse em nosso corpo – e é disso que trata este livro.

Considere por um momento que a incidência de depressão e ansiedade em nossa sociedade é agora dez vezes maior do que era há apenas uma geração. Esse aumento espantoso se deve ao fato de os médicos diagnosticarem essas "doenças" em uma taxa maior porque agora eles têm medicamentos para "curá-las"? Ou será que isso se deve ao fato de muitos de nós estarmos simplesmente vivendo de um modo que parece estar fora de nosso controle? Esse mesmo estado de estresse excessivo resultou em cerca de noventa milhões de casos de doenças "de causa desconhecida", como síndrome da fadiga crônica, fibromialgia, síndrome do intestino irritável (SII), infecções recorrentes por fungos, doença autoimune, dor crônica nas costas e outras condições "inespecíficas". Em cada um desses casos, a causa *óbvia* é o estresse incessante sob o qual trabalhamos diariamente, mas a medicina ocidental geralmente demora a admitir que condições "mentais", como o estresse, podem ter efeitos físicos no restante do corpo. No entanto, embora a nossa instituição médica moderna tenha sido extremamente lenta em reconhecer o impacto real do estresse sobre a saúde e o bem-estar geral, a comunidade mundial de pesquisa fez avanços notáveis nos últimos trinta anos ao descobrir ligações mais profundas e diretas entre o estresse e as doenças. Na verdade, essas ligações são tão fortes que foi desenvolvido um ramo inteiramente novo da ciência, chamado *psiconeuroendocrinologia,* um termo que denota a estreita ligação entre a mente ("psico", o que pensamos), o sistema nervoso ("neuro", como esses pensamentos são transmitidos como impulsos nervosos por todo o corpo) e o sistema hormonal ("endócrino", que controla as funções e os comportamentos em todas as áreas do corpo).

Como sei que o estresse é uma epidemia nos Estados Unidos? Um dos motivos é que cada um dos dez principais medicamentos prescritos no país é para uma doença relacionada ao estresse, por exemplo, depressão, ansiedade, insônia, diabetes, azia, hipertensão e supressão do sistema imunológico (antibióticos).

A maioria dos leitores entenderá, em algum nível, que o excesso de estresse é "ruim"; afinal, nossas avós sabiam disso. Mas esses mesmos leitores talvez se surpreendam ao saber que não é preciso "mudar de vida", como defendem muitos dos adeptos da "autoajuda". Não me entenda mal: reduzir a exposição ao estresse é sempre bom, mas também é importante entender que você pode viver uma vida completamente frenética, fora de controle e cheia de estresse (como eu vivo) e aproveitar (quase) cada minuto dela (como eu aproveito) e, ao mesmo tempo, melhorar sua saúde e seu desempenho por meio do tipo de gerenciamento de estresse, exercícios, nutrição e suplementação que você verá neste livro (como eu faço).

VOCÊ ESTÁ FELIZ?

Você está mais feliz agora do que no ano passado? Cinco anos atrás? Se você for como a maioria das pessoas, seu nível de felicidade diminuiu significativamente, enquanto seu "índice de ansiedade" (coisas com as quais você se preocupa) aumentou (também significativamente). Em toda a população americana, o número de pessoas que se identificam como "muito felizes" com suas vidas diminuiu em cerca de 60% nos últimos cinquenta anos. Por que as pessoas na década de 1950 eram mais felizes? Menos estresse, menos horas de trabalho e um padrão de vida comparativamente mais elevado. Nos últimos 25 anos, a média da semana de trabalho americana aumentou de quarenta horas para cinquenta horas, um nível mais alto do que o de qualquer país europeu e igual ao do Japão. Mesmo com essas horas extras de trabalho, estamos *atrasados* em nossa capacidade de manter o mesmo padrão geral de vida de 25 anos atrás (ou pelo menos é o que parece quando levamos em consideração o fato de que queremos melhorar nossa vida e a vida de nossos filhos). Por falar em estresse... Todos nós estamos trabalhando mais e por mais tempo do que nossos pais, e ainda assim não conseguimos viver com o mesmo padrão de vida (comparativamente) que tínhamos quando crianças. Essas dez horas extras de trabalho não nos trouxeram nenhum ganho em termos de segurança ou padrão de vida.

Estamos girando nossas rodas e, ainda assim, parece que se espera ainda mais de nós. Precisamos ser o melhor trabalhador, a melhor mãe, dirigir o melhor carro, morar no melhor bairro e na melhor casa, comer nos melhores restaurantes – e isso está levando muitos de nós a um esgotamento precoce. Vemos isso até em nossos filhos, que vão da escola ou da creche para a babá, para o futebol e para a lição de casa no mesmo ritmo frenético. Existe algum mistério por trás do aumento do uso de Ritalina e Prozac em crianças americanas, ou do aumento do diagnóstico de transtorno do déficit de atenção e hiperatividade (TDAH)?

Em uma pesquisa realizada em 2006 pela New York Academy of Medicine e pela National Association of Social Workers, apenas cerca de 20% das mulheres entre 35 e 54 anos de idade se classificaram como "muito felizes", uma proporção menor do que a encontrada em outros grupos de americanos. Preocupações com dinheiro, tempo e saúde tiveram grande destaque na pesquisa. Cinquenta e cinco por cento indicaram que tinham "dificuldade em administrar o estresse" em suas vidas pessoais.

Talvez um dos fatores de estresse mais potentes e predominantes em nossa sociedade moderna seja o dinheiro. Os pesquisadores se referem à "preocupação com o dinheiro" como "estresse socioeconômico" (ESE), e dezenas e mais dezenas de novos estudos estão nos mostrando que o ESE está associado não apenas a níveis elevados de cortisol, mas também ao aumento do risco de doenças cardíacas, ganho de peso e diabetes. Em um estudo conduzido por pesquisadores da Carnegie Mellon University, em Pittsburgh, indivíduos com níveis mais altos de "estresse financeiro" apresentaram níveis mais altos de cortisol (eles também fumavam mais e pulavam o café da manhã com mais frequência). Cientistas da Brandeis University, em Boston, demonstraram que os níveis mais altos de cortisol são encontrados em adultos mais velhos que sofrem de estresse financeiro.

Pergunte a qualquer um de seus amigos sobre as coisas que mais os estressam, e a questão do dinheiro certamente virá à tona. Ganhá-lo, gastá-lo, equilibrar as contas etc. – o dinheiro é, sem dúvida, uma das principais fontes de estresse para todos nós. Pesquisadores da University College of London, na Inglaterra, avaliaram o impacto das mudanças no estresse financeiro. Eles analisaram pessoas que ganhavam mais ou menos dinheiro do que no ano anterior e descobriram que os indivíduos com estresse financeiro "melhorado" (menor) também tinham cortisol mais baixo e pressão arterial reduzida.

Sei que seria muito politicamente correto da minha parte dizer que você precisa "diminuir um pouco" – parar e cheirar as rosas, descomprimir, trabalhar menos horas, assumir menos dívidas e tudo o mais. Mas não o farei. Em vez disso, reconhecerei que cada uma dessas abordagens proporciona alguns benefícios muito reais, mas também reconhecerei que "diminuir um pouco" é totalmente impraticável para a maioria das pessoas. Certamente posso dizer o quanto as várias abordagens para "desestressar" sua vida podem ser ótimas, mas sei que você provavelmente revirará os olhos e continuará com seu ritmo frenético, apressado e estressante – e não terei ajudado em nada.

Em vez de concentrar a maior parte dos meus esforços em pregar algo que sei que você provavelmente ignorará, concentrarei a maior parte das minhas recomendações em algumas abordagens comprovadas para usar exercícios mínimos, nutrição simples e suplementos dietéticos naturais para controlar a bioquímica subjacente à sua resposta ao estresse. Também apresentarei algumas técnicas simples de gerenciamento de estresse que podem ser implementadas sem mudar drasticamente seu estilo de vida. Seguindo algumas das minhas sugestões, você poderá reduzir os efeitos prejudiciais do estresse sobre o seu metabolismo, o que significa que poderá perder peso, aumentar seus níveis de energia, melhorar seu humor e aprimorar sua vida sexual, sem precisar sacrificar seu estilo de vida atual (ou se tornar um monge).

A RESPOSTA "NORMAL" AO ESTRESSE

Lá está você, uma zebra passeando pela savana africana. Está cuidando da sua vida, talvez procurando algumas gramíneas jovens e tenras para satisfazer seu apetite, quando, de repente, UM LEÃO VEM DOS ARBUSTOS EM SUA DIREÇÃO! Esse é o cenário clássico usado para descrever a resposta ao estresse, também conhecida como resposta de "luta ou fuga". Em reação ao leão que avança, seu corpo passa rapidamente por uma série de ações neurológicas, bioquímicas, hormonais e fisiológicas, cada uma delas projetada para ajudá-lo a fugir do leão e sobreviver por mais um dia.

No caso da zebra, a resposta ao estresse segue seu curso completo, do início ao fim, em um período de tempo relativamente curto (veja a Figura 1.1). O estresse ocorre (o leão atacando), o que faz com que o cérebro e o sistema hormonal da zebra liberem uma série de hormônios do estresse (a resposta ao estresse), o que permite que ela lute contra o leão ou fuja dele (a resposta de luta ou fuga). Depois de fugir do leão, os hormônios do estresse da zebra voltam ao normal – fim da história.

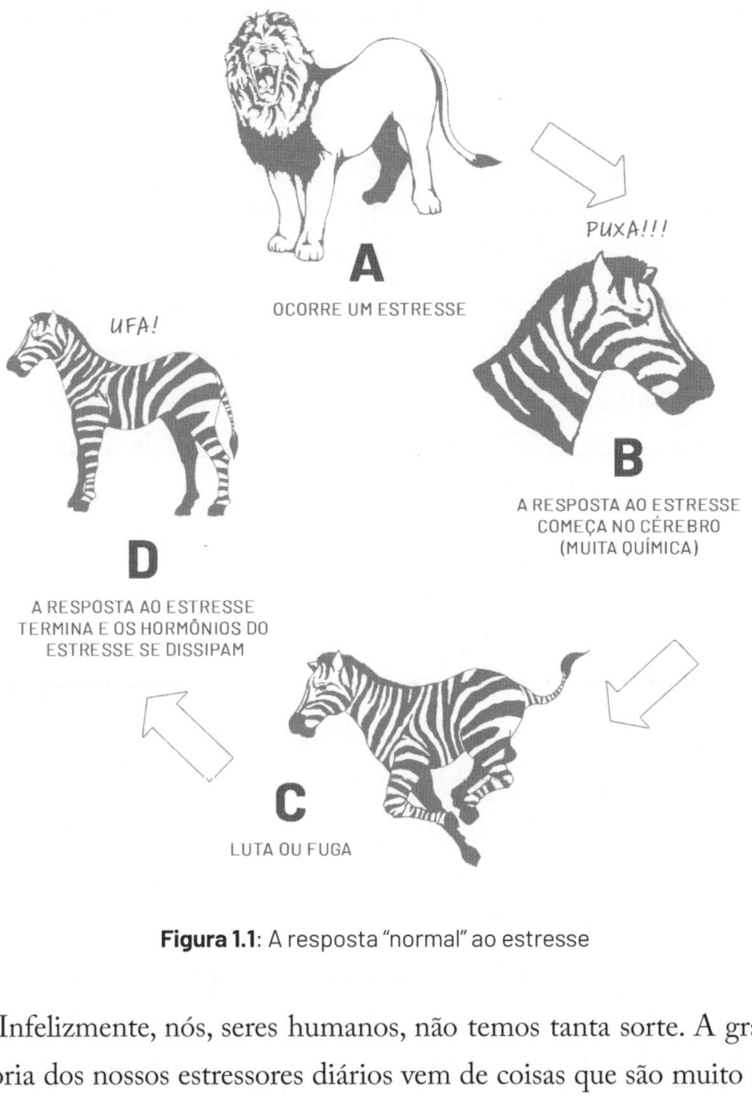

Figura 1.1: A resposta "normal" ao estresse

Infelizmente, nós, seres humanos, não temos tanta sorte. A grande maioria dos nossos estressores diários vem de coisas que são muito mais assustadoras do que leões ferozes – coisas como pagamentos mensais de hipotecas, faturas de cartão de crédito, prazos de projetos, engarrafamentos, compromissos familiares – a lista continua. O maior problema com nossos estressores modernos diários é que eles são menos fáceis de escapar do que de um leão que ataca. As coisas que nos causam estresse hoje em dia são difíceis de combater e impossíveis de fugir – e também parecem voltar sempre. Essa situação infeliz nos mantém presos no meio do caminho da resposta normal ao estresse, em que os hormônios do estresse estão cronicamente elevados (veja a Figura 1.2).

Nesse cenário, nosso estilo de vida moderno, acelerado e com alto nível de estresse faz com que fiquemos presos entre as etapas B e C, criando o que pode ser chamado de personalidade "Tipo C": uma vítima de estresse crônico e cortisol elevado. Você provavelmente já ouviu falar das personalidades "Tipo A" e "Tipo B". As do tipo A são estereotipadas como monstros estressados de alta tensão, e as do tipo B são vistas como pessoas descontraídas que sempre se adaptam às faltas. Talvez seja óbvio para você que ninguém é uma personalidade "pura" do Tipo A ou do Tipo B; em vez disso, somos todos uma mistura das duas, alguns com um pouco mais de "A" e outros com um pouco mais de "B".

Infelizmente, *todos* nós somos vulneráveis ao estresse crônico e podemos nos tornar uma personalidade do Tipo C se não tivermos o cuidado de controlar nossa *exposição* ao estresse ou a maneira como nosso corpo *responde* ao estresse. O "C" na designação do Tipo C também se refere ao nome do principal hormônio do estresse – cortisol – que é elevado durante períodos de alto estresse. Quando nos deparamos com algo (qualquer coisa) que nos deixa estressados, nossos níveis de cortisol aumentam. Se passarmos por eventos estressantes regularmente e não conseguirmos nos livrar efetivamente do estressor, nossos níveis de cortisol ficarão constantemente acima dos níveis normais.

Sim, você pode dizer, as contas, o trânsito e as demandas do trabalho e da família são coisas que nos preocupam e nos estressam, mas não são exatamente tão ameaçadoras quanto um leão faminto que vem em sua direção – ou são? Em casos de estresse *agudo* – alguém se aproxima sorrateiramente por trás de você e grita "BUU!" –, provavelmente não há consequências de longo prazo para a saúde. No entanto, em casos de estresse *crônico*, quando você rumina, fica obcecado e remoendo continuamente os "e se" de uma situação estressante, você se coloca na condição do Tipo C de ter níveis de cortisol cronicamente elevados.

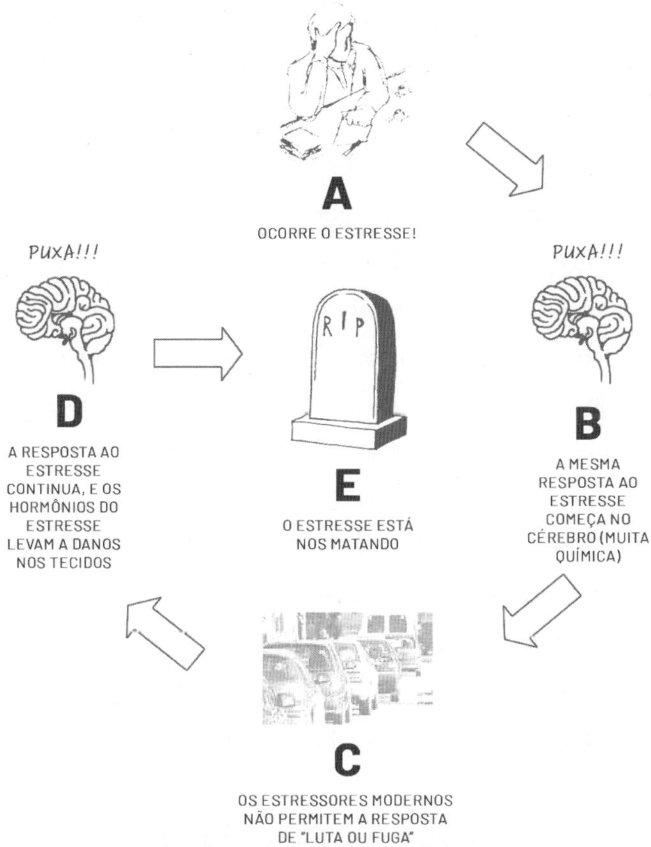

Figura 1.2: A personalidade "Tipo C" (a resposta humana ao estresse)

A longo prazo, níveis elevados de cortisol podem ser tão prejudiciais à saúde geral quanto o colesterol elevado é para as doenças cardíacas ou o excesso de açúcar no sangue é para o diabetes. Além disso, os níveis elevados de cortisol engordam, acabam com o desejo sexual, encolhem o cérebro, esmagam o sistema imunológico e, em geral, fazem você se sentir péssimo. Então, o que fazer?

Felizmente, você tem muitas opções. A escolha mais fácil de todas é não fazer nada (como a maioria das pessoas) e deixar que o estresse crônico e os níveis elevados de cortisol lentamente destruam as defesas do seu corpo e aumentem o risco de doenças. A escolha mais difícil é fazer alguma coisa – sobre o seu nível de estresse, a maneira como você lida com o estresse ou como seu corpo reage a situações estressantes. Há pelo menos um zilhão de livros de autoajuda e seminários de capacitação sobre o tópico geral de "gerenciamento do estresse", portanto você verá muito pouco sobre isso aqui. Basta dizer que o estresse é uma "coisa ruim" e que o gerenciamento do estresse é uma "coisa boa" – mas, pelas complexidades dos tópicos de enfrentamento psicológico e emocional, desenvolvimento de relacionamentos de apoio e respeito ao seu eu interior (todos que já foram tratados de forma eficaz em outros livros), este livro se aterá a algumas das abordagens mais concretas e práticas para lidar com o estresse: dieta, exercícios e suplementos.

Antes de entrarmos em uma discussão sobre o que você pode fazer para controlar o estresse crônico e os níveis elevados de cortisol, vamos falar brevemente sobre o que é o estresse e como ele se relaciona com os níveis de cortisol e o perfil geral de saúde.

O QUE É ESTRESSE?

Não é como se você nunca tivesse passado por estresse. Cada um de nós se depara com o estresse de uma forma ou de outra diariamente – na verdade, nos deparamos com o estresse várias vezes durante todos os dias de nossas vidas. No entanto, ainda mais importante do que as *coisas* que nos levam ao estresse é a capacidade do nosso corpo de *lidar* com esse estresse. Vamos falar sobre as respostas fisiológicas e bioquímicas do seu corpo às coisas que identificamos como "estresse" e sobre como você pode personalizar sua abordagem para lidar com essas cascatas químicas internas.

Vamos começar com uma definição clara de estresse. Para nossos propósitos, vamos defini-lo como "o que você sente quando as demandas da vida excedem sua capacidade de atender a essas demandas". Dito isso, é importante reconhecer que cada pessoa tem uma capacidade diferente de lidar com o estresse de forma eficaz e, portanto, de "ter um bom desempenho" quando se depara com o estresse. Mesmo aqueles raros indivíduos que têm uma alta tolerância para acomodar situações estressantes acabam tendo um ponto de ruptura. Acrescente estresse total suficiente a *qualquer pessoa* e o desempenho será prejudicado.

Muitos dos principais pesquisadores de estresse do mundo fizeram uma distinção interessante entre o tipo de estressores enfrentados por nossos primos do reino animal (estressores *agudos* ou de curto prazo) e o tipo que nós, humanos modernos, enfrentamos rotineiramente (estressores *crônicos* repetidos e de longo prazo). Para agravar nossos problemas como animais "superiores", somos atormentados não apenas por estressores físicos, mas também por estressores psicológicos e sociais. Alguns desses estressores psicológicos são bem reais (como o pagamento mensal do aluguel ou da hipoteca), enquanto outros são puramente imaginários (como os conflitos estressantes que você *imagina* ter com seu chefe, colegas de trabalho, filhos ou outras pessoas). O que você acha disso? Nosso cérebro grande, complexo e supostamente "avançado" não apenas desenvolveu a capacidade de nos *tirar* de muitas situações estressantes, mas também desenvolveu a capacidade de *criar* situações estressantes onde antes não havia nenhuma.

Robert Sapolsky, autor do que talvez seja o melhor (e mais fácil de ler) livro sobre o tema da fisiologia do estresse, *Por que as zebras não têm úlceras?* (consulte Recursos, localizado no final do livro), usa os exemplos caprichosos de zebras sendo estressadas por leões e babuínos sendo estressados uns pelos outros para ilustrar o fato de que períodos de estresse de curto prazo (agudos) são vitais para a sobrevivência (pelo menos na perspectiva da zebra). Com base em seus vários exemplos, aprendemos que, embora os períodos agudos de estresse sejam necessários, uma resposta ao estresse cronicamente elevada é prejudicial à saúde a longo prazo, de várias maneiras. Seguindo o exemplo do Dr. Sapolsky e de praticamente todos os professores de fisiologia que ensinam sobre a resposta de luta ou fuga, este livro também empregará vários exemplos de zebras, macacos e babuínos para ilustrar conceitos relacionados à fisiologia do estresse.

OS SERES HUMANOS NÃO SÃO ZEBRAS

Aqui está um ponto de vital importância ao qual voltaremos várias vezes: os seres humanos simplesmente *não* foram feitos para carregar consigo constantes distúrbios em resposta ao estresse (estresse crônico); fomos criados para responder ao estresse rapidamente e para que os hormônios do estresse se dissipem de imediato (estresse agudo). Quando nosso corpo é exposto a uma onda após a outra de estresse (do nosso estilo de vida moderno), ele começa a se deteriorar.

Normalmente, os animais não sofrem de estresse crônico da mesma forma que os seres humanos, mas, quando isso acontece (durante experimentos de estresse, fome, lesões etc.), eles ficam doentes, assim como os seres humanos. Estudo após estudo, rapidamente se torna óbvio que a resposta ao estresse, embora atue como nossa amiga em determinadas situações, se volta contra nós quando eventos "cotidianos" são percebidos pelo corpo como eventos "estressantes". Com o passar do tempo, as doenças relacionadas ao estresse resultam de uma resposta exagerada ao estresse (resposta excessiva ao que deveria ter sido um pequeno estressor) ou de uma capacidade reduzida de desativar a resposta ao estresse (o que faz com que os níveis de cortisol permaneçam elevados por mais tempo do que deveriam).

ESTRESSE, CORTISOL E METABOLISMO

Este é provavelmente um bom lugar para introduzir o conceito de que o cortisol não é uma substância puramente tóxica – embora, na maioria dos casos, o excesso dele certamente cause estragos no corpo. De muitas maneiras, pode-se pensar que o cortisol funciona como o colesterol ou a insulina: uma pequena quantidade de cada uma dessas substâncias é necessária para o funcionamento adequado do corpo. O colesterol é necessário para o metabolismo dos esteroides. A insulina é necessária para o controle do açúcar no sangue. E o cortisol é necessário para a restauração dos estoques de energia após o estresse. Entretanto, se os níveis de qualquer um desses compostos vitais excederem uma pequena quantidade por um período de tempo significativo, haverá problemas (artérias bloqueadas no caso de colesterol alto, diabetes no caso de insulina elevada e obesidade e uma série de doenças crônicas no caso do cortisol).

O ponto principal aqui é o equilíbrio – evitar que os níveis de cortisol caiam muito ou subam demais. Em uma condição chamada doença de Addison, as pessoas não conseguem secretar glicocorticoides (o cortisol é um deles) das glândulas suprarrenais. Como resultado dessa incapacidade de organizar uma resposta eficaz ao estresse, as pessoas com doença de Addison basicamente entram em estado de choque quando enfrentam um evento estressante. Elas sofrem uma queda na pressão arterial, colapso circulatório e outros sintomas semelhantes. Portanto, assim como você não quer que os níveis de cortisol subam demais, também não quer que eles caiam demais.

Sempre que você é exposto ao estresse, seja ele físico, como um exercício, ou emocional (por exemplo, o tipo causado por aquele cara que o cortou no trânsito na hora do *rush*), seu corpo inicia uma complexa cascata de eventos que podem alterar o metabolismo de várias maneiras significativas. Pense novamente no mecanismo de luta ou fuga, em que hormônios estimulantes são secretados a fim de preparar o corpo para uma reação rápida (luta) ou para escapar (fuga) de determinado estressor. De maneira semelhante, após a exposição a estressores cotidianos, o corpo humano aumenta a produção de cortisol por meio de uma série complicada de eventos que envolvem o hipotálamo e a glândula hipófise no cérebro (mais sobre isso adiante).

Uma das muitas funções do cortisol é estimular a liberação de glicose, gorduras e aminoácidos para a produção de energia. No fígado, o cortisol estimula a quebra do glicogênio em glicose. No tecido adiposo (onde armazenamos a gordura corporal), os ácidos graxos são liberados em resposta à estimulação do cortisol (quebra de gordura? Parece bom, mas o efeito a longo prazo é o ganho de gordura). Nos músculos esqueléticos, o cortisol promove a liberação de aminoácidos, que são usados diretamente pelo músculo para obter energia ou enviados ao fígado para conversão em glicose. O principal problema com esse último cenário, no entanto, é que, se ele continuar por um período prolongado, uma quantidade significativa de massa muscular pode ser perdida (ruim para a manutenção do peso a longo prazo).

ESTRESSE E DOENÇAS

A pesquisa científica e as evidências médicas mostram claramente que um nível elevado e sustentado de cortisol, desencadeado por estresse crônico e incessante, tem efeitos debilitantes sobre a saúde a longo prazo. Entre esses vários efeitos está o aumento do apetite e do desejo por determinados alimentos. Como uma das principais funções do cortisol é incentivar o corpo a se reabastecer depois de responder a um fator de estresse, um nível elevado de cortisol mantém o apetite acelerado – de modo que você sente fome quase o tempo todo. Além disso, o tipo de gordura que se acumula como resultado desse apetite induzido pelo estresse geralmente se localiza na região abdominal do corpo (provavelmente para estar prontamente disponível para a próxima resposta ao estresse). O principal problema com a gordura abdominal, além do fato de que ninguém quer uma barriga volumosa, é que esse tipo de gordura também está altamente associado ao desenvolvimento de doenças cardíacas, diabetes e câncer.

Níveis elevados de cortisol resultantes de estresse crônico têm sido associados às seguintes condições:

- Aumento do apetite e da vontade de comer
- Aumento da gordura corporal
- Diminuição da massa muscular
- Diminuição da densidade óssea
- Aumento da ansiedade
- Aumento da depressão
- Mudanças de humor (raiva e irritabilidade)
- Redução da libido (desejo sexual)
- Uma resposta imunológica prejudicada
- Deficiência de memória e aprendizado
- Aumento dos sintomas da TPM - tensão pré-menstrual (cólicas, aumento do apetite)
- Aumento dos efeitos colaterais da menopausa (ondas de calor, suores noturnos)

Pesquisadores de todo o mundo vêm descobrindo aos poucos a relação entre níveis elevados de cortisol e vários problemas crônicos de saúde (listados anteriormente). Em virtude das complexas relações entre o estilo de vida, a psicologia e a fisiologia, nem sempre é possível determinar se os níveis elevados de cortisol são a causa principal do problema crônico de saúde ou um fator mediador na resposta do corpo ao problema crônico de saúde. Por exemplo, uma forma sintética potente de cortisol, chamada cortisona, é usada como medicamento para reduzir o inchaço, a inflamação e a dor nas articulações em casos de artrite reumatoide (e realiza essas ações com bastante eficácia). O problema é que o uso da cortisona geralmente é limitado a um curto período de tempo, pois a exposição prolongada leva a problemas de memória, ganho de peso, depressão e aumento de infecções, o que faz com que algumas pessoas achem que seria melhor sofrer com as articulações doloridas e inchadas em vez de sofrer os efeitos colaterais de longo prazo da droga.

CORTISOL: MUITO OU POUCO?

Conforme já mencionado, assim como a *superexposição* ao cortisol é prejudicial à saúde, a *subexposição* também é. Considere o efeito do cortisol no cérebro. Há décadas sabemos das ligações entre estresse e depressão. Somente nos Estados Unidos, a depressão relacionada ao estresse é responsável por mais de US$ 30 bilhões em despesas médicas e perda de produtividade anualmente. Pesquisadores do Institute of Psychiatry do King's College, em Londres, determinaram que a depressão relacionada ao estresse, na verdade, progride em duas fases distintas. A primeira fase é caracterizada por uma *superexposição* ao cortisol, criando um efeito "tóxico" em que o excesso de cortisol de fato destrói células cerebrais cruciais responsáveis pelo bom humor.

A segunda fase é um mecanismo compensatório em que o cérebro se torna *resistente* aos efeitos do cortisol como uma forma de se "proteger" dos seus efeitos prejudiciais. Assim, as células cerebrais (neurônios) são privadas de cortisol, criando uma *subexposição* drástica que leva a uma série de problemas psicológicos e de memória. Infelizmente, essa síndrome de resistência ao cortisol leva a um aprofundamento da depressão e a sintomas de fadiga e confusão, uma combinação muito parecida com os sintomas observados em pessoas com transtorno do estresse pós-traumático (TEPT).

De muitas maneiras, você pode pensar nos aspectos bons/ruins da exposição ao cortisol da mesma forma que pode pensar nos aspectos bons/ruins de fazer pouco, suficiente, ou muito exercício. Um pouco é bom, mas muito pouco ou demasiado são ruins. Os exercícios aumentam os níveis de cortisol, mas esse aumento de curto prazo do cortisol (semelhante aos efeitos do estresse agudo de curto prazo) é *bom* para a função imunológica, a memória, o controle do apetite, a perda de peso, a saúde sexual, os níveis de energia, os níveis de inflamação etc. A falta total de exercícios o torna gordo e burro (semelhantemente ao excesso de cortisol), e o excesso de exercícios é como o TEPT (subexposição ao cortisol), pois você se machuca facilmente e seu corpo não consegue responder de forma adequada. Pesquisadores gregos nos mostraram que atletas bem treinados têm cortisol alto durante os treinos, mas que esses níveis voltam ao normal durante o descanso. Os atletas que treinam exageradamente (que estão estressados demais), por outro lado, têm níveis baixos de cortisol durante o exercício, mas níveis altos durante o repouso, o que indica que o corpo ainda está sob estresse, talvez em razão de lesões ou infecções ou recuperação/adaptação inadequada ao treinamento. Eles também apresentam fadiga, ganho de peso, humor deprimido e desempenho físico e mental ruim.

Em virtude da estreita ligação entre estresse e depressão, todas as grandes empresas farmacêuticas do mundo estão tentando desenvolver novos medicamentos para modular ou equilibrar a exposição ao cortisol. Os medicamentos antidepressivos atuais atuam principalmente nos níveis de serotonina no cérebro, e alguns dos mais recentes também aumentam os níveis de norepinefrina, mas nenhum deles trata da exposição ao cortisol. Isso significa que apenas cerca de metade das pessoas que experimentam medicamentos antidepressivos obtém algum alívio da depressão (*ainda* assim, esses medicamentos foram responsáveis por quase US$ 13 bilhões em vendas no ano passado). Entre as empresas farmacêuticas que estão tentando freneticamente encontrar um fármaco para pessoas estressadas com distúrbio no equilíbrio de cortisol estão a Bristol-Myers Squibb, GlaxoSmithKline, Pfizer, Sanofi-Aventis, Johnson e Johnson, Merck e Novartis. Várias dessas empresas já fabricam um medicamento antidepressivo que aumenta os níveis de serotonina, incluindo a Pfizer (Zoloft), Eli Lilly (Prozac e Cymbalta), Glaxo (Paxil) e Wyeth (Effexor). No entanto, como esses medicamentos só são eficazes em cerca de metade das vezes e como agora precisam conter uma advertência "para riscos graves ou até fatais" por causa dos seus efeitos colaterais extremos, incluindo um risco maior de suicídio, o setor farmacêutico precisa de uma nova fonte de renda – e o controle do cortisol parece ser o próximo alvo.

COMO NEUTRALIZAR OS EFEITOS DO ESTRESSE CRÔNICO

Então, quem tem níveis elevados de cortisol? Muitas pessoas. Mas, para restringir a questão, o autoteste do Tipo C incluído na Introdução fornece um indicador conveniente e bastante confiável da exposição de uma pessoa ao estresse e, consequentemente, de seu risco para níveis elevados de cortisol. Usamos esse mesmo autoteste do Tipo C em várias pesquisas em minha clínica de nutrição em Utah, e os resultados que observamos são quase idênticos aos de pesquisas psicológicas mais abrangentes, bem como às medidas de cortisol salivar.

Portanto, faça o autoteste do Tipo C para determinar se você é uma Jane Tensa, uma Jess Estressada ou um Jack Relaxado. Descobrir essas informações básicas é o primeiro passo para determinar o que pode ser feito para neutralizar os efeitos do estresse crônico. Conforme mencionado anteriormente no capítulo, há várias abordagens para fazer isso.

Por exemplo, existem muitas formas de gerenciamento do estresse, e há muitas referências excelentes disponíveis sobre esse tópico (consulte a seção Recursos no final do livro para obter uma listagem selecionada). Este livro considera que, embora existam técnicas de gerenciamento de estresse há décadas, pouquíssimos desses regimes causaram um grande impacto na saúde ou no bem-estar da pessoa comum. Por que isso é verdade? As técnicas são ineficazes? Não, muitas delas funcionam perfeitamente bem *se* você conseguir colocá-las em prática. No entanto, para a grande maioria das pessoas, inserir outra ferramenta de gerenciamento de estresse em suas vidas já atarefadas faz pouco mais do que aumentar o estresse. Sei que alguns gurus do gerenciamento do estresse discordarão de mim, mas, de um ponto de vista puramente prático (da minha posição como bioquímico nutricional e educador), a maioria das pessoas não pode ser incomodada com as abordagens tradicionais de gerenciamento do estresse. Muitos não conseguem nem se dar ao trabalho de se exercitar ou comer da maneira que sabemos que deveríamos – o que poderia ajudar muito a reduzir os efeitos prejudiciais do estresse em nosso corpo.

Então, o que mais podemos fazer? Muito! Ler *Nação cortisol* é um bom começo. Primeiro, estabelecemos a base: os Capítulos 2 a 6 detalham a relação entre o estilo de vida moderno, o estresse, o cortisol (o principal hormônio do estresse), a HSD (uma enzima que armazena gordura), a testosterona (um hormônio "antiestresse") e uma ampla gama de problemas de saúde. Em seguida, o livro se concentra em apresentar maneiras de combater o estresse e os efeitos prejudiciais do cortisol. O foco começa no Capítulo 7, com uma introdução ao programa de estilo de vida SENSE. SENSE significa os cinco métodos principais para lidar com o estresse: gerenciamento do estresse (***S**tress management*), exercícios (***E**xercise*), nutrição (***N**utrition*), suplementação (***S**upplementation*) e avaliação (***E**valuation*).

Um foco importante deste livro é o uso de suplementos dietéticos naturais. Especificamente, o Capítulo 8 descreve os suplementos conhecidos por influenciar de forma eficaz e segura a resposta ao estresse – desde o relaxamento geral até a modulação específica dos hormônios e enzimas envolvidos no metabolismo do cortisol. Cada suplemento é descrito em termos de evidências científicas e médicas de seus efeitos no aumento ou na diminuição da exposição ao cortisol. Também são fornecidas recomendações de segurança, níveis de dosagem e o que procurar se você decidir usar o suplemento. Esse capítulo rico em informações pode ser considerado como uma espécie de manual de suplementos para o controle do cortisol. Alguns leitores preferirão usá-lo como uma referência para consultar quando necessário, enquanto outros o lerão diretamente para obter o máximo de conhecimento possível sobre as diferentes opções que existem para controlar o cortisol.

O Capítulo 9 reúne todas as informações em uma discussão detalhada sobre o programa de estilo de vida SENSE. Nele você lerá sobre pessoas reais que usaram vários aspectos do SENSE para literalmente transformar suas vidas (dando "sentido" a elas, por assim dizer).

Nação cortisol inclui vários estudos de caso de pessoas que obtiveram benefícios com o uso de dieta, exercícios e suplementos nutricionais para controlar seus níveis de cortisol. Talvez você se identifique com um ou mais deles por estar passando por alguns dos mesmos estressores e situações – e talvez alguns aspectos da abordagem deles para o controle do cortisol o ajudem a criar seu próprio plano de controle do cortisol.

POR QUE SUPLEMENTOS?

Por que *não* suplementos? Um regime estratégico de suplementos dietéticos naturais cuidadosamente escolhidos pode ajudar a controlar o estresse, reduzir os níveis de cortisol, proporcionar relaxamento e um sono mais tranquilo, ajudar a equilibrar o açúcar no sangue, promover a perda de peso e estimular o sistema imunológico. Para a maioria de nós, de uma perspectiva puramente prática, seguir um regime equilibrado de controle de cortisol que incorpore a suplementação dietética adequada é muito mais "factível" do que um programa complicado de gerenciamento de estresse ou um regime de exercícios que consuma muito tempo. Novamente, isso não significa de forma alguma que o controle do estresse não seja importante ou que os suplementos possam oferecer todos os mesmos benefícios proporcionados pelos exercícios. Significa apenas que os suplementos, para a maioria das pessoas, representam algo que elas podem incorporar de forma realista em seu cotidiano já atarefado e podem ter um impacto extremamente benéfico no controle do estresse e no equilíbrio dos níveis de cortisol.

Muitos dos suplementos dietéticos abordados neste livro são usados há séculos como parte de regimes medicinais tradicionais. Em alguns casos, a evidência científica moderna para um efeito benéfico à saúde de um suplemento é bastante forte, enquanto em outros casos a evidência é fraca ou inexistente. O Capítulo 8 o guiará pelos suplementos que parecem ser os mais promissores em termos de controle da resposta ao estresse e neutralização de alguns dos efeitos prejudiciais do cortisol cronicamente elevado.

RESUMO

Depois de ler este capítulo, você provavelmente está mais do que um pouco preocupado com sua saúde futura. Entretanto, em vez de deixar que a preocupação se transforme em inquietação e a inquietação em estresse, você pode fazer algo a respeito da sua situação. Talvez você só precise se alimentar melhor. Ou talvez você possa se beneficiar ao tomar um comprimido multivitamínico balanceado. Talvez possa usar um suplemento específico para controlar o cortisol – ou até mesmo um programa completo desenvolvido para controlar o estresse e os níveis de cortisol. Quaisquer que sejam suas necessidades individuais de controle do cortisol, as informações deste livro o ajudarão a atendê-las. Seu primeiro passo em direção à melhoria da saúde e ao bem-estar por toda a vida começa na próxima página. Boa sorte!

CAPÍTULO 2

A CIÊNCIA DO ESTRESSE

Como nosso mundo moderno raramente exige a resposta evolutiva de luta ou fuga ao estresse, negamos ao nosso corpo sua reação física natural ao estresse. Infelizmente, o cérebro ainda o registra da mesma forma que sempre fez, mas como não reagimos mais a esse estresse com atividade física vigorosa (lutando ou fugindo), nosso corpo armazena a resposta a ele e continua a produzir altos níveis de hormônios do estresse. Quando nos damos conta, estamos vivendo o estilo de vida "Tipo C", caracterizado por estresse crônico e níveis de cortisol consistentemente elevados.

Em uma das reviravoltas mais irônicas que ocorreram a nós, humanos, como animais "superiores", nosso cérebro é tão "bem desenvolvido" que nosso corpo aprendeu a responder ao estresse *psicológico* com a mesma cascata hormonal que ocorre com a exposição a um estressor *físico*. Isso significa que só de pensarmos em um evento estressante, mesmo que seja altamente improvável que ele de fato ocorra, nosso sistema endócrino fica todo agitado. Sem dúvida, são más notícias, mas o lado positivo dessa história é que, embora as variáveis psicológicas possam desencadear a resposta ao estresse, existem boas evidências de que também podemos aproveitar a mente para *neutralizar* alguns aspectos da resposta ao estresse usando *biofeedback* e técnicas de relaxamento semelhantes.

Muitos fisiologistas do estresse acreditam que é o nosso grau de *variabilidade* do cortisol que indica uma resposta saudável ao estresse: nem cortisol alto nem cortisol baixo, mas um nível de cortisol que flutua normalmente em resposta ao estresse e ao relaxamento. O cortisol cronicamente alto é ruim, e o cortisol cronicamente baixo também é ruim, mas os níveis "estáveis" parecem ser tão ruins quanto qualquer um dos extremos. Um ritmo de cortisol responsivo e variável é bom, ou seja, baixo à noite e baixo quando relaxado, mas alto durante o estresse agudo, alto durante o exercício e alto durante um prazo de trabalho, mas que se recupera rapidamente para os níveis basais. *Não* queremos que o cortisol seja cronicamente qualquer coisa (alto, baixo ou médio), mas, sim, que haja um *fluxo* de cortisol. Queremos um padrão de atividade do cortisol altamente responsivo e finamente ajustado.

Nos últimos anos, a pesquisa sobre estresse deixou de medir simplesmente se os níveis de cortisol estão "altos" ou "baixos" para se concentrar em como esses níveis flutuam ao longo do tempo. Em muitos casos de sobrecarga de estresse, observa-se um padrão de ritmo de cortisol "estável". Isso significa que os níveis de cortisol estão dentro das faixas que poderíamos chamar de "normais", mas não parecem aumentar em resposta ao estresse ou diminuir quando deveríamos estar relaxados. O resultado é que nosso corpo é constantemente exposto a níveis moderados de cortisol durante 24 horas, uma situação que estamos aprendendo que pode ser o pior cenário para a saúde a longo prazo. Por exemplo, sabe-se que as pessoas com doenças causadas por estresse crônico, como a síndrome da fadiga crônica e a fibromialgia, apresentam um ritmo de cortisol "estável", assim como as pessoas que sofrem de TEPT e as crianças que sofreram abuso físico. Além disso, pesquisadores alemães descobriram que, quando os ritmos de cortisol ficam achatados, o sistema HSD (armazenamento de gordura) (discutido no Capítulo 4) entra em ação, de modo que as células de gordura abdominal ainda "veem" um alto nível de cortisol (e, portanto, armazenam gordura ainda mais rapidamente), enquanto o resto do corpo "vê" faixas normais de cortisol (embora em um nível constante e nunca flutuante).

ESTRESSADO *VERSUS* MUITO ESTRESSADO: QUAL É A DIFERENÇA?

A diferença entre estar "estressado" e estar "muito estressado" é que estar estressado induz uma resposta adaptativa (o cortisol sobe e depois desce), ao passo que estar muito estressado sugere uma incapacidade de organizar uma resposta normal ao estresse (o ritmo do cortisol permanece estável, de modo que a exposição total ao cortisol durante 24 horas é, na verdade, maior). É essa resposta não adaptativa do cortisol que os cientistas da Rockefeller University, em Nova York, acreditam que leva à maioria das doenças comuns da vida moderna. Pesquisadores holandeses de neurologia também observaram o mesmo padrão de ritmo de cortisol achatado e resposta não adaptativa ao estresse na fadiga crônica, fibromialgia, TEPT, depressão e esgotamento (*burnout*).

A personalidade do Tipo C, termo que cunhei na primeira edição de *Nação cortisol,* também foi chamada de personalidade do Tipo D ("angustiado", do inglês, *distressed*) por pesquisadores da Columbia University. Assim como a minha pessoa do Tipo C, "sempre apressada e sempre ocupada", o Tipo D da Columbia University é "caracterizado pela tendência conjunta de experimentar emoções negativas e inibir essas emoções, evitando contatos sociais com outras pessoas". Isso significa que as pessoas do Tipo D têm uma personalidade mais "deprimida" do que as pessoas do Tipo C, que são mais agitadas. A semelhança entre os tipos C e D, entretanto, é a superexposição ao cortisol, o que leva algumas pessoas a se sentirem constantemente ocupadas e outras a se sentirem deprimidas. De fato, pesquisadores da University of Pennsylvania demonstraram recentemente uma ligação forte e direta entre o estresse e o colapso dos tecidos no cérebro e nas estruturas esqueléticas. Os cientistas da Penn descobriram uma associação dramática entre cortisol elevado, depressão e densidade óssea reduzida – com até 67% da associação entre depressão e densidade óssea sendo atribuída a alterações induzidas pelo estresse nos níveis de cortisol.

ESTÁGIOS DO ESTRESSE

Quando o cérebro percebe um evento estressante, ele responde estimulando as glândulas endócrinas de todo o corpo a liberarem hormônios, incluindo a adrenalina e o cortisol. A adrenalina é responsável pela sensação "para cima" que causa excitação, enquanto o cortisol é responsável por modular a maneira como nosso corpo usa várias fontes de combustível. O cortisol é conhecido como *glicocorticoide*, porque é secretado pelo córtex da glândula suprarrenal (portanto, *cort*icoide) e porque aumenta os níveis de açúcar no sangue, ou glicose (portanto, *glico*corticoide).

O trabalho do "pai" da pesquisa sobre estresse, o cientista Hans Selye, fornece algumas das primeiras evidências do que hoje conhecemos como o modelo clássico de adaptação ao estresse. Durante experimentos com ratos, ele observou que, diante de *qualquer* fonte de estresse biológico externo, um organismo responderia com um padrão biológico previsível na tentativa de restaurar sua homeostase interna. Em outras palavras, se o estresse nos desequilibra, nosso corpo passa por uma série de etapas (a resposta ao estresse) para nos ajudar a recuperar esse equilíbrio. Ele denominou essa luta para manter o equilíbrio de "síndrome de adaptação geral", e, embora os pesquisadores modernos não concordem com todos os detalhes do paradigma do estresse de Selye, sua divisão original da resposta ao estresse em três categorias é útil para entendermos o que podemos fazer para combater o estresse.

Selye propôs que a síndrome de adaptação geral era a maneira do corpo de reagir a um fator estressante para trazer os sistemas do corpo de volta ao equilíbrio. A primeira fase da resposta, denominada fase de *alarme*, é caracterizada por uma ativação imediata do sistema nervoso e das glândulas suprarrenais; essa é a "sacudida" repentina que um fator estressante dá ao corpo. Em seguida, vem a fase de *resistência*, que se caracteriza pela ativação do eixo hipotálamo-hipófise-suprarrenal (HHSR). O eixo HHSR é o sistema coordenado dos três tecidos endócrinos primários (glândulas) que medeia nossa resposta ao estresse; em outras palavras, o eixo HHSR é a "maquinaria" que ajuda o corpo a "fazer seu trabalho" quando ocorre o estresse.

Até agora, tudo está perfeitamente normal: o estresse acontece e o corpo reage imediatamente (fase de alarme) para fazer as coisas andarem e, em seguida, trabalha em uma base mais duradoura (fase de resistência) para restaurar o equilíbrio. Os problemas começam a ocorrer quando pedimos ao corpo que reaja com muita frequência (muito alarme) ou com vigor excessivo (muita resistência), o que nos leva ao caminho dos níveis elevados de cortisol. Nessas circunstâncias, quando o estresse é repetido ou constante, os níveis de cortisol sobem e permanecem altos, causando uma terceira fase da síndrome de adaptação geral, geralmente chamada de *sobrecarga*. Nesse estágio de sobrecarga, os sistemas corporais começam a falhar, e o risco de doenças crônicas dispara. É quando começamos a ver problemas associados a ganho de peso, supressão do sistema imunológico, depressão, ansiedade, falta de energia e incapacidade de concentração. Se a fase de sobrecarga durar por um período prolongado, podemos nos encontrar em uma situação grave, caracterizada por ulceração gastrointestinal, disfunção tecidual generalizada e profundo desarranjo metabólico.

ESTRESSE AGUDO *VERSUS* ESTRESSE CRÔNICO

Essa discussão acadêmica sobre os vários estágios da resposta ao estresse em um grupo de ratos de laboratório é muito interessante (de verdade!), mas você provavelmente está se perguntando: "O que isso significa para mim?". Bem, pode significar muita coisa, dependendo de como o seu corpo responde ao estresse e se esse estresse ocorre de forma aguda ou crônica. Primeiro, vamos dar uma olhada no que acontece dentro do corpo quando o estresse ocorre. A resposta inicial do corpo a um estressor agudo percebido é a já mencionada resposta de luta ou fuga, com a qual convivemos desde o tempo das cavernas. Quando o estresse ocorre, as reservas de energia do corpo (gordura, proteína e carboidratos) são rapidamente mobilizadas (por meio da decomposição catabólica dos tecidos) para lidar com o estressor. Os níveis de adrenalina e cortisol aumentam, enquanto os níveis de desidroepiandrosterona (DHEA) e testosterona diminuem (os efeitos combinados de cortisol alto mantido e baixo nível de DHEA/testosterona levam à perda muscular e ao ganho de gordura – mais sobre isso adiante).

Os efeitos comuns à saúde decorrentes de lidar com estressores agudos normalmente incluem aumento da frequência cardíaca e da pressão arterial, aumento da frequência respiratória, aumento da temperatura corporal e da transpiração, sentimentos de ansiedade e nervosismo, dores de cabeça, azia e irritabilidade; essas são as coisas que você sentirá enquanto os hormônios e neurotransmissores se espalham pelo seu corpo. A boa notícia sobre um estressor agudo, no entanto, é que, como nossos estoques de energia são mobilizados para lutar ou fugir do estressor, podemos usar essa energia e o estado de alerta aumentado para fazer algo bom – como exercícios. Infelizmente, se não conseguirmos eliminar ou escapar do estressor (ou usar o exercício para enganar o corpo e fazê-lo pensar que estamos fugindo), o estressor agudo rapidamente se torna um estressor *crônico*.

À medida que o estressor agudo se torna um estressor crônico, os níveis de cortisol continuam a aumentar e os níveis de DHEA/testosterona continuam a diminuir (não existe uma regra geral para determinar quando o estresse agudo se transforma em crônico; isso varia muito entre as pessoas). Como já mencionado, o efeito duplo de cortisol alto e DHEA/testosterona baixo leva à perda de massa muscular e ao ganho de gordura, mas também pode ter efeitos prejudiciais sobre os ossos e outros tecidos (por meio da degradação acelerada e do reparo retardado). Os sintomas típicos associados ao estresse crônico podem incluir ganho de peso, fadiga, flutuações no nível de açúcar no sangue, aumento do apetite, desejo por carboidratos, fraqueza muscular e redução da função do sistema imunológico. A perda de tecido muscular leva a uma queda na taxa metabólica basal (o número de calorias que o corpo queima em repouso) e marca o ponto de virada entre o estresse crônico "precoce" e "tardio", às vezes chamado de estresse de Estágio 2 e Estágio 3. Os estágios iniciais do estresse crônico podem ser considerados mais como uma situação *hipercatabólica*, caracterizada pela destruição acelerada dos tecidos, enquanto os estágios posteriores colocam a pessoa mais em um estado *hipoanabólico*, no qual a capacidade de reconstruir tecidos vitais é prejudicada. Nesse estágio posterior, grande parte do dano já foi causada – os tecidos musculares e ósseos estão mais fracos, o desejo sexual é reduzido (devido ao baixo nível de DHEA/testosterona, hormônio do crescimento e esteroides sexuais), e a pessoa entra em um círculo vicioso de aumento do apetite, redução do gasto calórico e acúmulo acelerado de gordura.

Cientistas da Ohio University sugeriram que a natureza da nossa sociedade moderna muitas vezes torna o estresse crônico inevitável. Em estudos de pesquisa, eles demonstraram que a exposição geral ao cortisol está significativamente relacionada ao grau de "aborrecimentos diários" (mais aborrecimentos levam a mais cortisol), bem como à idade (mais idade = mais cortisol) e às horas dormidas (menos sono = mais cortisol). Pesquisadores de Boston sugeriram que o estresse psicológico agudo ou crônico é a principal causa não apenas da superexposição ao cortisol, mas também de doenças inflamatórias, incluindo resistência à insulina, diabetes, obesidade e doenças cardíacas. A inflamação e o acúmulo de gordura abdominal estão intrinsecamente ligados com o cortisol, a HSD e as citocinas, como a IL-6, trabalhando juntos para promover o armazenamento de gordura em um cenário de "ovo e galinha" (as citocinas são uma classe de proteínas que desempenham um papel central na resposta imunológica. Sua presença é um marcador de inflamação). Esses sinais celulares levam à obesidade, que leva à inflamação, que leva a mais obesidade. Sabemos que a perda de peso leva a uma queda nos marcadores de inflamação e a uma queda na exposição ao cortisol, e que o controle do estresse pode levar à redução do apetite e à perda de peso – então parece que o cenário do ovo/galinha pode funcionar nos dois sentidos se você souber como estimular o ciclo na direção certa.

O ponto principal aqui é que o corpo é capaz de lidar com o estresse agudo e pode fazer isso com grande eficácia, desde que o estresse agudo seja tratado *antes de* progredir para os estágios crônicos. Como? Fazendo exercícios. Como os anúncios da Nike costumavam dizer sobre exercícios: "*Just do it!*" (Apenas faça!) – porque fazer isso será sua melhor proteção contra o estresse agudo que se transforma em estresse crônico (mais informações sobre os usos e benefícios dos exercícios são apresentadas nos Capítulos 7 e 9).

Mas agora vamos cair na real. Se todos nós tivéssemos tempo, recursos e disposição para "apenas fazer" regularmente, haveria muito menos pessoas lendo este livro (ou pelo menos mais algumas lendo-o enquanto caminham ou correm em suas esteiras). No entanto, a realidade é que a maioria de nós (inclusive este autor) não pode simplesmente largar o que está fazendo e sair correndo para "fazer" (ou seja, exercitar-se) de um momento para o outro. Assim, perdemos algumas (ou mais do que algumas) sessões de exercícios, nossos estressores agudos se "acumulam" de certa forma, e, lentamente, entramos nos estágios iniciais do estresse crônico.

RESPOSTAS INDIVIDUAIS AO ESTRESSE

Certo, agora você sabe que o estresse exerce uma influência perturbadora sobre o corpo e que um de seus efeitos é o aumento da liberação de cortisol. É importante observar, no entanto, que existe uma enorme diferença entre as pessoas quanto à sua capacidade de tolerar determinada quantidade de estresse. Algumas pessoas podem simplesmente "aguentar" uma carga maior de estresse antes de começar a se esgotar. Dito isso, até mesmo alguns dos indivíduos mais duros e "resistentes ao estresse" do planeta, como os recrutas do Corpo de Fuzileiros Navais, ainda assim sucumbem aos efeitos adversos do estresse. Em um estudo, recrutas militares foram submetidos a cinco dias de exercícios extremos, fome e privação de sono. Não é de surpreender que, em decorrência da natureza estressante desse treinamento, os níveis de cortisol aumentaram e o desempenho se deteriorou. Os pesquisadores também descobriram que, mesmo depois de cinco dias de descanso e reabastecimento, os níveis de cortisol ainda não tinham voltado ao normal – demonstrando o fato de que não importa o quanto você se julgue forte e resistente ao estresse, até mesmo *você* tem um ponto de ruptura.

Em outro estudo, feito com trabalhadores de uma fábrica sueca, as diferenças na resposta ao estresse foram comparadas entre homens e mulheres. Os pesquisadores mostraram que, embora tanto os trabalhadores do sexo masculino quanto os do sexo feminino tenham suportado níveis semelhantes de estresse durante o trabalho, os níveis de estresse dos homens caíam rapidamente quando eles saíam do trabalho. Em contraste, os níveis de estresse entre as trabalhadoras tendiam a permanecer os mesmos ou até mesmo aumentar quando elas saíam do trabalho, sugerindo que as mulheres continuavam expostas a altos níveis de hormônios do estresse enquanto cuidavam da família e das responsabilidades domésticas (o que não significa igualdade de gênero).

Os pesquisadores de estresse frequentemente estudam atletas competitivos. Por razões óbvias, os atletas estão extremamente interessados em equilibrar a "dose" de estresse que eles fornecem ao corpo com a quantidade de recuperação necessária para um desempenho ideal. Neutralizar os efeitos da perda de massa muscular e ganho de gordura da exposição prolongada ao cortisol torna-se uma grande parte da maximização dos ganhos de desempenho, minimizando o risco de lesões. Para muitos atletas, o delicado equilíbrio entre o treinamento e a recuperação representa um dilema significativo: para ser rápido, é preciso treinar muito, mas treinar muito sem a recuperação adequada só o tornará lento, porque você ficará cansado ou se machucará. Os atletas que se destacam são os mais hábeis em equilibrar os três componentes principais de seu programa: treinamento, dieta e recuperação. Um fenômeno conhecido como *síndrome do treinamento excessivo* tem sido associado à exposição crônica ao cortisol – exatamente a mesma situação que todos nós enfrentamos em nossa batalha contra os fatores de estresse diários. Embora o treinamento excessivo (*overtraining*) crônico seja fácil de reconhecer por seus sintomas comuns de fadiga constante, flutuações de humor e redução do desempenho físico e mental (soa familiar?), pode ser difícil detectá-lo em seus estágios iniciais – exatamente como os estágios iniciais do estresse. Portanto, os atletas de alta performance, assim como todos nós, precisam se tornar hábeis em equilibrar a *exposição* ao estresse com a *recuperação* do estresse para alcançar o desempenho físico e mental ideal que eles buscam (e nós também).

EXISTE UM "SEXO MAIS FRACO" QUANDO SE TRATA DE ESTRESSE?

Pesquisadores da Johns Hopkins School of Medicine, em Baltimore, estudaram as diferenças de gênero na resposta ao estresse; eles descobriram que os homens tendem a reagir ao estresse psicológico com mais "resposta do eixo HHSR", enquanto as mulheres têm uma "reação hormonal" maior ao estresse. Isso sugere que os homens têm uma probabilidade muito maior de sofrer efeitos colaterais cardiovasculares (como hipertensão e ataques cardíacos) decorrentes do estresse crônico, enquanto as mulheres podem ter maior probabilidade de sucumbir à depressão ou à ansiedade diante do estresse crônico. Dito isso, é evidente que há uma grande variedade de diferenças pessoais e individuais entre homens e mulheres diferentes, portanto é impossível dizer que todos os homens respondem ao estresse de uma forma e todas as mulheres de outra.

Cientistas da Brandeis University, em Boston, demonstraram que a qualidade do relacionamento conjugal pode exacerbar ou aliviar parte do estresse mental associado a um trabalho estressante. Os indivíduos com altos níveis de estresse no trabalho e altos níveis de estresse conjugal apresentaram um ritmo de cortisol achatado (sugestivo de estresse crônico), hipertensão e função imunológica suprimida. Em uma série de experimentos relacionados, pesquisadores da área de saúde pública em Londres demonstraram que o "comprometimento excessivo" com o trabalho aumenta os níveis de estresse, eleva a exposição ao cortisol em uma média de 22% e leva a um maior grau de obesidade abdominal.

RESUMO

Essa é a visão geral da resposta ao estresse. O estresse agudo que é seguido por uma adaptação adequada leva a uma saúde ideal a longo prazo. Por outro lado, o estresse crônico seguido de adaptação insuficiente leva a distúrbios metabólicos, colapso dos tecidos e doenças crônicas.

Todos nós sabemos que o estresse é "ruim" para nós – até mesmo nossas avós sabiam disso, e as avós delas antes delas. Mas por quê? O próximo capítulo descreve algumas das mais recentes teorias científicas e evidências médicas que sugerem que grande parte dos efeitos prejudiciais do estresse crônico sobre a saúde pode ser causada pelo principal hormônio do estresse: o cortisol.

CAPÍTULO 3

TUDO SOBRE O CORTISOL, O PRINCIPAL HORMÔNIO DO ESTRESSE

Se você prestou atenção nos dois primeiros capítulos, já conhece a relação básica entre estresse e cortisol. Para aqueles que não entenderam, o estresse faz com que os níveis de cortisol aumentem. Você também entende que o cortisol pode ser tanto uma "coisa boa" quanto uma "coisa ruim", dependendo da quantidade de cortisol presente no corpo e de quanto tempo ele "permanece". Em termos muito gerais, o cortisol se torna "ruim" quando há excesso dele ou quando se é exposto a ele regularmente. A discussão a seguir oferece uma visão mais detalhada da dinâmica do metabolismo do cortisol.

O SISTEMA ENDÓCRINO

A vasta rede de hormônios e glândulas do corpo é conhecida como *sistema endócrino*. Esse sistema é composto por tecidos especializados (glândulas) que desempenham um papel fundamental na nossa resposta geral ao estresse. Por meio dos sentidos da visão, da audição, do olfato e até mesmo dos pensamentos, o cérebro coleta informações e usa tanto o sistema nervoso quanto o sistema endócrino para responder ao que "observa" no ambiente. Quando nos deparamos com um fator de estresse, por meio de nossos sentidos físicos ou psicológicos, o sistema endócrino entra em ação para corrigir a situação. Por meio das ações coordenadas de duas glândulas no cérebro, o hipotálamo e a hipófise, com outro conjunto de glândulas que ficam logo acima dos rins, as glândulas suprarrenais, o estresse faz com que uma cascata de sinais hormonais seja acionada. Esses sinais hormonais envolvem cortisol, epinefrina (adrenalina), norepinefrina e vários hormônios intermediários que interagem para ajudar a regular aspectos importantes da fisiologia, como a função cardiovascular, o metabolismo energético, a atividade do sistema imunológico e a química do cérebro.

AS GLÂNDULAS SUPRARRENAIS

As duas glândulas suprarrenais estão localizadas logo acima dos rins (veja a Figura 3.1). Cada glândula suprarrenal é composta de duas partes: a medula interna, que produz adrenalina, e o córtex externo, que produz cortisol e aldosterona, outro hormônio esteroide importante para o equilíbrio de sal/água e a pressão arterial. O cortisol e outros glicocorticoides são secretados em resposta à estimulação das glândulas suprarrenais pelo hormônio adrenocorticotrófico (ACTH, também conhecido como *corticotrofina*) da glândula hipófise. A secreção de ACTH está sob o controle de outro hormônio do hipotálamo chamado *hormônio liberador de corticotrofina* (CRH).

É fácil ver como o sistema nervoso central está intimamente ligado ao sistema endócrino (hormonal). O cérebro percebe o estresse; ele responde secretando CRH do hipotálamo no cérebro; o CRH estimula a glândula hipófise (também no cérebro) a secretar ACTH; e o ACTH viaja para as glândulas suprarrenais (na parte superior dos rins) para estimular a produção de cortisol.

Os níveis de cortisol normalmente flutuam de forma bastante cadenciada ao longo do dia, com os níveis mais altos presentes pela manhã e os mais baixos à noite. No entanto, é importante observar que os ritmos do cortisol podem ser interrompidos por uma ampla variedade de fatores, como estresse emocional e físico, sono inadequado e várias doenças.

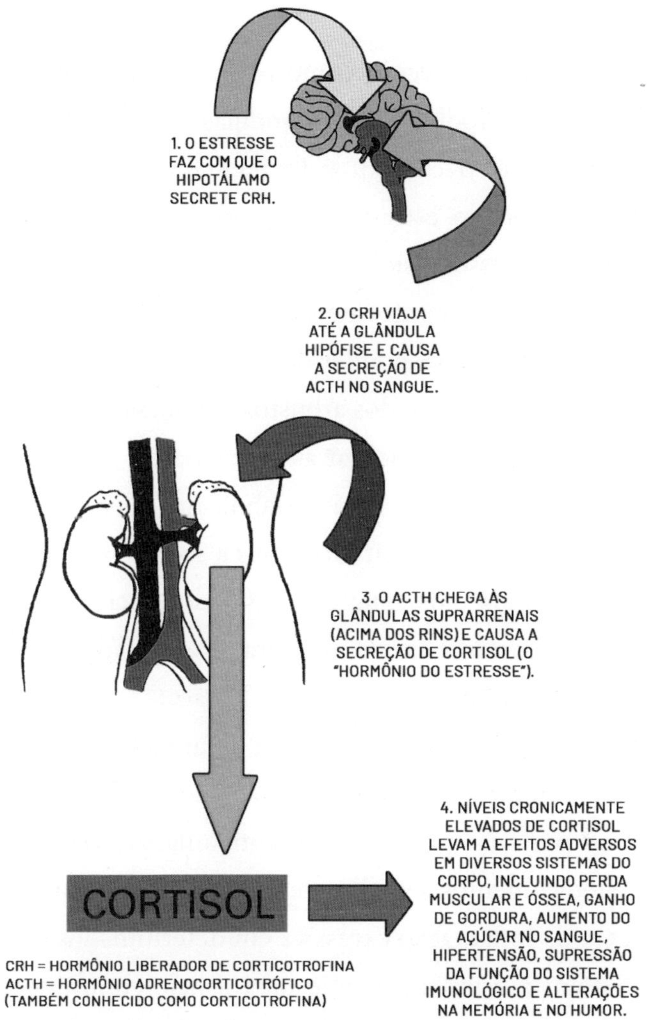

Figura 3.1: A cascata hormonal causada pelo estresse

O QUE É CORTISOL?

O cortisol, também conhecido como *cortisona* e *hidrocortisona,* é um hormônio esteroide produzido nas glândulas suprarrenais em resposta ao estresse. Por isso, o cortisol é frequentemente referido como o principal "hormônio do estresse". No corpo, o cortisol é necessário para manter os processos fisiológicos normais durante os períodos de estresse; sem o cortisol, conforme discutido nos capítulos anteriores, o corpo seria incapaz de responder de forma eficaz ao estresse. Sem o cortisol, aquele leão que vem dos arbustos em nossa direção nos levaria a fazer pouco mais do que molhar as calças e ficar ali olhando (o que não é bom). No entanto, com um metabolismo eficaz do cortisol, estamos preparados para fugir ou lutar, pois a secreção de cortisol libera aminoácidos (dos músculos), glicose (do fígado) e ácidos graxos (do tecido adiposo) na corrente sanguínea para serem usados como energia. Portanto, o cortisol é "bom", certo? Sim. E não.

Formas sintéticas de cortisol, como a dexametasona e a prednisona, são usadas para tratar uma ampla variedade de condições. Geralmente são prescritas por suas propriedades anti-inflamatórias e imunossupressoras. Medicamentos semelhantes ao cortisol podem ser bastante úteis no alívio da inflamação excessiva em determinados distúrbios da pele (a Chattem fabrica um creme para a pele contra coceiras chamado Cortizone), bem como em doenças inflamatórias como artrite, colite ou asma (cujos inaladores contêm corticosteroides). Durante o transplante de órgãos, medicamentos semelhantes ao cortisol são usados para suprimir a resposta imunológica do corpo, ajudando assim a reduzir a chance de o corpo rejeitar o órgão recém-transplantado. Esses medicamentos também são usados como terapia de reposição para pessoas que perderam a função das glândulas suprarrenais (doença de Addison). Então, novamente, o cortisol é uma "coisa boa", certo? Sim, mas somente em determinados níveis e por determinado período.

O QUE O CORTISOL FAZ?

O cortisol tem efeitos diversos e altamente importantes na regulação de aspectos de todas as partes do metabolismo de glicose, proteínas e ácidos graxos do corpo. As funções do cortisol também são particularmente importantes quando se trata de controlar o humor e o bem-estar, as células imunológicas e a inflamação, os vasos sanguíneos e a pressão arterial, bem como a manutenção dos tecidos conjuntivos, como ossos, músculos e pele. Em condições de estresse, o cortisol normalmente mantém a pressão arterial e limita a inflamação excessiva. Infelizmente, a resposta suprarrenal ao estresse de muitas pessoas ocorre de forma exagerada, secretando cortisol em excesso – com consequências devastadoras.

O cortisol e os corticoides relacionados também são conhecidos como *glicocorticoides*, um termo que, como foi destacado no capítulo anterior, é derivado das primeiras observações científicas de que esses hormônios estão intimamente envolvidos no metabolismo da glicose. Sabe-se que o cortisol estimula vários processos metabólicos que, em conjunto, servem para aumentar as concentrações de glicose no sangue.

Esses efeitos incluem a estimulação da gliconeogênese (conversão de aminoácidos em glicose), a mobilização de aminoácidos dos tecidos musculares (para servir como matéria-prima na gliconeogênese), a inibição da captação de glicose no tecido muscular e adiposo (gordura) (o que aumenta ainda mais os níveis de açúcar no sangue) e a estimulação da quebra de gordura no tecido adiposo. Infelizmente, os ácidos graxos liberados pela lipólise (quebra de gordura) têm um efeito prejudicial à saúde, pois reduzem a sensibilidade celular à insulina, uma condição que pode ser precursora do diabetes. O cortisol também tem propriedades anti-inflamatórias e imunossupressoras potentes – ambas importantes para regular as respostas normais do sistema imunológico.

O BOM, O RUIM E O FEIO DO METABOLISMO DO CORTISOL

Os parágrafos anteriores certamente colocam o cortisol sob uma luz positiva, concentrando-se nos aspectos "bons" do metabolismo do cortisol – e descrevem exatamente o que esperaríamos de um padrão "normal" de metabolismo do cortisol (ou seja, em um mundo perfeito). Nesse mundo perfeito, o metabolismo do cortisol seria mais ou menos assim: um estressor é encontrado, o sistema endócrino é ativado, o estressor é tratado e a resposta ao estresse é encerrada. Em suma, uma reação muito simples. No entanto, quando o sistema endócrino se torna *superativado* ou *cronicamente* ativado (de forma regular ou repetida), o resultado pode ser uma desregulação geral do sistema endócrino que pode levar a uma deterioração gradual e progressiva da saúde geral e a uma piora das condições existentes.

Então, por que ter uma resposta ao estresse se ela causa tantos problemas? Boa pergunta. Na época do "homem das cavernas", essa resposta ao estresse era uma técnica de sobrevivência vital – e *não* ter essa resposta significaria que seríamos presas fáceis para tigres-dentes-de-sabre e outros predadores. Para repetir como tudo isso funciona (porque essa é uma parte muito importante da compreensão dos problemas de saúde decorrentes do estresse crônico), a resposta ao estresse envolve um breve aumento nos níveis de energia, nos níveis hormonais e na capacidade de contração muscular vigorosa – o que também é conhecido como mecanismo de *luta ou fuga*. As palavras "luta ou fuga" significam exatamente o que dizem: o corpo se prepara para lidar com o estressor, atacando-o ou fugindo dele. Infelizmente, mesmo nos tempos modernos, quando nos deparamos com um estressor "benigno", como o prazo de entrega de um projeto ou um engarrafamento (eles podem ser irritantes, mas não vão engoli-lo como o tigre mencionado), nosso corpo passa pelas mesmas mudanças metabólicas de estresse, o que pode nos levar ao caminho do aumento do risco de doenças.

Em circunstâncias normais, o corpo faz um bom trabalho no controle da secreção de cortisol e na regulação da quantidade de cortisol na corrente sanguínea – mas nem sempre (mais sobre isso adiante). O metabolismo normal do cortisol segue um ritmo circadiano (veja a Figura 3.2), o que significa que os níveis tendem a seguir um ciclo de 24 horas, com os níveis mais altos de cortisol normalmente observados no início da manhã (em torno das 6h às 8h) e os níveis mais baixos nas primeiras horas da madrugada (em torno de meia-noite às 2h). Os níveis de cortisol geralmente apresentam uma queda rápida entre 8h e 11h e sofrem um declínio gradual contínuo ao longo do dia. Depois de atingir os níveis mais baixos por volta das duas horas da manhã, os níveis de cortisol começam a subir novamente para nos ajudar a acordar e nos preparar para outro dia estressante.

É interessante observar que as pessoas que trabalham no turno da noite por períodos prolongados (mais de um ano) sofrem alterações em seus "relógios de cortisol". Seus níveis de cortisol são mais baixos durante o dia, quando as pessoas que trabalham nesse turno dormem o sono mais profundo, e seus níveis começam a subir novamente no final da tarde ou no início da noite, quando precisam se levantar e se preparar para o trabalho noturno. Isso é exatamente o oposto do padrão que vemos em pessoas com horários de trabalho "normais". No entanto, é importante observar que a maioria dos trabalhadores em turnos (aqueles que ocasionalmente fazem um turno da noite) não apresenta essa adaptação no metabolismo do cortisol. Para essas pessoas, o turno da noite adicional apenas perturba os padrões de sono e mantém o cortisol elevado quando deveria estar caindo.

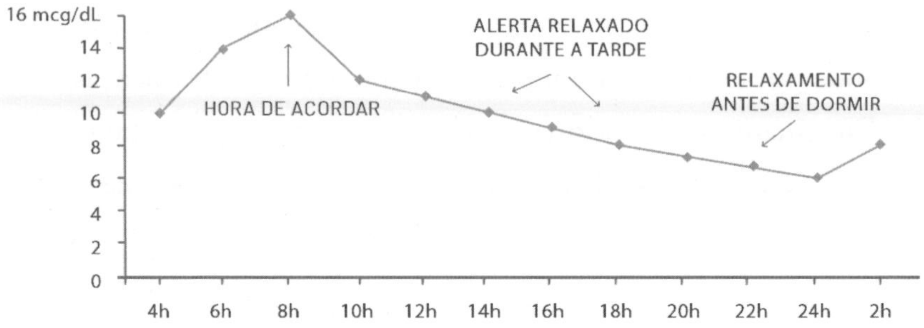

Figura 3.2: Um ritmo normal de cortisol

A faixa "normal" para os níveis de cortisol no sangue é bastante ampla, de 6-23 mcg/dl (microgramas por decilitro), mas esses níveis podem variar muito em resposta ao estresse, doenças e até mesmo após as refeições, o que aumenta os níveis de cortisol. As medições de cortisol no sangue também são afetadas pela hora do dia em que são coletadas, pois os níveis de cortisol geralmente são altos pela manhã e baixos à noite. Os níveis urinários de cortisol têm uma faixa ainda mais ampla de valores "normais" (10-100 mcg/dl em 24 horas), mas, como as amostras de urina são coletadas em um período de 24 horas, essa medição pelo menos evita o problema das grandes variações circadianas (diárias) nos níveis de cortisol observadas nas medições de sangue. O problema com a medição dos níveis de cortisol na urina é que a faixa de valores normais é enorme. Os níveis de cortisol também podem ser elevados pela terapia hormonal com estrogênio, exercícios, gravidez, depressão, ansiedade e até mesmo pela ingestão de estimulantes leves, como a éfedra (usada para perda de peso) ou a cafeína (apenas duas ou três xícaras de café elevam os níveis de cortisol).

Agora, vamos falar sobre alguns dos aspectos *ruins* do metabolismo do cortisol. Se as informações anteriores o fazem pensar que seus níveis "normais" de cortisol correm o risco de se tornarem elevados, então você não está sozinho. De fato, com os estilos de vida ocidentais atuais sendo definidos por nossos hábitos de ritmo acelerado, pouco sono e *fast-food*, seria surpreendente encontrar pessoas que *não* apresentassem níveis elevados de cortisol regularmente. "E daí", você diz? Você não tem medo do maldito cortisol? Bem, deveria ter. Para enfatizar novamente outro ponto que merece ser repetido dos capítulos anteriores, aqui está o motivo: há evidências científicas e médicas muito boas que demonstram que níveis cronicamente elevados de cortisol estão associados a obesidade, hipertensão, diabetes, fadiga, depressão, mau humor, períodos menstruais irregulares, diminuição do desejo sexual e doença de Alzheimer.

Sempre que nosso corpo é exposto a um fator de estresse, o cortisol entra em ação para aumentar os níveis de gordura e açúcar na corrente sanguínea, que podem ser usados pelo cérebro e pelos músculos para lidar com o fator de estresse. Normalmente, os níveis de cortisol são reduzidos com rapidez após a resposta ao estresse. Infelizmente, a forma como nosso corpo foi projetado para lidar com o estresse (lutar ou fugir) não é a forma como lidamos com o estresse no mundo moderno, em que simplesmente tentamos ignorar os hormônios do estresse que pulsam em nosso corpo. Esse cenário significa que nosso corpo não consegue esgotar seus estoques de hormônios do estresse, o que induz ainda mais estresse e estimula uma secreção ainda mais acentuada de cortisol.

Como nosso corpo foi criado para lidar apenas com a exposição imediata de curto prazo aos hormônios do estresse, essa exposição crônica de longo prazo ao cortisol pode levar rapidamente a falhas nos sistemas de controle metabólico do corpo. A maioria dos problemas associados aos níveis elevados de cortisol tem origem em um metabolismo desregulado, causando elevações nos níveis de açúcar no sangue, colesterol, pressão arterial e gordura corporal. Esse conjunto de distúrbios metabólicos relacionados é chamado de *síndrome metabólica* ou, às vezes, *síndrome X*. Muitas pessoas com síndrome X são facilmente reconhecíveis pelo acúmulo de gordura corporal abdominal (parecem ter formato de maçã) e alta relação cintura-quadril (RCQ). As pesquisas demonstraram claramente que quanto maior a RCQ de uma pessoa (quanto maior a circunferência da cintura em relação à circunferência do quadril), maior o risco de desenvolver a síndrome X. Uma RCQ ideal geralmente é considerada abaixo de 0,8 (o que significa uma cintura menor do que a circunferência do quadril), enquanto qualquer valor acima de 0,85 coloca a pessoa em risco de desenvolver a síndrome X (mais informações sobre a síndrome X são apresentadas no Capítulo 6).

Lembre-se do Capítulo 1 (na seção intitulada "Estresse e doenças"), como um dos efeitos mais notáveis dos níveis cronicamente elevados de cortisol é o aumento do apetite e do desejo por determinados alimentos. Esses desejos tendem a ser por doces e salgadinhos com alto teor calórico – e isso ilustra mais uma vez o fato de que os seres humanos simplesmente não foram feitos para carregar constantes distúrbios em resposta ao estresse (estresse crônico); fomos criados para responder ao estresse rapidamente e fazer com que esses hormônios do estresse se dissipem de imediato. Quando o corpo é exposto a ondas e mais ondas de estresse decorrentes do estilo de vida moderno, começa gradualmente a entrar em colapso. Os animais simplesmente não costumam abrigar o estresse crônico da mesma forma que os humanos.

OS EFEITOS CATABÓLICOS DO CORTISOL CRONICAMENTE ELEVADO

O excesso de cortisol por um período de tempo muito longo acarreta desde aspectos meramente "ruins" até aspectos absolutamente "feios" da superexposição ao cortisol. Essa fase feia é caracterizada pela destruição generalizada dos tecidos e pelo colapso do sistema (também conhecido como *catabolismo*), como perda muscular, perda óssea, supressão do sistema imunológico e encolhimento do cérebro.

Por exemplo, uma exposição muito breve ao cortisol, como durante períodos de estresse agudo de luta ou fuga, causa uma estimulação inicial da atividade do sistema imunológico e da capacidade mental (coisas boas se você estiver tentando escapar de um predador). Mesmo esse efeito estimulante inicial do cortisol pode superativar o sistema imunológico em algumas pessoas, levando a alergias, asma e uma variedade de doenças autoimunes, como artrite reumatoide, lúpus e fibromialgia (todas conhecidas por serem desencadeadas por eventos estressantes). Por outro lado, uma exposição mais crônica e de longo prazo ao cortisol tem o efeito oposto, causando a morte das células imunológicas e *inativando* o sistema de proteção do nosso sistema imunológico (esses fenômenos são explicados com mais detalhes no Capítulo 6, em que vemos os amplos efeitos do estresse crônico sobre a saúde).

O CORTISOL É APENAS UMA PEÇA DO QUEBRA-CABEÇA

Com base na discussão anterior, é óbvio que o cortisol desempenha um papel fundamental na resposta ao estresse e em como a bioquímica do estresse pode trabalhar a seu favor ou contra você – no entanto, o cortisol é apenas uma parte da relação entre estresse e doenças.

Como as seções anteriores mostraram, a duração e a gravidade da resposta do seu corpo a determinado estressor podem determinar o grau de exposição ao cortisol: alto, baixo ou médio, e estável ou flutuante. Por sua vez, o hormônio contrarregulador do cortisol, a testosterona, também deve estar em constante fluxo, idealmente aumentando para neutralizar os efeitos catabólicos do cortisol elevado. Infelizmente, a superexposição crônica ao cortisol tende a *reduzir* os níveis de testosterona – um efeito duplamente ruim para a manutenção do humor, da massa muscular e da taxa metabólica –, de modo que o ganho de peso é praticamente inevitável diante do cortisol elevado e da testosterona baixa (vamos nos referir à testosterona com muito mais detalhes no Capítulo 5).

Além dos efeitos de neutralização entre o cortisol catabólico e a testosterona anabólica (uma interação que ocorre tanto em homens quanto em mulheres), precisamos nos preocupar especialmente com a atividade de uma enzima "armazenadora de gordura" pouco conhecida e localizada nas profundezas das células de gordura. Essa enzima, conhecida como 11 beta-hidroxiesteroide desidrogenase-1 (11 beta-HSD, ou apenas HSD), faz com que o cortisol inativo (cortisol que cumpriu sua função e foi desativado pelo organismo) seja "reativado" em cortisol ativo *dentro* das células de gordura individuais. Esse é um problema particularmente grande para as células de gordura *abdominal*, pois são as células de gordura nessa parte do corpo que respondem tão fortemente ao sinal de "armazenamento de gordura" do cortisol. Mais cortisol significa mais armazenamento de gordura – e quando esse sinal de cortisol vem de dentro de cada célula de gordura individual, a resposta de armazenamento de gordura é particularmente forte. O problema óbvio com esse efeito da HSD é que não importa o quanto você consiga evitar eventos estressantes, gerenciar seus níveis de estresse ou até mesmo controlar a resposta do seu corpo ao estresse, os baixos níveis de cortisol resultantes no sangue ainda podem ser amplificados pela HSD para se tornarem altos níveis de cortisol dentro das células de gordura (e também nas células do fígado, o que significa problemas para o risco de diabetes). O próximo capítulo (Capítulo 4) entra em detalhes sobre o papel da enzima HSD como amplificadora das concentrações "locais" de cortisol nas células individuais (em oposição aos níveis "sistêmicos" de cortisol no sangue) e como a modulação da atividade da HSD pode acrescentar uma dimensão valiosa às nossas tentativas de viver em um mundo estressante do século 21.

RESUMO

Portanto, aqui está uma visão geral dos aspectos "bons, ruins e feios" do metabolismo do cortisol. O "bom" inclui efeitos como os benefícios anti-inflamatórios do cortisol, que são ótimos, mas apenas por um curto período de tempo e em situações muito específicas. Mas todos nós sofremos de estresse - talvez muito estresse -, e aqueles que sofrem estresse repetidamente, têm estilos de vida agitados, fazem dieta ou dormem menos de oito horas por noite provavelmente sofrem de estresse crônico - e níveis cronicamente elevados de cortisol. É nesse momento que os aspectos "ruins" do cortisol começam a aparecer, como alterações metabólicas que incluem aumento do açúcar no sangue, aumento do apetite, ganho de peso acelerado, redução do desejo sexual e fadiga severa. Se não forem tratadas, essas condições podem levar a problemas realmente "feios", como perda muscular e óssea, colapso do sistema imunológico e encolhimento do cérebro.

O fato de nossas respostas ao estresse e nossa exposição ao cortisol progredirem ou não do bom para o ruim e para o feio é complicado pelas complexas interações do cortisol com a testosterona e a enzima HSD para aumentar continuamente os níveis celulares de cortisol. Considerando as informações anteriores, é de vital importância que cada um de nós aborde o "controle do cortisol" como foco principal para obter saúde e bem-estar a longo prazo. Os próximos capítulos tratam da HSD (Capítulo 4), da testosterona (Capítulo 5) e da relação entre estresse, cortisol e doenças (Capítulo 6). As informações contidas nesses capítulos ajudarão a preparar o terreno para que você tome medidas significativas para melhorar a forma como se sente, sua aparência e seu perfil de risco para determinadas doenças.

CAPÍTULO 4

HSD: A ENZIMA DE "ARMAZENAMENTO DE GORDURA" DO CORPO

Um dos fatores complicadores na relação estresse/cortisol/gordura é uma pequena enzima que se encontra no interior das células de gordura chamada HSD – abreviação de 11 beta-hidroxiesteroide desidrogenase-1 (você não está feliz por podermos chamá-la simplesmente de HSD?). A HSD funciona para converter o cortisol inativo (chamado de *cortisona*) de volta em *cortisol* ativo, que então funciona como um potente sinal de armazenamento de gordura nas células de gordura, especialmente nas células de gordura abdominal (aquelas na região da barriga). Pesquisas recentes nos dizem que a atividade da HSD é maior nas células de gordura abdominal do que nas células de gordura em outras partes do corpo – o que pode ser a razão pela qual a exposição ao cortisol está associada a níveis mais altos de gordura na região abdominal em comparação com os níveis de gordura em outras partes do corpo, como coxas ou nádegas.

O QUE É A HSD E O QUE ELA TEM A VER COM O CORTISOL?

A HSD está localizada em quase todas as células do corpo, mas seus níveis mais altos são encontrados no tecido adiposo (gordura), no tecido hepático e no tecido cerebral. Em todas as células de cada um desses tipos de tecido, a HSD é chamada de "enzima microssomal ligada à membrana", o que significa que ela está ligada à membrana de uma estrutura chamada retículo endoplasmático, que reside no interior das células. Em razão de sua posição dentro de cada célula, a HSD pode forçar as células a "verem" ou serem expostas a altos níveis de cortisol, mesmo quando os níveis sanguíneos de cortisol estão perfeitamente normais. Esse efeito levou muitos pesquisadores do estresse a se referirem à HSD como um "amplificador local" da exposição ao cortisol, pois não importa como sejam os níveis sistêmicos (sanguíneos) de cortisol de uma pessoa (baixos, médios ou altos), uma enzima HSD altamente ativa forçará cada célula individual a ser exposta a um alto nível de cortisol – de dentro para fora! É um pouco como tentar evitar a poluição do ar externo permanecendo em casa, mas a HSD sabota seus esforços porque age como um ventilador de janela para sugar o ar ruim para dentro de casa e concentrar a poluição ali. Que nojo!

Há muitos anos sabemos que a obesidade está associada ao aumento da exposição ao cortisol, *mas* essa relação nem sempre foi uma ligação consistente entre a obesidade e os níveis elevados de cortisol no sangue. Em alguns estudos, as pessoas com alto nível de estresse e muita gordura abdominal de estresse tinham níveis normais ou baixos de cortisol no sangue (ou na urina ou na saliva), indicando que não havia superexposição sistêmica ao cortisol. O que sabemos agora é que certas enzimas são desreguladas na obesidade – principalmente as enzimas HSD no tecido adiposo –, levando a um nível "alto" de cortisol nas células adiposas o tempo todo. Infelizmente, isso significa que, por melhor que seja o seu controle da resposta ao estresse e, portanto, do nível de cortisol no *sangue,* você ainda poderá ter níveis elevados de cortisol nas células adiposas pela alta atividade da HSD.

Não me entenda mal. O nível geral de exposição ao cortisol em todo o corpo (ou seja, sistemicamente) ainda é tão importante como sempre foi, mas agora entendemos que os níveis sanguíneos de cortisol são apenas metade da história – e são os níveis de cortisol *dentro das* células que representam a outra metade. Em geral, níveis mais altos de gordura abdominal e de gordura corporal total estão associados a níveis totais mais altos de cortisol no corpo. Vários pesquisadores descobriram que diferentes distribuições de acúmulo de gordura estão associadas a mudanças específicas no metabolismo do cortisol. O aumento da atividade da HSD abdominal, que causa maior geração de cortisol ativo a partir da cortisona inativa, geralmente está associado a maiores quantidades de gordura abdominal. Esse metabolismo "local" ou "periférico" do cortisol reavivou a hipótese de longa data de que o cortisol contribui para o acúmulo de gordura abdominal – e a potência da HSD (quão ativa ela é) surgiu como a chave.

Durante décadas, pesquisas demonstraram que níveis elevados de cortisol acarretam mais gordura corporal e problemas com o controle do açúcar no sangue. A relação sempre pareceu relativamente clara: mais estresse leva a mais cortisol, que leva a mais gordura corporal. Nos últimos anos, no entanto, essas ligações se tornaram menos diretas; resultados de pesquisas mostraram muitas pessoas com alto estresse e altos níveis de cortisol, mas sem obesidade. Pesquisas também mostraram pessoas com sobrepeso, mas com baixo estresse ou níveis normais de cortisol. O que está acontecendo? Essas pessoas estressadas não deveriam estar engordando? Nem sempre. Essas pessoas com sobrepeso, especialmente aquelas com muita gordura abdominal "de estresse", não deveriam ter níveis muito altos de cortisol? Nem sempre.

Embora a ligação entre o estresse e o cortisol seja, na maioria das vezes, direta (mais estresse = mais produção de cortisol) e a ligação entre o cortisol e a gordura abdominal também seja bastante clara (mais cortisol = mais gordura na barriga), o quadro fica mais complicado quando começamos a falar sobre níveis *individuais* de estresse e exposição *individual* ao cortisol e níveis *individuais* de gordura corporal.

Pesquisadores da University of Helsinki, na Finlândia, demonstraram que o cortisol causa acúmulo de gordura em locais específicos com maior probabilidade de estarem associados à resistência à insulina (pré-diabetes). Esses locais são o tecido adiposo abdominal e o fígado – e a gordura se acumula nessas áreas em virtude da atividade da HSD. Uma atividade mais alta da HSD significa uma taxa mais alta de armazenamento de gordura e um acúmulo mais rápido de reservas de gordura. Nas áreas abdominais, uma alta atividade de HSD resulta em uma cintura mais arredondada, enquanto no fígado significa um risco maior de diabetes.

Pesquisadores de Berlim, na Alemanha, sugeriram que a regulação dos níveis de cortisol dentro das células pela HSD é *tão importante* quanto os níveis de cortisol no plasma. Isso significa que as glândulas suprarrenais não são o único local no corpo para a "produção" de cortisol; as células adiposas podem produzir seu próprio cortisol armazenador de gordura por meio da reativação do cortisol inativo pela enzima HSD. Isso leva a níveis mais altos de cortisol nas células de gordura e a um aumento adicional no armazenamento de gordura e no tamanho das células de gordura. De modo geral, de acordo com os cientistas alemães, é esse mecanismo de "autoprodução" de cortisol dentro das células de gordura individuais que pode representar o sinal patogênico mais importante para a obesidade central (abdominal).

A atividade da HSD é determinada geneticamente, portanto uma pessoa terá uma atividade alta, baixa ou "normal" e, assim, um nível correspondente de conversão de cortisol e armazenamento de gordura. Nenhum dos fatores de estilo de vida (estresse, exercício etc.) é conhecido por afetar diretamente a atividade da HSD (exceto por meio de alterações em outros hormônios, como o hormônio do crescimento), o que torna a enzima um alvo tão tentador para as empresas farmacêuticas (mais informações sobre esse tópico serão apresentadas mais adiante neste capítulo).

OS EFEITOS DA HSD NA OBESIDADE E NO DIABETES

Portanto, conforme discutido, pesquisadores de todo o mundo estão começando a entender não apenas que altos níveis de cortisol sistêmico são certamente ruins, mas também que são os níveis de cortisol dentro de cada célula individual que, em última análise, determinam o risco de obesidade abdominal, diabetes, colesterol alto e hipertensão – a combinação que chamamos de síndrome metabólica.

Agora estamos descobrindo que é a atividade da enzima HSD – especificamente, a rapidez com que ela converte a cortisona inativa em cortisol ativo – que determina a taxa de armazenamento de gordura em muitas pessoas. Por exemplo, você poderia ter pouco estresse (ou ser muito bom em controlar seus níveis de estresse) e, portanto, ter baixos níveis de cortisol no sangue, *mas,* se você tivesse uma alta atividade de HSD, suas células de gordura sempre "veriam" (ou seriam expostas a) um nível relativamente alto de cortisol. Isso significa que as células adiposas sempre receberiam um sinal potente dizendo a elas para "armazenar mais gordura" – portanto, não importa o que você faça em termos de exercícios, dieta ou controle do estresse, sempre estará lutando contra seu próprio metabolismo. Parece familiar?

Na maioria das pessoas saudáveis, com ou sem excesso de peso, os níveis de cortisol sistêmico (corpo inteiro) são geralmente "normais", mas o que constitui uma faixa normal de cortisol é extremamente amplo. Se seus níveis de cortisol estivessem fora da faixa "normal" em avaliações laboratoriais padrão, você estaria tão incapacitado a ponto de ficar quase acamado. Em vez disso, a maioria de nós, que consegue andar, tem níveis de cortisol dentro de uma faixa normal, mas esses níveis provavelmente ainda estão muito mais altos do que o necessário. Conforme descrito em outras partes deste livro, sua produção de cortisol provavelmente está muito alta se você tiver algum dos "três grandes" fatores de risco: estresse crônico, restrição alimentar (dieta) ou privação de sono – mesmo que você seja considerado "normal" com base em medidas laboratoriais padrão. Quem quer ser normal? E se normal significa um nível "normal" de superexposição ao cortisol, então esqueça.

Quando o cortisol circula na corrente sanguínea, ele fica presente apenas por cerca de duas horas. Depois disso, o corpo faz um bom trabalho para desativar o cortisol, de modo que ele não possa causar mais danos. Se, no entanto, você passar por outro evento estressante (e outro e outro), estará continuamente exposto a mais e mais cortisol. Mas lembre-se de que é igualmente importante considerar o cortisol *dentro* de suas células – o material ativado pela enzima HSD –, e é essa forma de cortisol "específica do tecido" que pode ser a pior de todas. Felizmente, conhecemos uma grande variedade de substâncias naturais, desde alcaçuz até extratos de frutas, que podem ajudar a controlar a atividade da HSD. Algumas delas são discutidas no Capítulo 8.

Conforme mencionado, os níveis mais altos de atividade da HSD são observados no tecido adiposo, no fígado e no cérebro – o que pode ser uma das razões pelas quais o estresse crônico e a superexposição ao cortisol têm um efeito tão prejudicial sobre a obesidade (tecido adiposo), o diabetes (fígado) e a memória (cérebro). Nas células adiposas, um alto nível de atividade da HSD resulta em um sinal duplo para armazenar mais gordura (chamado de "hipertrofia" – em que cada célula adiposa fica cada vez maior) e para aumentar sua proliferação (chamado de "hiperplasia" – um aumento no número de células adiposas individuais). Como se tudo isso não fosse ruim o suficiente, pesquisas demonstraram que a atividade da HSD tende a aumentar com a idade, resultando em uma diferença de três vezes entre pessoas mais jovens (vinte e poucos anos) e mais velhas (cinquenta e poucos anos) – e possivelmente explicando o aumento da nossa cintura à medida que envelhecemos.

Uma equipe de pesquisadores escoceses e suecos da British Heart Foundation, da Swedish Heart and Lung Foundation e do Swedish Medical Research Council demonstrou que os níveis de cortisol no sangue geralmente *não* estão elevados em todos os casos de obesidade; em vez disso, os altos níveis de cortisol "intra-adiposo" (dentro das células de gordura) podem ser os principais responsáveis pelo armazenamento excessivo de gordura na barriga. Esse grupo de cientistas descobriu que os altos níveis de atividade da HSD estão associados tanto à obesidade quanto à resistência à insulina. Eles também determinaram que as mulheres entre 53 e 57 anos de idade tendem a ter maior atividade de HSD e maior porcentagem de gordura corporal total em comparação com os homens na mesma faixa etária – mas a relação entre HSD alta e mais gordura na barriga foi a mesma para homens e mulheres. De modo geral, essa pesquisa indica que tanto homens quanto mulheres são suscetíveis ao ganho de peso abdominal devido à HSD hiperativa em suas células de gordura, mas as mulheres parecem ter um risco um pouco maior (que pode aumentar ainda mais durante a menopausa).

Pesquisadores do National Institutes of Health (NIH) descobriram que a atividade da HSD é significativamente maior em pessoas com obesidade. Essas descobertas corroboram relatórios anteriores que sugeriram que o ganho de peso em muitas pessoas é desproporcional à ingestão de alimentos. Isto é o que muitas pessoas relatam, e é o que vemos rotineiramente na clínica: as pessoas ganham mais peso do que podemos explicar por meio de seus padrões alimentares ou de atividade física. Isso sugere, e os pesquisadores do NIH confirmam, que o tecido adiposo pode ter seu próprio conjunto de mensageiros que sinalizam às células adiposas para armazenar mais gordura, independentemente da ingestão de alimentos. Há mais de trinta anos que se suspeita desses padrões de sinalização específicos do tecido, mas medições simples dos níveis de cortisol no sangue, na urina ou na saliva foram relatadas em pacientes obesos como diminuídas, aumentadas e inalteradas, criando confusão entre pesquisadores e profissionais da saúde. Agora sabemos que é a atividade *intracelular* excessiva da enzima HSD que transforma os baixos níveis de cortisol em um dos sinais mais potentes de armazenamento de gordura, principalmente nas células de gordura abdominal. Ao diminuir a atividade da HSD, mesmo que só um pouco, deveríamos ser capazes de reduzir a produção de cortisol ativo e, assim, impedir seus efeitos de armazenamento de gordura.

Pesquisadores do National Institute of Diabetes descobriram que o aumento da atividade da HSD no tecido adiposo abdominal contribui para o agravamento da obesidade e da resistência à insulina (pré-diabetes). Em uma série de estudos que acompanharam os participantes por até cinco anos (uma média de dois anos e meio em todos os participantes do estudo), esse grupo de cientistas estava investigando por que alguns estudos anteriores haviam encontrado níveis sistêmicos de cortisol altos, baixos ou normais em indivíduos obesos. Eles argumentaram que algo mais devia estar acontecendo para explicar as taxas de obesidade – e suspeitaram que, embora os níveis sistêmicos de cortisol sejam importantes, podem ser os níveis de cortisol específicos do tecido que influenciam o ganho de peso e o desenvolvimento da obesidade (lembre-se de que "específico do tecido" refere-se aos níveis de cortisol *dentro* de determinada célula, como em uma célula de gordura individual). Embora estudos anteriores tenham demonstrado que os níveis e a atividade geral da HSD estão relacionados aos níveis de gordura em humanos com sobrepeso, antes desse estudo (publicado em setembro de 2006) nenhum estudo de longo prazo havia sido realizado para vincular definitivamente a HSD ao ganho de peso. Essa pesquisa mais recente não apenas encontrou uma relação direta entre a HSD e o ganho de gordura abdominal, mas também encontrou uma associação significativa da atividade da HSD com as mudanças no peso corporal ao longo do tempo. Essa foi a primeira evidência clara de que quanto mais altos os níveis de HSD de uma pessoa, mais altos serão os níveis de cortisol celular e maior será o ganho de peso ao longo do tempo. O mecanismo identificado por esses cientistas foi além do que já sabíamos sobre o cortisol servir como um sinal de "armazenamento de gordura" para as células adiposas (ou seja, mais cortisol =

mais armazenamento de gordura); ele mostrou que o cortisol também é um sinal potente para que as células adiposas jovens (chamadas de "pré-adipócitos") se transformem em células adiposas maduras (chamadas de "adipócitos") e comecem a armazenar gordura rapidamente. Esses pesquisadores afirmaram que a atividade da HSD tem "um papel causal na promoção da obesidade e suas consequências metabólicas".

Em uma série interessante de estudos sobre o metabolismo, cientistas da Maioo Clinic demonstraram que o cortisol pode ser liberado no sangue por outros tecidos além das glândulas suprarrenais. Como vimos, o tecido adiposo abdominal (gordura da barriga) foi identificado como um tecido que pode criar seu próprio suprimento de cortisol (levando ao ganho de peso). Além disso, o fígado e outros órgãos internos também podem produzir um suprimento de cortisol que pode ter efeitos sobre a saúde de todo o corpo, inclusive aumentar o risco de obesidade. Escrevendo no *Journal of the American Diabetes Association,* os cientistas da Maioo confirmaram que o fígado e os órgãos internos relacionados convertiam uma grande proporção de cortisol inativo em cortisol ativo por meio da enzima HSD – e que a quantidade total de cortisol produzida (ou "reativada") era "igual, se não maior" que a quantidade produzida pelas suprarrenais. Pense nisto: você pode estar calmo como um monge, controlando perfeitamente o estresse e a produção de cortisol pelas glândulas suprarrenais, mas ainda assim está superexposto ao cortisol, porque o fígado e as células de gordura estão produzindo cortisol por conta própria! Os pesquisadores calcularam que as glândulas suprarrenais, as células de gordura e o fígado contribuem com cerca de um terço do cortisol total do corpo – o que significa que sua aula de ioga como ferramenta de controle do estresse está influenciando apenas cerca de um *terço* da sua exposição total ao cortisol.

Pesquisadores da University of Birmingham, na Inglaterra, têm algumas notícias especialmente deprimentes para as pessoas que estão tentando perder peso por meio de dietas radicais. Ao estudar os efeitos metabólicos de uma dieta de baixíssimas calorias (800 calorias por dia) durante dez semanas, eles descobriram que o estresse da dieta aumentou significativamente os níveis de cortisol em todo o corpo, mas também aumentou a atividade da HSD nas células de gordura em 3,4 vezes. Isso indica não apenas que as dietas são estressantes (você já sabia disso), mas também que suas células de gordura estão lutando contra você! À medida que você luta para perder peso, suas células adiposas *aumentam* a atividade da HSD, levando a mais cortisol, um sinal mais forte para armazenar gordura e um retorno gradual ao seu peso corporal anterior à dieta. Eu não poderia concordar mais com a observação final dos pesquisadores de que "a inibição da HSD pode ser uma nova estratégia terapêutica" para o tratamento do diabetes e da obesidade.

Pesquisadores escoceses de hormônios descreveram recentemente a ligação entre a atividade elevada de HSD e a obesidade abdominal em situações de estresse e não estresse. Sabemos que muitos casos de sobrepeso e obesidade ocorrem com níveis normais (não elevados) de cortisol. Nesses casos, conforme descrito ao longo deste capítulo, pode ser que a atividade elevada da enzima HSD seja a culpada. De fato, esses pesquisadores descrevem uma elevação dos níveis e da atividade da HSD nas células adiposas humanas que podem sustentar um metabolismo conturbado que leva ao ganho de gordura abdominal, independentemente de os níveis de estresse ou cortisol estarem elevados ou não. Em outro relatório científico, esse mesmo grupo de pesquisa descreve os benefícios associados à inibição da atividade da HSD como uma nova estratégia para reduzir os níveis de cortisol intracelular sem afetar os níveis de cortisol circulante e a capacidade geral de responder ao estresse. Os primeiros experimentos em humanos mostram que a inibição da atividade da HSD permite que uma resposta normal ao estresse ocorra quando necessário (ou seja, quando você se depara com algo estressante), mas reduz os efeitos do estresse excessivo no tecido adiposo e no tecido cerebral, além de reduzir os efeitos metabólicos relacionados ao risco de diabetes.

De acordo com os cientistas da Divisão de Medicina Cardiovascular da University of Arkansas, a epidemia de obesidade abdominal e a síndrome metabólica nos Estados Unidos e em todo o mundo "podem ser uma resposta ao estresse, com uma anormalidade subjacente na enzima 11 beta-hidroxiesteroide desidrogenase". Os pesquisadores continuam lamentando o fato de que não há fármacos disponíveis atualmente para a inibição ou o controle da atividade da HSD (ao mesmo tempo que observam que as empresas farmacêuticas estão criando rapidamente produtos químicos sintéticos exatamente para esse fim). O que eles não observam é que uma variedade de controladores naturais da atividade da HSD está disponível atualmente como suplementos dietéticos (veja o Capítulo 8).

A CORRIDA FARMACÊUTICA PARA BLOQUEAR A HSD

Pesquisadores do National Institutes of Health (NIH) demonstraram que o excesso de cortisol pode levar a uma ampla gama de doenças "modernas", incluindo ansiedade, insônia, problemas de memória, depressão, fadiga, diabetes, perda muscular, osteoporose, hipertensão, câncer (supressão imunológica) e, principalmente, ganho de peso e obesidade. Não é nenhuma surpresa. No entanto, com base nas pesquisas mais recentes, esses mesmos pesquisadores do NIH também sugeriram que o uso de inibidores de HSD "poderia ser útil no tratamento dessas doenças, incluindo disfunção cognitiva em homens idosos e pacientes com diabetes *mellitus* tipo 2". Como observam os pesquisadores do NIH, "a indústria farmacêutica está rigorosamente procurando, desenvolvendo e/ou testando inibidores da HSD para o tratamento de uma série de distúrbios humanos, como obesidade, síndrome metabólica, diabetes, depressão, osteoporose etc.".

A redução da atividade da HSD é certamente uma área de pesquisa importante no setor farmacêutico, pois esse efeito levaria à diminuição do armazenamento de gordura nas células de gordura abdominal (pela redução da atividade da HSD no tecido adiposo), bem como a um melhor controle do açúcar no sangue e a um menor risco de diabetes (pela redução da atividade da HSD nas células do fígado).

Na verdade, praticamente todas as grandes empresas farmacêuticas do mundo estão trabalhando arduamente no desenvolvimento de controladores sintéticos da HSD, pois entendem que diminuir a atividade dessa enzima pode ser o "Santo Graal" para acabar com a epidemia de obesidade e diabetes em todo o mundo. Essa epidemia não é apenas um problema americano; talvez seja a preocupação de saúde mais importante em todos os países industrializados, da Europa à Ásia. Na China, por exemplo, já existem tantas pessoas acima do peso (mais de sessenta milhões) quanto nos Estados Unidos. Obviamente, os sessenta milhões de pessoas com sobrepeso da China representam uma porcentagem muito menor da população total do que os sessenta milhões de pessoas com sobrepeso dos Estados Unidos (aproximadamente 7% na China, em comparação com cerca de 66% nos Estados Unidos). A questão é que a população chinesa de pessoas com sobrepeso está crescendo rapidamente e já é um "mercado" tão grande para as empresas farmacêuticas quanto o dos Estados Unidos, que geralmente é considerado o país mais gordo do planeta.

A redução do armazenamento de gordura no corpo por meio de uma inibição farmacêutica da HSD é uma das áreas mais ativas da atividade de pesquisa e patentes do setor farmacêutico. A maioria dos principais fabricantes de medicamentos está entrando em ação, com a Amgen (com a empresa sueca de biotecnologia Biovitrum), a Pfizer, a Merck, a Hoffman/LaRoche e a Abbott Labs entre os candidatos a serem os primeiros a comercializar seu inibidor sintético de HSD.

CONTROLE NATURAL DA ATIVIDADE DA HSD

Vamos recapitular: mais atividade da HSD significa mais gordura na barriga, e você não quer isso, portanto precisa controlar sua HSD. Em humanos, sabemos, por meio de várias pesquisas, que a regulação negativa (diminuição da atividade) da HSD protege contra o ganho de peso e aumenta a sensibilidade hepática (fígado) à insulina, o que leva a um melhor controle do açúcar no sangue.

Até cerca de dez anos atrás, a obesidade e o ganho de peso eram, em geral, atribuídos em grande parte à alimentação excessiva e à falta de exercícios. Na última década, no entanto, novas descobertas empolgantes aumentaram muito nosso conhecimento sobre os fatores que contribuem para a patogênese da obesidade e seus efeitos subsequentes sobre a saúde. Conforme discutido ao longo deste capítulo, sabe-se agora que a enzima HSD, encontrada predominantemente no tecido adiposo (gordura), no tecido hepático, no tecido cerebral e nas células da glândula suprarrenal, está diretamente relacionada às taxas de obesidade em animais e seres humanos.

Por exemplo, camundongos com altos níveis de atividade de HSD têm níveis de cortisol duas a três vezes mais altos nas células de gordura, mas níveis normais de cortisol no sangue. Isso coincide com a situação de muitos sujeitos de teste humanos. Sabemos que os animais com níveis elevados de HSD tendem a pesar 25-35% a mais – e têm maior apetite – do que os animais com níveis normais de HSD, com a maior parte do excesso de gordura confinada à região da barriga. Portanto, mais uma vez, embora o cortisol seja um sinal importante para o armazenamento de gordura em todo o corpo, quando se torna elevado *nas* células de gordura abdominal, ele se torna um dos mais potentes estimuladores do excesso de gordura na barriga e da síndrome metabólica que se segue.

Em uma série de experimentos conduzidos por pesquisadores da Harvard University, da British Heart Foundation, da Merck Pharmaceuticals e de uma empresa sueca de biotecnologia, não apenas a hiperatividade da HSD foi identificada como causa da obesidade e do diabetes, mas também a *redução* de sua atividade demonstrou diminuir a gordura da barriga – apesar de uma dieta rica em gorduras e calorias! Conforme descrito na última seção, tanto as empresas de biotecnologia quanto as farmacêuticas reconheceram a importância da HSD para o tratamento da obesidade e do diabetes.

Cientistas dinamarqueses descobriram recentemente que níveis mais altos de hormônio do crescimento estão associados à redução da atividade da HSD, uma descoberta que pode explicar alguns dos principais efeitos do hormônio do crescimento na redução da gordura corporal (especialmente a gordura da barriga) e no aumento da massa muscular. À medida que envelhecemos, os níveis de hormônio do crescimento diminuem drasticamente, preparando o terreno para o aumento da atividade da HSD. Embora o hormônio do crescimento (GH) seja responsável por 10-46% da alteração na atividade da HSD, sabemos que a atividade da HSD também pode ser regulada por outros hormônios, como os esteroides sexuais (estrogênio e testosterona) e os hormônios da tireoide. Portanto, como o hormônio do crescimento inibe a atividade da HSD, quando os níveis de GH caem (como ocorre no envelhecimento), a atividade da HSD aumenta, e ganhamos mais gordura e perdemos a capacidade de controlar o açúcar no sangue de forma eficaz. Sabemos há muitos anos que as pessoas com baixos níveis de GH também sofrem de perda muscular e ganho de gordura, mas não sabíamos até recentemente que o mecanismo desses efeitos se devia a um problema com o metabolismo da HSD. Essa pesquisa indica que pode ser ainda mais importante regular naturalmente a atividade da HSD à medida que envelhecemos.

O aumento da atividade da HSD em um camundongo levará a um ganho de peso significativo, especificamente na área abdominal, em apenas nove semanas, mesmo quando o camundongo estiver restrito a uma dieta com baixo teor de gordura. Isso é muito deprimente? Alguma vez você já sentiu que suas tentativas de restringir a dieta para perder peso têm muito pouco efeito? Pode ser que a HSD esteja fazendo hora extra em seu corpo para manter (e aumentar) seus estoques de gordura abdominal. Em humanos, percebemos os mesmos efeitos que observamos em camundongos, em que o acúmulo de depósitos de gordura visceral (gordura da barriga) é maior em indivíduos com maior atividade de HSD.

Embora agora estejamos aprendendo que a atividade da HSD pode ser artificialmente interrompida ou "bloqueada" com drogas sintéticas, também sabemos que podemos fazer a mesma coisa com compostos naturais de frutas, vegetais e ervas. Alguns dos mais fortes controladores da atividade da HSD são encontrados em alimentos ricos em flavonoides, como maçãs e cebolas (quercetina), toranjas (naringenina) e soja (genisteína e daidzeína). Os flavonoides mais potentes para equilibrar a atividade da HSD são encontrados na forma de substâncias conhecidas como flavonoides polimetoxilados (FPM), encontrados em laranjas (nobiletina e tangeretina), que podem ser até três a cinco vezes mais fortes do que outros flavonoides.

O alcaçuz (da planta alcaçuz, *Glycyrrhiza glabra*) contém ácido glicirretínico (AG), um flavonoide que inibe a HSD. Em estudos com animais, foi demonstrado que o aumento do consumo de flavonoides por meio da alimentação com AG durante catorze semanas reduziu a atividade da HSD em 30%, os níveis de cortisol em 34% e o peso corporal em 28% – tudo isso com a inclusão de um pouco mais de flavonoides na água de beber dos ratos! Infelizmente, o AG também aumenta a pressão arterial, portanto não pode ser usado a longo prazo para controlar a HSD e bloquear o armazenamento de gordura em humanos. Entretanto, quando o AG foi estudado como agente de perda de peso em seres humanos (tomado com um medicamento para controlar o aumento da pressão arterial), o AG levou a uma queda drástica nos níveis de cortisol, a uma perda significativa de peso corporal e a uma redução específica da gordura abdominal, sem alterações significativas na dieta ou nos padrões de exercício (exatamente como ocorreu com os ratos).

O que isso significa para você e seu perfil pessoal de HSD é que o consumo de mais flavonoides deve ser uma meta alimentar importante. Comer mais maçãs e cebolas (para quercetina), toranjas (para naringenina) e soja (para genisteína e daidzeína) não faz mal – e isso pode ajudar a proporcionar uma pequena medida de inibição da atividade da HSD. Dito isso, eu recomendaria o consumo de mais fontes dietéticas desses flavonoides específicos em vez de tentar adicionar níveis mais altos com suplementos dietéticos. Para a suplementação dietética de flavonoides inibidores da HSD, faria mais sentido concentrar-se nos FPM, pela sua potência metabólica significativamente maior em comparação com outros flavonoides dietéticos. Entretanto, os FPM são provenientes de *cascas* de frutas cítricas, que você provavelmente não consome em grande quantidade. Em vez disso, eles foram isolados e disponibilizados na forma de suplementos. Você pode ler mais sobre os FPM e outros suplementos dietéticos naturais no Capítulo 8.

RESUMO

Eu gostaria muito que o metabolismo do cortisol fosse realmente tão simples e direto como pensávamos. Nossa visão anterior, excessivamente simplista, de que "mais estresse = mais cortisol = mais gordura na barriga" e "menos estresse = menos cortisol = menos gordura na barriga" ainda é verdadeira em alguns aspectos - e nos lembra que certamente não queremos ter altos níveis de cortisol sistêmico (conforme descrito no último capítulo e em mais detalhes no Capítulo 6). Mas nossa crescente compreensão do papel da enzima HSD no metabolismo do cortisol *dentro* das células individuais nos alerta para o fato de que realmente precisamos nos concentrar simultaneamente no controle da exposição ao cortisol, tanto fora das células (níveis sanguíneos causados por alto estresse e estilo de vida inadequado) quanto dentro das células (causados por HSD hiperativa e níveis de GH e testosterona abaixo do ideal).

CAPÍTULO 5

TESTOSTERONA: O ALTER EGO DO CORTISOL

Em virtude de relatos na mídia de atletas que abusam de esteroides anabolizantes (versões sintéticas da testosterona), a testosterona sofreu uma imagem pública negativa que não é merecida. Muitas pessoas veem a testosterona como o hormônio que causa músculos protuberantes e agressividade, mas é importante entender que esses efeitos são causados por um uso excessivo de testosterona sintética em níveis extremos e megadoses. Quando fisiculturistas e outros atletas injetam testosterona e outros esteroides anabolizantes para promover o crescimento muscular anormal ou melhorar o desempenho, eles estão aumentando artificialmente seus níveis de testosterona para dez, vinte ou até cem vezes os valores normais. Os resultados dessa exposição não natural à testosterona são as mudanças claramente não naturais na forma do corpo, no humor e no metabolismo característicos dos fisiculturistas profissionais.

O QUE É TESTOSTERONA?

Tanto em homens quanto em mulheres, a testosterona é necessária para a formação de músculos e outros tecidos, incluindo pele, tendões, ossos, componentes do sistema imunológico, e para controlar muitos aspectos da fisiologia, incluindo a produção de células sanguíneas e o metabolismo de proteínas, carboidratos e gorduras dos alimentos. A queda da testosterona nos homens leva à fadiga, à perda do desejo sexual e ao ganho de peso na barriga – a velha barriguinha que ninguém quer. Nas mulheres, a queda da testosterona causa a mesma fadiga e perda do desejo sexual, além de induzir o corpo da mulher a perder o formato de "ampulheta" da juventude e a assumir o formato de maçã (ou "barril") por meio de um padrão de ganho de peso abdominal.

Em ambos os sexos, alguns dos efeitos mais comuns do baixo nível de testosterona incluem:

- Alterações emocionais (aumento da ansiedade e depressão)
- Baixo desejo sexual
- Diminuição da massa muscular
- Redução da taxa metabólica
- Aumento da gordura abdominal
- Ossos fracos
- Dor nas costas
- Colesterol elevado

Você acha que pode estar correndo o risco de ter baixos níveis de testosterona? Responda às perguntas seguintes para descobrir:

Você sentiu uma queda recente nos níveis de energia?
Você tem um desejo sexual menor do que costumava ter?
Sua força ou resistência diminuiu recentemente?
Você costuma ficar com sono depois de jantar?
Você está mais ranzinza ou "triste" do que o normal?
Você está menos animado com sua vida ultimamente?
Houve alguma deterioração recente em sua capacidade de trabalho?
Houve alguma deterioração recente na sua capacidade de praticar esportes ou exercícios?

Quanto mais perguntas você respondeu "sim", maior a probabilidade de ter níveis de testosterona abaixo do ideal – e o mais importante é tomar medidas imediatas para restaurar sua testosterona aos níveis normais. Por quê? Porque em vários estudos clínicos, tanto em homens quanto em mulheres, os benefícios de manter níveis normais de testosterona (em comparação com níveis baixos) incluem:

- Melhoria do humor
- Maior sensação de bem-estar
- Aumento dos níveis de energia mental e física
- Melhoria da qualidade do sono
- Melhoria do desejo e do desempenho sexuais
- Aumento da massa magra e da força muscular
- Diminuição da massa gorda
- Redução dos níveis de colesterol (com uma melhor proporção entre as formas "boa" e "ruim" de colesterol)

NÃO APENAS PARA HOMENS

Testosterona apenas para homens? Dificilmente! Muitas vezes chamada de "hormônio do desejo", a testosterona está envolvida na manutenção do desejo sexual, do humor, da massa muscular e dos níveis de energia em homens e mulheres. Desde meados da década de 1980, sabemos que a testosterona não é apenas um hormônio "masculino", pois foi em 1985 que os pesquisadores publicaram o primeiro grande estudo mostrando que a testosterona era de vital importância para aumentar e manter a libido (excitação e desejo sexuais) das mulheres. Mais de duas décadas depois, as mulheres americanas ainda não têm um produto à base de testosterona para tratar a disfunção sexual ou problemas de excitação, apesar do fato de que, após os 30 anos de idade, seus níveis de testosterona começam a diminuir (assim como acontece com os homens). O que se segue é a queda muito previsível do desejo sexual, a perda de massa muscular, a redução da taxa metabólica e a diminuição dos níveis de energia e do humor. O que aumenta? Você adivinhou: o peso corporal. E vemos a mesma coisa acontecendo com os homens.

Embora as mulheres produzam apenas cerca de um décimo da quantidade de testosterona que os homens produzem, os níveis de uma mulher caem pela metade por volta dos 45 anos (em comparação com a quantidade que ela produzia aos 20 anos). Em uma revisão científica da North American Menopause Society, nove entre dez estudos sobre testosterona em mulheres mostraram que o aumento dos níveis de testosterona é eficaz para melhorar o desejo sexual, os níveis de energia e a perspectiva emocional geral. Infelizmente, apesar dos resultados dessas pesquisas, não há nenhum tratamento de testosterona específico para mulheres disponível para as americanas, portanto, ou elas têm que experimentar fórmulas feitas para homens (que podem não ser apropriadas em termos de dosagem), ou têm que "lidar" com a sensação de mal-estar.

Felizmente, existe uma variedade de opções naturais para melhorar a liberação de testosterona endógena pelo corpo (testosterona que está presente naturalmente). Tanto homens quanto mulheres podem se beneficiar da liberação da testosterona que já está circulando no sangue, mas que pode estar bloqueada por transportadores chamados "hormônios de ligação".

A maior parte da produção de testosterona nas mulheres vem dos ovários, e nos homens, dos testículos, mas em ambos os sexos uma quantidade substancial de testosterona também vem das glândulas suprarrenais – a mesma glândula responsável pela produção de cortisol. Durante períodos de alta produção de cortisol (estresse, dietas e perda de sono), nossa produção natural de testosterona cai. Considerando que as mulheres produzem apenas cerca de um décimo da quantidade de testosterona encontrada nos homens, espera-se que qualquer queda na testosterona induzida pelo estresse afete as mulheres tanto quanto ou mais do que a maioria dos homens. Os efeitos do estresse em mulheres mais velhas são ainda piores porque os níveis de testosterona feminina atingem o pico por volta dos 20 anos – assim como acontece com os homens jovens – e caem a cada ano depois disso. Portanto, uma pessoa comum tem menos capacidade de "se recuperar" de um evento estressante aos 40 anos de idade do que aos 20 anos.

Para as mulheres que desejam permanecer magras, fortes, saudáveis, em forma e sexualmente ativas, manter um nível de testosterona jovem é tão importante quanto para os homens. De fato, estudos publicados no *New England Journal of Medicine* demonstraram que a manutenção da testosterona em mulheres com idades entre 31 e 56 anos proporciona os mesmos benefícios na função sexual, no humor, na energia e na sensação geral de bem-estar que os encontrados em estudos com homens.

MANUTENÇÃO DO EQUILÍBRIO: A RELAÇÃO CORTISOL-TESTOSTERONA

Você acha que é forte o suficiente para combater o estresse? Pense novamente. Cientistas do United States Army Research Institute descobriram que nem mesmo os soldados de combate de elite estão imunes aos efeitos prejudiciais do estresse. Em um exercício de treinamento, os oficiais de elite do Exército (as tropas mais motivadas e bem treinadas), quando expostos a níveis moderados de privação de sono, apresentaram elevação do cortisol e redução da testosterona, o que levou a mudanças significativas no humor, como redução do vigor e aumento da fadiga, confusão e depressão. Esse estudo e outros semelhantes nos mostram que "ser forte" diante do estresse é ridículo, pois o corpo reage com uma resposta previsível ao estresse: aumento do cortisol e redução da testosterona (a menos que você faça algo para modulá-lo).

O equilíbrio entre os níveis de cortisol e testosterona é provavelmente ainda mais importante do que o nível absoluto de cada hormônio. Do ponto de vista da obtenção de desempenho físico e mental máximo, você deve ter um nível de cortisol relativamente baixo e um nível de testosterona relativamente alto, um perfil hormonal que chamaríamos de "anabólico", para sugerir perda de gordura e ganho muscular. Esse é o objetivo dos atletas, mas também é a sua meta para perda de peso ideal e saúde a longo prazo.

Pesquisadores médicos iranianos demonstraram que o estresse psicológico dos exames aumenta o cortisol e reduz os níveis de testosterona em estudantes do sexo masculino e feminino. E pesquisadores britânicos da University of Bristol descobriram que o cortisol elevado e a testosterona reduzida (que chamamos de relação C:T elevada) aumentam o risco de doenças cardíacas. O estudo britânico, que acompanhou homens de 45 a 59 anos por mais de dezesseis anos e foi publicado na revista científica da American Heart Association, também descobriu que a relação C:T estava fortemente relacionada à resistência à insulina (pré-diabetes). Pesquisadores dinamarqueses confirmaram os efeitos prejudiciais ao coração do estresse, mostrando que o aumento do cortisol e a redução da testosterona estão independentemente relacionados a um aumento no espessamento dos vasos sanguíneos, um fator de risco significativo para doenças cardíacas, tanto em homens quanto em mulheres. Pesquisadores italianos demonstraram que o baixo nível de testosterona está associado não apenas ao ganho de peso, mas também ao aumento dos níveis de colesterol "ruim", à redução dos níveis de colesterol "bom", à resistência à insulina (pré-diabetes) e a um risco geral maior de doenças cardíacas.

A relação C:T é estudada com bastante frequência em atletas, não apenas por causa dos aspectos de desempenho do cortisol e da testosterona, mas também porque os atletas representam uma situação ideal de "alto estresse" que pode ajudar a responder a perguntas importantes sobre como os seres humanos se adaptam ao estresse crônico. Por exemplo, pesquisadores de fisiologia da University of North Carolina demonstraram uma clara relação negativa entre os níveis de cortisol e os níveis de testosterona em atletas – o que significa que, à medida que o estresse aumenta, o cortisol sobe e a testosterona cai. Pesquisadores da University of Connecticut demonstraram que atletas com excesso de treinamento têm níveis elevados de globulina de ligação a hormônios sexuais (SHBG que se liga à testosterona, tornando-a indisponível para o corpo) e níveis reduzidos de testosterona – ambos os quais poderiam ser evitados por meio de suplementação dietética.

TESTOSTERONA E ENVELHECIMENTO: MENOPAUSA E ANDROPAUSA

À parte os estudos com atletas, quando a maioria de nós, homens e mulheres, chega aos 40 anos, nossos níveis de testosterona estão cerca de 20% mais baixos do que quando éramos robustos aos 20 anos (não é de se admirar que estejamos mais gordos e mais exaustos!). Na maioria das pessoas, os níveis de testosterona começam a cair cerca de 10% por década (1% por ano) após os 20 ou 30 anos. Ao mesmo tempo, nosso corpo começa a produzir mais SHBG, que "prende" a maior parte da testosterona que ainda permanece em circulação. Isso é ruim, porque a SHBG efetivamente reduz ainda mais os níveis "biodisponíveis" de testosterona do corpo.

Por volta dos 50 anos, é provável que as mulheres entrem na menopausa e sofram quedas drásticas tanto no estrogênio *quanto* na testosterona. Embora os homens obviamente não passem pela menopausa, em uma idade semelhante eles sofrem uma queda muito maior nos níveis de testosterona – uma mudança que é chamada de *andropausa*. Durante esse período da vida, quando a produção de hormônios está caindo tanto em homens quanto em mulheres, cerca de 30% das pessoas terão níveis de testosterona baixos o suficiente para causar sintomas perceptíveis. Alguns dos sinais mais claros de um desequilíbrio de testosterona são mudanças de atitude e humor, bem como perda de energia e desejo sexual.

Pesquisadores da Maioo Clinic documentaram que a queda nos níveis de testosterona está na faixa de 35-50% aos 60 anos de idade em homens saudáveis, enquanto os pesquisadores sobre envelhecimento da Saint Louis University demonstraram que os níveis de testosterona caem 47% em homens dos 20 aos 89 anos de idade. Dezenas de estudos mostram que manter os níveis de testosterona em níveis mais "jovens" (ou seja, evitar que caiam com a idade) está associado a inúmeros benefícios para a saúde de homens e mulheres. Por exemplo, homens e mulheres com baixo nível de testosterona desenvolvem obesidade abdominal (gordura na barriga), apresentam perda do desejo sexual (interesse e capacidade) e ficam deprimidos (ou pelo menos mal-humorados). Especialistas em medicina preventiva da University of California em San Diego demonstraram que altos níveis de estresse levam a níveis mais baixos de testosterona (reduzidos em 17%) e a taxas mais altas de depressão em homens com mais de 50 anos. De fato, está bem descrito na literatura científica e médica que homens com baixos níveis de testosterona têm maior probabilidade de sofrer de depressão do que homens com níveis normais de testosterona. Quando os níveis de testosterona voltam ao normal, o humor também volta ao normal.

Se analisarmos a testosterona em uma escala geral, não se trata de uma história de "mais é melhor", mas, sim, de "manter níveis ideais é bom" e "níveis baixos são ruins". Ou seja, é uma questão de equilíbrio geral.

TESTOSTERONA E GANHO DE PESO

Para muitas pessoas, talvez o efeito colateral mais perceptível da queda do nível de testosterona seja o aumento da cintura. Da mesma forma que o aumento dos níveis de cortisol pode levar ao excesso de gordura na barriga, o mesmo ocorre com a queda dos níveis de testosterona – e quando ambos ocorrem de forma simultânea (aumento dos níveis de cortisol e queda dos níveis de testosterona), é praticamente inevitável que haja ganho de peso.

Um estudo publicado em 1996 no *Journal of Clinical Endocrinology and Metabolism* mostrou que mulheres obesas que aumentaram seus níveis de testosterona perderam significativamente mais gordura abdominal e ganharam mais massa muscular em comparação com mulheres que receberam um placebo e cujos níveis de testosterona permaneceram suprimidos. Isso foi há dez *longos* anos – e a maioria dos médicos e profissionais de saúde ainda vê a testosterona estritamente como um hormônio "masculino", quando a realidade é que, embora as mulheres certamente não queiram "níveis masculinos" de testosterona, elas definitivamente querem manter o que têm.

A literatura científica que apoia a manutenção dos níveis normais de testosterona da juventude (em vez de permitir que eles *caiam* em razão do estresse e do envelhecimento) é pelo menos tão consistente quanto a pesquisa que apoia a manutenção dos níveis normais de cortisol da juventude (que *aumentam* em resposta ao estresse e ao envelhecimento). Aqui está uma amostra de alguns dos estudos disponíveis:

Pesquisadores médicos austríacos demonstraram que a perda de peso decorrente de dietas resulta em uma redução significativa dos níveis de testosterona em mulheres com sobrepeso. Mas esse efeito se deve, em grande parte, ao alto nível de estresse da dieta causado pela restrição excessiva de calorias (que eleva o cortisol), que não é compensado pelo exercício (que poderia manter os níveis de testosterona). Pesquisadores da Penn State University demonstraram que a perda de peso induzida apenas pela dieta leva a uma queda significativa na testosterona e na massa livre de gordura (músculo) – um efeito que pode reduzir a taxa metabólica e facilitar a recuperação do peso.

Cientistas da Northwestern University, em Chicago, demonstraram que o ganho de peso em homens jovens (de 24 a 31 anos) estava significativamente relacionado a baixos níveis de testosterona, com uma relação gradual entre os níveis mais baixos de testosterona e o maior grau de ganho de peso. Em uma série de estudos relacionados, pesquisadores da Cornell Medical College, em Nova York, descobriram que a diminuição da testosterona relacionada à idade é significativamente exacerbada em homens com sobrepeso e com síndrome metabólica. À medida que a testosterona cai, o peso corporal aumenta – e a queda da testosterona e o aumento do peso são mais pronunciados em homens com síndrome metabólica do que em homens sem síndrome metabólica (homens que não apresentam essa condição também ganham peso com a queda da testosterona, mas em um grau menos grave).

Como parte do Massachusetts Male Aging Study (que acompanhou mais de 1.700 homens com idades entre 40 e 70 anos), pesquisadores do New England Research Institutes descobriram que homens acima do peso tinham níveis de testosterona significativamente mais baixos e uma taxa maior de declínio em comparação com homens de peso normal de qualquer idade. Pesquisadores endócrinos na Venezuela descobriram que os níveis de testosterona são mais baixos em homens com sobrepeso com idades entre 20 e 60 anos e que há uma relação gradual e proporcional entre baixa testosterona e ganho de peso (os homens mais gordos tinham a testosterona mais baixa).

Pesquisadores médicos noruegueses demonstraram que os níveis mais baixos de testosterona são encontrados em homens com obesidade central (abdominal) mais acentuada. Além disso, aqueles com níveis mais baixos de testosterona também tinham pressão arterial mais alta e taxas mais altas de diabetes. Essas descobertas sugerem que a testosterona pode ter um efeito protetor contra o ganho de peso e o desenvolvimento de diabetes e hipertensão.

Em um estudo muito importante realizado por pesquisadores de envelhecimento da University of Flórida, a incidência de baixa testosterona em uma população geral de homens com mais de 45 anos foi estimada em 38,7%. Aqueles com baixo nível de testosterona também tinham duas vezes mais chances de estar acima do peso e de ter hipertensão, colesterol alto e diabetes.

Em um estudo realizado por pesquisadores da Albert Einstein College of Medicine, em Nova York, foi demonstrado que homens com sobrepeso tinham níveis reduzidos de testosterona, e os níveis mais baixos foram observados em homens que continuaram a ganhar peso ao longo do tempo (oito anos de acompanhamento). Curiosamente, descobriu-se que o nível de testosterona *previa* o ganho de peso subsequente: a testosterona mais baixa estava relacionada especificamente ao aumento do ganho de peso na área abdominal.

Cientistas australianos da University of Adelaide demonstraram que os níveis de testosterona diminuem com o envelhecimento, mesmo em homens saudáveis, e também levam à obesidade e à síndrome metabólica.

Pesquisadores italianos de hormônios demonstraram uma relação negativa entre a relação C:T e a obesidade em homens e mulheres. À medida que os níveis de cortisol relacionados ao estresse aumentam, os níveis de testosterona caem em ambos os sexos, levando ao ganho de peso, especialmente na área abdominal.

Pesquisadores da área de saúde pública de Hong Kong demonstraram que os declínios da testosterona relacionados à idade estão associados ao aumento dos níveis de gordura abdominal e a taxas mais altas de síndrome metabólica. Em uma série de estudos, os baixos níveis de testosterona explicaram 35% da variação nas taxas de síndrome metabólica (mais síndrome metabólica equivale a menos testosterona).

Pesquisadores médicos brasileiros descobriram que baixos níveis de testosterona estão fortemente associados ao ganho de peso e, especificamente, à maior gordura abdominal (relação cintura-quadril). Pesquisadores noruegueses demonstraram que os níveis mais baixos de testosterona são encontrados em indivíduos com circunferência da cintura alta, mesmo quando o nível total de gordura corporal é bastante normal, sugerindo que a circunferência da cintura (gordura abdominal) é a medida antropométrica preferida para prever os níveis de testosterona (cintura maior = testosterona mais baixa).

Pesquisadores da área de saúde da Oklahoma State University demonstraram um efeito direto da testosterona nos tecidos adiposos (células de gordura) e na obesidade, mostrando que a testosterona leva a um aumento na lipólise (quebra de gordura). Os níveis normais de testosterona levam a uma distribuição normal da gordura corporal, mas como os níveis de testosterona diminuem em resposta ao estresse e ao envelhecimento, há uma tendência de aumento da obesidade central (ganho de gordura abdominal). De fato, foi demonstrado que trazer os níveis de testosterona de volta às faixas normais em homens e mulheres mais velhos reduz o grau de obesidade central.

Pesquisadores da University of Washington, em Seattle, demonstraram que, entre as mulheres que perdem peso usando apenas a restrição alimentar, cada perda de 2% do peso corporal está associada a uma queda de 10-12% nos níveis de testosterona.

Esses estudos representam apenas uma fração da pesquisa sobre a relação entre testosterona, estresse, cortisol e ganho de peso, mas já deve estar claro para você que a incapacidade de manter um equilíbrio

C:T normal é um motivo importante pelo qual o ganho (e a recuperação) de peso é tão fácil para tantas pessoas. Quando tentamos perder peso, nosso corpo tenta "revidar" desacelerando o metabolismo e conservando a gordura corporal por meio de um aumento nos níveis de cortisol, uma queda nos níveis de testosterona e um declínio na massa muscular e na taxa metabólica. Como resultado dessas alterações metabólicas, as células de gordura perdem o sinal de "quebra de gordura" (testosterona) e recebem o sinal de "armazenamento de gordura" (cortisol) – e o peso aparece (ou volta facilmente).

MANUTENÇÃO DOS NÍVEIS DE TESTOSTERONA DE FORMA NATURAL

Assim como acontece com outros hormônios, incluindo o cortisol, sabemos claramente que manter os níveis ideais de testosterona – nem muito altos nem muito baixos – é a abordagem associada aos benefícios mais significativos para a saúde a longo prazo. No contexto do programa de estilo de vida SENSE, manter os níveis de cortisol "baixos" e os níveis de testosterona "altos" significa realmente manter os valores *ideais* diante do estresse e do envelhecimento (que aumentam o cortisol e diminuem a testosterona).

É importante ter em mente que um dos conceitos mais centrais da ciência da endocrinologia (o estudo dos hormônios) é que os hormônios tendem a trabalhar *em conjunto* uns com os outros para controlar o metabolismo. Isso significa que a alteração de dois hormônios, cada um deles um pouco, provavelmente terá um efeito geral melhor sobre determinado resultado (como a perda de peso) do que a alteração de um único hormônio em grande quantidade. No caso do programa SENSE, os últimos cinco anos nos mostraram que uma pequena alteração no cortisol (redução de 5%) mais uma pequena alteração na testosterona (aumento de 5%) proporciona uma mudança muito mais profunda (perda de gordura corporal, melhora da energia e do humor) do que uma grande alteração no cortisol (redução de 20%) por si só. Em nossa mais recente iteração do programa SENSE, a redução média na relação cortisol/testosterona foi de 15% – e os participantes não conseguiam acreditar em como se sentiam bem ou em como foi fácil perder gordura (o programa de estilo de vida SENSE completo está descrito no Capítulo 9).

Além disso, a alteração de vários hormônios em pequenas quantidades também tem muito menos probabilidade de causar efeitos colaterais e outros problemas associados às abordagens "focadas em um único fator" para a perda de peso. Ao controlar o estresse e usar suplementos para manter os níveis normais de cortisol/testosterona, temos muito mais taxas de adesão e sucesso do que em programas como dietas com baixo teor de carboidratos ou aqueles que dependem de ervas estimulantes. Melhores resultados com menos efeitos colaterais – acho que você concordaria que essa não é uma abordagem ruim.

O Capítulo 8 aborda vários suplementos dietéticos que podem ajudar a manter os níveis normais de testosterona, mas há várias outras técnicas simples que também podem ajudar, incluindo dormir o suficiente (Capítulos 7 e 9), manter-se fisicamente ativo, manter a hidratação adequada e aprender a perceber eventos estressantes no contexto adequado.

Em termos de atividade física, sabemos que praticamente todas as formas de exercício ajudam a elevar os níveis de testosterona em homens e mulheres; exercícios de resistência funcionam quase tão bem quanto levantar pesos para manter a testosterona na maioria dos praticantes de exercícios moderados. Pesquisadores da University of Texas demonstraram que a inatividade não só leva a uma rápida perda de massa muscular, mas também, quando acompanhada de altos níveis de estresse e cortisol, a perda muscular é acelerada. A boa notícia sobre os exercícios é que, ao mesmo tempo que eles aumentam a testosterona, também reduzem o cortisol, por meio do efeito "desestressante" de um treino. Mas a melhor notícia de todas é que você ficará agradavelmente surpreso com a quantidade mínima de exercício necessária para ativar esses efeitos hormonais positivos (abordados no Capítulo 9).

Evitar a desidratação é outra maneira de manter seus hormônios equilibrados. Pesquisadores do University of Connecticut's Human Performance Laboratory demonstraram que os níveis de cortisol aumentam com a desidratação. Além disso, a relação C:T foi significativamente maior (ou seja, C elevado e T reduzida), criando um estado bioquímico que interfere no equilíbrio entre anabolismo e catabolismo, o que, nesse caso, faz com que o corpo se direcione para o ganho de gordura e a perda de músculos.

Por fim, pesquisadores de estresse de todo o mundo demonstraram que a forma como percebemos e lidamos com determinado fator de estresse pode determinar nossa resposta hormonal a esse fator de estresse. Por exemplo, pesquisadores italianos descobriram que os efeitos sobre a saúde de encontros estressantes diários estão relacionados à forma como o estresse é percebido. Isso significa que você pode ser exposto ao estresse e lidar com ele adequadamente, resultando em apenas um aumento temporário e saudável nos níveis de cortisol. Entretanto, se o estresse for tratado de forma inadequada (por exemplo, se você "revisitar" mentalmente o evento várias vezes), seus níveis de cortisol aumentarão, e os níveis de testosterona cairão. Da mesma forma, pesquisadores de psicologia da Espanha demonstraram que, quando homens ou mulheres lidam com qualquer tipo de "competição" social, nós a avaliamos de tal forma que ela ativa uma "resposta psicobiológica de enfrentamento". O importante aqui é que tanto o significado da competição quanto a sua percepção da quantidade de controle que você tem sobre o resultado influenciarão sua resposta bioquímica ao estresse da situação. Mais importante do que ganhar ou perder é o padrão de enfrentamento que você apresenta, determinando assim suas alterações hormonais. Os psicólogos da University of Miami usam o gerenciamento cognitivo-comportamental do estresse (GCCE) para reduzir o estresse percebido em situações estressantes ou competitivas. A participação em atividades de GCCE faz com que os níveis de cortisol caiam e os níveis de hormônios anabólicos (como testosterona e DHEA) aumentem – efeitos que normalmente se traduzem em uma melhora no humor e na função imunológica.

RESUMO

Já deve estar bem claro para você que o *equilíbrio* entre hormônios e enzimas é o que representa o "ponto ideal metabólico" que você deseja alcançar. Em um mundo perfeito, manteríamos com facilidade os níveis relativamente baixos de cortisol e altos de testosterona de nossa juventude, e as incômodas enzimas armazenadoras de gordura, como a HSD, seriam adequadamente controladas com infusões liberais e frequentes de *sundaes* com calda de chocolate. Infelizmente, o próprio processo de viver e envelhecer (com graça ou não) nos leva inexoravelmente ao cortisol elevado, à testosterona suprimida e à HSD hiperativa – tudo isso combinado para nos deixar mais redondos e flácidos, mais cansados e menos felizes.

Agora que você está completamente deprimido sobre como os diferentes elementos da bioquímica do seu corpo se unem para destruir a sua silhueta, é hora de jogá-lo do penhasco ao delinear a relação entre o estresse (e as alterações hormonais/enzimáticas resultantes) e o risco de contrair a maioria das doenças modernas. Esse tópico é delineado no Capítulo 6, mas não se desespere, pois é nos Capítulos 7 a 9 que temos as boas notícias: que você pode *fazer algo* para manter níveis ideais de cortisol, testosterona e HSD – mesmo diante de uma existência estressante demais.

CAPÍTULO 6

A RELAÇÃO ENTRE ESTRESSE E DOENÇAS

Agora você já sabe um pouco sobre como o estresse crônico leva ao aumento do cortisol e à redução dos níveis de testosterona no corpo. Este capítulo detalha a próxima peça do quebra-cabeça: a relação entre as proporções de cortisol/testosterona e o risco de uma ampla gama de doenças crônicas. Para simplificar, quando me refiro a "níveis elevados de cortisol" ou a "superexposição ao cortisol", você deve presumir que estou me referindo não apenas ao excesso de cortisol, mas também à testosterona abaixo do ideal.

Não deve ser surpresa para ninguém que esteja lendo este livro que os efeitos do estresse na saúde de uma pessoa a longo prazo podem ser de longo alcance. A literatura médica nos diz claramente que muitas das condições negativas associadas a um estilo de vida "moderno" – como obesidade, diabetes, hipertensão, insônia, dores de cabeça, úlceras, depressão, ansiedade, memória fraca e menor resistência a infecções – estão todas relacionadas a altos níveis de estresse. Também é digna de nota a constatação consistente de que as pessoas aumentam drasticamente o uso do sistema médico durante períodos de estresse elevado (como um período de insegurança no trabalho) e que há uma forte associação entre níveis elevados de cortisol e custos mais altos de assistência médica. Foi demonstrado que episódios de doenças, consultas médicas e idas a ambulatórios de hospitais dobram (pelo menos) durante períodos de alto estresse em comparação com períodos de baixo estresse. Vemos esse mesmo padrão surgir durante a semana do exame final nos *campi* universitários, quando as clínicas de saúde ficam cheias de estudantes doentes durante o período mais estressante do ano. Outras evidências demonstram claramente que os trabalhadores que relatam o nível mais alto de estresse percebido decorrente da insatisfação no trabalho, problemas familiares e conflitos pessoais são os mais propensos a apresentar sintomas somáticos, como resfriados, gripes, alergias, asma e dores de cabeça.

CONSEQUÊNCIAS METABÓLICAS DE NÍVEIS ELEVADOS DE ESTRESSE

Está bem, então o cortisol é tóxico – certo? Não tão rápido. Como sabemos pelos capítulos anteriores, o cortisol é um hormônio vital; sem ele, o corpo não estaria preparado para lidar com o estresse da vida diária. Por outro lado, o excesso de secreção de cortisol e os níveis cronicamente elevados de cortisol podem levar a uma série de distúrbios metabólicos relacionados e a um risco maior de desenvolver uma variedade de doenças crônicas. Abordamos muitos desses efeitos nos capítulos anteriores, e eles estão resumidos aqui na Tabela 6.1.

As doenças relacionadas ao estresse ocorrem por uma ativação excessiva da resposta ao estresse no cérebro e no sistema endócrino (hormônio) em reação a fontes comuns e cotidianas de estresse físico e psicológico. Os vários estressores diários aos quais todos nós estamos sujeitos podem perturbar o equilíbrio estável da temperatura, da pressão arterial e de outras funções do corpo. Infelizmente, conforme já mencionado, como o cérebro humano é tão bem desenvolvido, ele também pode responder ao estresse *imaginário* com a mesma resposta ao estresse que deveria ser reservada para situações de vida ou morte (luta ou fuga). Assim, ferimentos, fome, calor, frio ou preocupação podem desencadear a resposta ao estresse da mesma forma que aconteceria se você estivesse correndo para salvar sua vida ou lutando contra um agressor.

Efeito metabólico (induzido por cortisol)	Condição crônica de saúde
Aumento do apetite, catabolismo muscular acelerado (degradação), supressão da oxidação de gordura, aumento do armazenamento de gordura	Obesidade
Níveis elevados de colesterol e triglicerídeos	Doença cardíaca
Pressão arterial elevada	Doença cardíaca
Alterações na neuroquímica cerebral (envolvendo dopamina e serotonina)	Depressão/ansiedade
Atrofia física (encolhimento) das células cerebrais	Doença de Alzheimer
Resistência à insulina e níveis elevados de açúcar no sangue	Diabetes
Reabsorção óssea acelerada (degradação)	Osteoporose
Níveis reduzidos de testosterona e estrogênio	Supressão da libido (redução do desejo sexual)
Supressão do número e da atividade das células imunológicas	Resfriados/gripes/ infecções frequentes
Redução da síntese de neurotransmissores cerebrais	Problemas de memória/concentração

Tabela 6.1: Efeitos metabólicos e de longo prazo para a saúde dos níveis elevados de cortisol

Em 1999, uma equipe de pesquisadores suecos demonstrou que a exposição a altos níveis de estresse causava um rápido aumento na secreção de cortisol, seguido por níveis reduzidos de hormônios sexuais e diminuição da libido (desejo sexual). No mesmo ano, um relatório da New York Academy of Sciences sugeriu que níveis elevados de cortisol, causados pela exposição ao estresse percebido, estavam associados ao desenvolvimento da síndrome metabólica (também conhecida como síndrome X) descrita em capítulos anteriores, caracterizada por resistência à insulina, diabetes, obesidade abdominal, colesterol elevado e hipertensão. Uma pesquisa publicada em 2000 por cientistas da Yale University apoia a ideia de que o estresse emocional contribui para o ganho de peso tanto em mulheres com sobrepeso quanto em mulheres magras. Os pesquisadores observaram que a conexão entre estresse e obesidade provavelmente se deve a uma secreção excessiva de cortisol e aos efeitos metabólicos adversos do hormônio em pessoas com níveis cronicamente elevados.

Níveis elevados de cortisol também estão associados a níveis reduzidos de testosterona e IGF-1 em homens expostos a estresse elevado (o IGF-1, ou fator de crescimento semelhante à insulina 1, é um hormônio relacionado ao hormônio do crescimento). Como tanto a testosterona quanto o IGF-1 são hormônios anabólicos ou de construção muscular, esses homens também tendem a ter massa muscular reduzida e níveis mais altos de gordura corporal. Esses mesmos homens também tendem a ter um índice de massa corporal (IMC) mais alto, uma relação cintura-quadril (RCQ) mais alta e obesidade abdominal (formato de maçã). Pesquisadores do Instituto Neurológico da University of California em São Francisco (UCSF) associaram níveis excessivos de cortisol à depressão, à ansiedade e à doença de Alzheimer, bem como a mudanças diretas na estrutura cerebral (atrofia) que levam a defeitos cognitivos (o que significa que o cortisol pode encolher e matar as células cerebrais).

Portanto, como enfatizado ao longo deste livro, o cortisol não é de todo ruim, mas o excesso dele por muito tempo é uma receita para o desastre. As seções a seguir descreverão com mais detalhes a relação metabólica entre o cortisol elevado e condições específicas. Fique atento: as notícias não são boas para aqueles que sofrem de estresse regularmente; a próxima seção pode até deixá-lo com a sensação de que seus altos níveis de estresse estão matando você (e estão!). No entanto, há boas notícias, e elas começam no Capítulo 7, no qual começaremos a aprender sobre as várias etapas que podem nos ajudar a controlar nossa resposta ao estresse e a modular os níveis de cortisol dentro de uma faixa mais saudável.

COMO O ESTRESSE NOS FAZ ENGORDAR: CORTISOL, DIABETES E OBESIDADE

Um dos principais pontos deste livro é a estreita (e cada vez mais compreendida e reconhecida) relação entre estresse, cortisol e sobrepeso ou obesidade. Um intermediário importante nessa relação (além da enzima HSD já mencionada e do hormônio testosterona) é outro hormônio chamado *insulina*. A maioria das pessoas associa problemas de insulina ao diabetes por causa de sua função principal de regular os níveis de açúcar no sangue (embora a insulina tenha muitas outras funções no corpo). Além de regular os níveis de açúcar no sangue dentro de uma faixa extremamente estreita, a insulina também é responsável por armazenar a gordura nas células adiposas (tecido adiposo), armazenar o açúcar no fígado e nas células musculares (como glicogênio) e obter aminoácidos para a síntese de proteínas (construção muscular). Em razão dessas ações variadas, a insulina às vezes é considerada um hormônio de "armazenamento", pois ajuda o corpo a guardar todas essas excelentes fontes de energia em seus respectivos lugares para uso posterior. Isso é ótimo, mas é exatamente o oposto do que o corpo experimenta durante a resposta ao estresse, quando o coração e os músculos precisam de muita energia e precisam dela rapidamente.

Um dos primeiros sinais que o corpo deve enviar (via cortisol) durante períodos de estresse é uma mensagem que grita: "Chega de armazenamento de energia!" – e isso significa desligar a capacidade de resposta das células aos efeitos de armazenamento da insulina. Quando as células param de responder à insulina, elas são capazes de mudar de um modo de armazenamento (anabólico/construção) para um modo de secreção (catabólico/degradação) – assim, as células adiposas despejam mais gordura no sistema, as células hepáticas produzem mais glicose, e as células musculares permitem que suas proteínas sejam quebradas para fornecer aminoácidos (para conversão em ainda mais açúcar pelo fígado). Tudo isso é bom – desde que ocorra com pouca frequência e por um curto período de tempo. Dizer às células do corpo para ignorar a insulina regularmente, como acontece com o estresse crônico, pode levar a uma condição conhecida como *resistência à insulina* e predispor a pessoa ao desenvolvimento de diabetes completo.

O estresse engorda principalmente devido a uma secreção excessiva do principal hormônio do estresse, o cortisol, em conjunto com uma secreção reduzida dos principais hormônios anabólicos, como o DHEA, a testosterona e o hormônio do crescimento. Essa combinação de cortisol altamente catabólico e hormônios anabólicos reduzidos faz com que o corpo armazene gordura, perca músculos, diminua a taxa metabólica e aumente o apetite – tudo isso tem o efeito final de engordar. Em geral, o estresse faz com que você queime menos calorias e consuma mais alimentos (especialmente carboidratos), o que aumenta ainda mais os níveis de estresse! Até mesmo a *ideia* de comer e a *preocupação* com a alimentação podem aumentar os níveis de estresse – e, portanto, de cortisol – em pessoas que restringiram seus hábitos alimentares e estão fazendo dieta ou preocupadas com o peso.

Estudos científicos demonstraram que o estresse crônico claramente leva a comer demais, o que, por sua vez, leva ao acúmulo de gordura, frequentemente na área abdominal. Quando analisamos a relação entre o estresse e o apetite, o quadro pode ficar um pouco confuso, mas fica mais claro quando observamos o momento da resposta ao estresse.

Nos estágios iniciais do estresse, é secretado um hormônio que *suprime* o apetite, enquanto mais tarde, na resposta ao estresse, outro hormônio é secretado para *aumentar* o apetite. Você se lembrará dos capítulos anteriores que, em resposta ao estresse, o hipotálamo no cérebro aciona os motores do estresse secretando CRH (hormônio liberador de corticotrofina). O CRH acaba com o apetite. Agora, antes de ficar todo animado e sair correndo para encomendar um suprimento mensal de CRH pela internet, você também deve perceber que, embora ter mais CRH disponível certamente reduziria seu apetite, isso também faria com que você se sentisse como se estivesse tendo um ataque de ansiedade ou pânico (o que não é bom).

Certo, o CRH *elimina* o apetite nos primeiros segundos da resposta ao estresse, mas logo em seguida vem um aumento drástico do cortisol, que *estimula* o apetite (geralmente muito) nos minutos ou horas seguintes ao evento estressante. Os níveis de CRH voltam ao normal em segundos, enquanto os níveis de cortisol podem levar muitas horas para se normalizarem, o que significa que o apetite permanece acelerado por muito tempo (o que o deixa louco até que você finalmente sucumba e coma alguma coisa). Pensando em termos evolutivos, o cortisol é, na verdade, um pequeno hormônio muito útil; sem ele, nosso apetite permaneceria suprimido após um evento estressante (como correr do leão) e nunca teríamos o impulso de reabastecer nosso corpo esgotado. A desvantagem óbvia, é claro, é que raramente gastamos grandes quantidades de energia ao lidar com nossos estressores modernos (ficar sentado em um engarrafamento não queima muitas calorias), portanto o apetite estimulado nos faz comer quando realmente não precisamos das calorias – e engordamos.

Os pesquisadores notaram que esse padrão de acúmulo de gordura abdominal durante períodos de estresse é bastante semelhante a uma doença conhecida como *síndrome de Cushing*, que se caracteriza por níveis extremamente altos de cortisol. Nas pessoas que sofrem da síndrome de Cushing, a exposição prolongada a quantidades excessivas de cortisol leva ao acúmulo maciço de gordura abdominal, acompanhado de uma perda grave de tecido muscular nas extremidades (braços e pernas). Muitos cientistas agora entendem que a produção excessiva de cortisol e o colapso do tecido da síndrome de Cushing são semelhantes, em muitos aspectos, à exposição crônica ao cortisol causada por períodos repetidos de estresse (que também pode levar à perda de tecidos ósseo e muscular vitais).

Durante períodos de estresse crônico, os níveis de cortisol e insulina aumentam e, juntos, enviam um sinal potente às células adiposas para que armazenem o máximo de gordura possível. Eles também sinalizam às células adiposas para que mantenham seus estoques de gordura, de modo que o estresse pode, na verdade, reduzir a capacidade do corpo de liberar a gordura de seus estoques para ser usada como energia. Em termos de ganho de peso e obesidade, a ligação entre o cortisol e o metabolismo alterado é vista de várias maneiras. Elas estão listadas a seguir.

Efeitos metabólicos do cortisol elevado (relacionados ao ganho de peso)

Perda de massa muscular

- Degradação de músculos, tendões e ligamentos (para fornecer aminoácidos para conversão em glicose)
- Diminuição da síntese de proteínas (para conservar aminoácidos para conversão em glicose)
- Níveis reduzidos de DHEA, testosterona, hormônio do crescimento, IGF-1 e hormônio estimulante da tireoide (TSH)
- Queda na taxa metabólica basal (ou seja, um número reduzido de calorias é queimado durante o dia e a noite)

Aumento dos níveis de açúcar no sangue

- Redução do transporte de glicose para as células
- Diminuição da sensibilidade à insulina
- Aumento do apetite e desejo por carboidratos

Aumento da gordura corporal

- Aumento da quantidade total de gordura corporal (devido ao aumento do apetite, à alimentação excessiva e à redução da taxa metabólica)
- Acúmulo de gordura corporal na região abdominal e sua redistribuição para ela

Do ponto de vista da vaidade, ninguém quer carregar mais gordura corporal do que o necessário. Do ponto de vista da saúde e da longevidade, os níveis elevados de cortisol também tendem a promover o acúmulo de gordura na área abdominal, uma condição que está intimamente associada a doenças cardíacas, diabetes, hipertensão e colesterol alto. Os pesquisadores não sabem ao certo por que essa "gordura do estresse" se acumula especificamente na região do abdome. Sua localização ali pode ter algo a ver com o fato de estar disponível para acesso rápido quando o corpo precisa de combustível adicional (porque a gordura armazenada na região abdominal pode ser entregue à corrente sanguínea e aos tecidos mais rapidamente do que a gordura armazenada em regiões periféricas, como coxas e nádegas). Mas, embora o *motivo* do acúmulo de gordura abdominal ainda não esteja claro, suas *consequências* são bem conhecidas. Essa combinação de condições, conhecida como síndrome metabólica ou síndrome X (como você deve se lembrar dos capítulos anteriores), foi identificada por muitos especialistas como o perigo mais importante para a saúde que enfrentaremos como população mundial no início do século 21 (a síndrome X é abordada em mais detalhes na próxima seção).

A maioria de nós engordou à medida que envelheceu. É interessante notar que vários estudos recentes demonstraram claramente que a secreção de cortisol aumenta e a secreção de testosterona diminui com o envelhecimento, que os níveis elevados de cortisol reduzem nossa sensibilidade à insulina e que a sensibilidade reduzida à insulina está claramente ligada à obesidade, ao diabetes e à síndrome metabólica. Em alguns estudos, verificou-se que indivíduos com sobrepeso e obesos apresentavam níveis de cortisol na faixa normal antes das refeições, mas, dentro de vinte a quarenta minutos após a ingestão de alimentos, seus níveis de cortisol aumentavam. O efeito da secreção excessiva de cortisol também está presente em indivíduos magros, mas pessoas com sobrepeso e obesas tendem a apresentar o fenômeno em um grau muito maior, levando vários pesquisadores de estresse a levantar a hipótese de que o aumento da produção de cortisol pode ser um dos principais fatores causadores do ganho de peso.

Certamente não faltam estudos observacionais que demonstram a estreita relação entre hipercortisolemia (altos níveis de cortisol no sangue), hiperinsulinemia (altos níveis de insulina) e redução do hormônio do crescimento (que, por sua vez, aumenta a atividade da HSD). Também é interessante (e confuso) observar que alguns estudos não encontram diferenças nos níveis *absolutos* de cortisol entre indivíduos obesos e magros ou entre voluntários estressados e não estressados. O que esses estudos mostram, entretanto, é uma alteração no padrão normal de secreção do cortisol. Esse padrão flutuante, quando normal, deve mostrar os níveis mais altos de cortisol pela manhã, com uma queda lenta e gradual em direção aos níveis mais baixos entre meia-noite e duas horas da manhã (veja a Figura 3.2 na página 74).

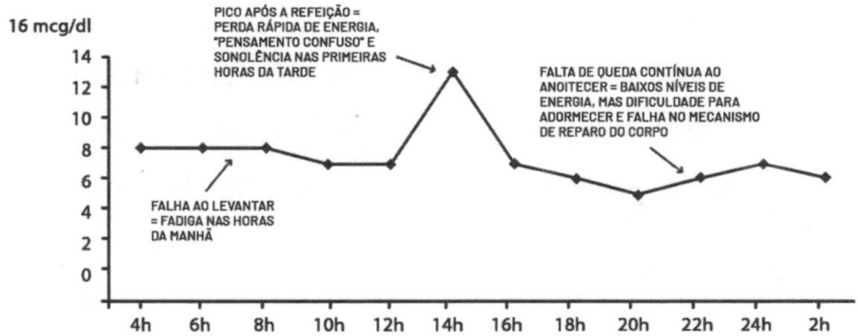

Figura 6.1: Um ritmo de cortisol interrompido

Indivíduos estressados com um padrão alterado de secreção de cortisol são caracterizados por uma baixa concentração de cortisol pela manhã, pela ausência de um ritmo circadiano e por um grande aumento nos níveis de cortisol relacionado às refeições (veja a Figura 6.1) – todos esses fatores estão consistentemente associados à obesidade e a medidas relacionadas. Pessoas com padrões conturbados de secreção de cortisol têm mais gordura corporal (principalmente no abdome), menos massa muscular (principalmente nos braços e nas pernas) e reduzida taxa metabólica basal (TMB, o número de calorias queimadas em repouso). Por outro lado, o padrão mais "normal" de metabolismo do cortisol (alto pela manhã, com um ritmo circadiano normal) está associado a medidas mais favoráveis de composição corporal (mais magra e menos gorda), bem como a um perfil cardiovascular mais saudável (pressão arterial mais baixa, redução do colesterol e do açúcar no sangue e melhor sensibilidade à insulina).

Em suma, o cenário descrito é uma notícia muito desanimadora: o estresse engorda. Pior ainda, no entanto, podem ser as descobertas de pesquisadores que determinaram que o estresse da *dieta* pode nos engordar. Por que essa notícia é especialmente ruim? Principalmente porque, a todo momento, em nossa sociedade ocidental, cerca de 50-60% da população está fazendo dieta ativamente – e muitos outros milhões estão, no mínimo, preocupados com o que comem. Isso faz com que a dieta seja um dos gatilhos de estresse mais comuns, tanto para homens quanto para mulheres – mas por que tantas pessoas estão fazendo dieta? Além do fato óbvio de que poucos de nós se alimentam bem ou se exercitam o suficiente, também temos de enfrentar as mensagens da mídia de massa que equiparam magreza com beleza, sucesso e inteligência (e a implicação de que não podemos alcançar essas coisas se não formos magros). Infelizmente, também temos de lidar com as mudanças fisiológicas muito reais que estão ocorrendo em cada um de nós. À medida que envelhecemos, nossa taxa metabólica cai, e a maioria de nós começa a engordar. O acréscimo de gordura na área abdominal (em resposta ao estresse) muda o formato do corpo de ampulheta para um formato de barril – e as dietas repetidas apenas agravam o problema.

A maioria de nós sofrerá uma queda no metabolismo de cerca de 0,5% ao ano após os 20 anos de idade (conforme descrito no Capítulo 5, essa situação é causada, em grande parte, por um declínio gradual nos níveis de testosterona, o que leva a uma perda de cerca de 2 a 5 quilos de tecido muscular a cada década). Agora, isso pode não parecer uma grande queda, mas, quando analisamos ao longo de dez ou vinte anos, significa que estamos queimando 5% menos calorias aos 30 anos e 10% menos calorias aos 40 anos – e assim por diante, com cerca de 5% menos calorias queimadas a cada dez anos de idade (veja a Tabela 6.2). Imagine só: aos 50 anos, estamos queimando 15% menos calorias do que quando tínhamos 20 anos. Se você consome 2.000 calorias por dia aos 20 anos (o que é a média), isso significa que precisará de apenas 1.700 calorias (300 calorias a menos) aos 50 anos para manter o peso corporal. Isso também significa que, se não fizer algumas mudanças sérias em sua dieta e em seus padrões de exercícios ou, pelo menos, não controlar seus níveis de cortisol, seu corpo aos 50 anos estará carregando mais de 13 quilos extras de gordura do que quando você tinha 20 anos!

Idade (anos)	Necessidades diárias de calorias	Queda na taxa metabólica diária (a partir dos 20 anos)	Quilos de gordura extra (a partir dos 20 anos)*
20	2.000-2.500		
30	1.900-2.375	100-125 calorias	4,5
40	1.800-2.250	200-250 calorias	9
50	1.700-2.125	300-375 calorias	13,5
60	1.600-2.000	400-500 calorias	18
70	1.500-1.875	500-625 calorias	22,5

* Sem uma mudança correspondente nos padrões de dieta/atividade.

Tabela 6.2: Mudança na taxa metabólica e ganho de peso com a idade

Lembre-se de que, em períodos de estresse crônico, como durante uma dieta, o aumento dos níveis de cortisol envia um sinal potente às células adiposas, dizendo-lhes para armazenar o máximo de gordura possível. O cortisol também sinaliza às células adiposas para que mantenham seus estoques de gordura, de modo que o estresse pode, na verdade, reduzir a capacidade do corpo de liberar gordura de seus estoques para ser usada como energia. Isso significa que as pessoas com níveis mais altos de estresse são menos capazes de perder peso? Sim, por uma série de razões.

Em um estudo, os voluntários participaram de um programa de perda de peso de quinze semanas. Eles foram submetidos a uma dieta de 700 calorias por dia. Como esperado, os participantes tiveram um aumento significativo na fome geral, no desejo de comer e no consumo total de alimentos (quando finalmente puderam comer o quanto quisessem). O indicador mais consistente dessas mudanças no desejo de comer, na saciedade e na ingestão de alimentos foi uma mudança (um aumento) nos níveis de cortisol. Os pesquisadores levantaram a hipótese de que a dieta de baixa caloria induziu uma forma de estresse que aumentou os níveis de cortisol e fez com que as pessoas do estudo comessem mais – mas também pode ter sido simplesmente porque as pessoas que fizeram a dieta estavam com fome porque os pesquisadores as estavam deixando famintas (afinal, 700 calorias por dia não é muita comida). Assim, para testar a teoria de que o aumento da fome era causado pela relação estresse/cortisol e não apenas pela dieta rigorosa, outro estudo expôs um grupo de mulheres a uma "sessão de estresse" e a uma sessão de "não estresse" (controle) em dias diferentes. As mulheres que reagiram ao estresse secretando níveis mais altos de cortisol foram as mesmas que consumiram mais calorias no dia de estresse em comparação com o dia de baixo estresse. Também é digno de nota o fato de que as mulheres que produziam mais cortisol não apenas sentiam mais fome, mas também apresentavam um aumento no humor negativo em resposta aos fatores de estresse (que estavam significativamente relacionados ao consumo de alimentos). Esses resultados sugerem que o estresse em si, ou pelo menos a resposta psicofisiológica ao estresse, pode influenciar fortemente os níveis de cortisol e o comportamento alimentar, o que, com o tempo, poderia obviamente ter impacto sobre o peso e a saúde a longo prazo.

Agora sabemos que o "estresse" de uma dieta rigorosa fará com que você sinta fome e coma mais (independentemente do nível de calorias da dieta). Também sabemos que o estresse sem a dieta causará a mesma coisa – mas isso significa que *todas as* formas de estresse nos farão engordar? Talvez. Outro estudo analisou um grupo de homens de meia-idade de diferentes níveis socioeconômicos (alguns eram ricos e outros eram pobres). Os companheiros na extremidade inferior da escada socioeconômica (os caras com menos dinheiro) tinham uma probabilidade significativamente maior de estar acima do peso (obesidade visceral) e de apresentar valores mais altos de cortisol em relação ao estresse percebido (embora a secreção total de cortisol durante o dia do estudo não tenha sido elevada). Os pesquisadores observaram que a "duração das condições socioeconômicas baixas" (que é um jargão científico para "ser pobre por muito tempo") parecia piorar os efeitos do cortisol e fortalecer a relação entre o cortisol e a obesidade (o que significa que ser pobre é ruim tanto para o nível de estresse quanto para a cintura). No geral, os pesquisadores concluíram que o estresse de um status socioeconômico baixo está associado à secreção elevada de cortisol e também tem uma relação significativa, forte e consistente com a obesidade. Intimamente relacionados aos estudos socioeconômicos puros sobre estresse estão os argumentos crescentes de que as pessoas comem mais Big Macs, bebem mais Coca-Cola e comem mais Oreos *não* porque essas empresas nos dizem para comê-los (por meio da publicidade), mas por causa do estresse. As populações de nível socioeconômico mais baixo podem comer mais comida não saudável (*junk food*) porque estão mais estressadas, não necessariamente porque as redes de fast food as convidam para o "*drive thru*". A biologia supera a publicidade.

Talvez uma das descobertas mais convincentes sobre a relação entre estresse, cortisol e obesidade, no entanto, venha de um estudo de mulheres jovens realizado por pesquisadores da Yale University. Entre essas mulheres, metade apresentava um alto nível de "restrição alimentar cognitiva", o que significa que elas empregavam muita energia mental para se restringir a comer demais e/ou determinados alimentos. Em comparação com as mulheres com baixos níveis de restrição alimentar cognitiva, aquelas com altas pontuações de restrição tinham níveis de cortisol significativamente mais altos, apesar de também se exercitarem mais (em geral, níveis moderados de exercício tendem a reduzir o estresse e os níveis de cortisol). Os cientistas da Yale não apenas demonstraram que altos níveis de estresse podem aumentar os níveis de cortisol, mas também estiveram na vanguarda ao associar esses altos níveis de cortisol ao acúmulo de gordura corporal abdominal (tanto em homens quanto em mulheres) e à perda acelerada de massa óssea em mulheres jovens e idosas (mais sobre isso adiante).

Vários estudos semelhantes conduzidos pelo Departamento de Neurociências da New Jersey Medical School usaram ratos para investigar a relação entre estresse e obesidade. Os resultados dos estudos com animais mostraram que mesmo níveis moderados de estresse diário e imprevisível ao longo de cinco semanas levaram ao aumento dos níveis de cortisol, ao aumento do apetite e da ingestão de alimentos e ao aumento do peso corporal em comparação com animais não estressados. Os ratos estressados apresentaram níveis de cortisol 48% mais altos do que os ratos calmos, comeram 27% mais e ficaram 26% mais gordos. Mas o que isso significa para nós, seres humanos? Estamos destinados a engordar como resultado de nossa vida estressante? Provavelmente, a menos que aprendamos a controlar os efeitos adversos do cortisol.

Os exercícios e a nutrição adequada certamente podem minimizar a queda do metabolismo relacionada à idade e a maior tendência ao ganho de peso, mas também podem nos ajudar a controlar nossa resposta ao estresse e nosso metabolismo do cortisol. O programa "certo" de dieta e exercícios queimará calorias, diminuirá gordura, aliviará o estresse e reduzirá o cortisol – mas a maioria das pessoas tem experiência suficiente com esses programas "certos" para saber que a dieta e os exercícios têm suas próprias limitações. Na verdade, pesquisadores da University of Colorado demonstraram que atletas que se exercitam *em excesso* (esquiadores de *cross-country* com treinamento excessivo) sofrem os mesmos efeitos adversos dos níveis elevados de cortisol, como distúrbios de humor, supressão do sistema imunológico e aumento dos níveis de gordura corporal. De especial interesse nesse estudo foi a constatação de que os atletas que estavam se exercitando mais – aqueles que faziam a maior quilometragem e os tempos de treinamento mais longos – também eram os que apresentavam os níveis mais altos de cortisol, os níveis mais altos de gordura corporal e as pontuações mais baixas nas medidas de perspectiva emocional (mais depressão). Basicamente, eles estavam exercitando seus cérebros para ficar em melhor forma, mas seus níveis elevados de cortisol estavam dificultando e, na verdade, *impedindo* seu progresso.

Há décadas sabemos que fazer dieta para perder peso está associado a uma perda muscular significativa e a uma função psicológica prejudicada. Recentemente, pesquisadores do Neurosciences Research Institute, em Birmingham, Inglaterra, demonstraram que esses efeitos se devem, em grande parte, à superexposição de cortisol decorrente do "estresse da dieta", com pessoas que fazem dieta do tipo "faça você mesmo" apresentando um aumento significativo nos níveis de cortisol após apenas uma semana de dieta.

Pesquisadores da University of Pittsburgh sugeriram que uma "resposta de derrota crônica" pode ser a causa principal de certos casos de obesidade abdominal e pré-diabetes. As características da derrota crônica incluem um alto nível de estresse percebido e uma maior tendência a se desligar mentalmente de uma experiência estressante, o que parece levar a uma exposição elevada ao cortisol. Foi levantada a hipótese de que os ciclos repetidos de perda/recuperação de peso a que muitos americanos se submetem são uma forma de resposta de derrota crônica, com dietas repetidas aumentando o risco de recuperação de peso a cada tentativa subsequente.

Pesquisadores japoneses de nutrição demonstraram que o estresse agudo no estágio inicial reduz o apetite e a ingestão de alimentos por causa do aumento dos níveis do hormônio liberador de corticotrofina (CRH), mas que, durante a recuperação do estresse e durante o estresse crônico de longo prazo, o apetite é estimulado em decorrência dos efeitos do cortisol residual (que, como já discutimos, tende a persistir nos sistemas de indivíduos cronicamente estressados).

Talvez no argumento mais convincente sobre o impacto do estresse e do cortisol na epidemia de obesidade nos países industrializados em todo o mundo, a neurocientista Mary Dallman e seus colegas cientistas da University of California, em São Francisco, documentaram os efeitos drásticos do cortisol sobre a ingestão de alimentos, o metabolismo e a obesidade abdominal, além dos efeitos profundos do estresse em nossas sociedades modernas de ritmo acelerado globalmente.

Então, aonde isso nos leva? Em termos de perda de peso, sabemos claramente que o estresse, as dietas e o cortisol são prejudiciais aos nossos objetivos gerais de eliminar o excesso de gordura corporal. Também sabemos, com base em décadas de pesquisa, que tanto os exercícios quanto a boa nutrição podem ser úteis para controlar o estresse, o cortisol, o peso corporal e uma série de parâmetros de saúde relacionados. Cientistas da University of Göteborg, na Suécia, demonstraram que níveis elevados de cortisol estão associados a uma relação cintura-quadril alta, excesso de gordura abdominal, níveis elevados de insulina e uma secreção reduzida de hormônio do crescimento e testosterona – mas também demonstraram que uma redução de 13-14% nos níveis de cortisol está associada a uma perda de peso de mais de 5 quilos. Isso significa que, apesar da tristeza causada pela ligação entre estresse, cortisol e obesidade, temos alguma esperança de que, ao controlar os níveis de cortisol, podemos causar um impacto positivo no peso e no nível de gordura corporais. De fato, pesquisadores da University of Montreal associaram a obesidade ao estresse (níveis mais altos de estresse = maior peso corporal), mas também descobriram que a educação e a perspectiva mental podem reduzir essa relação entre estresse e peso. Em um estudo realizado em onze locais de trabalho, indivíduos com níveis mais altos de educação e níveis mais altos de otimismo tinham menos probabilidade de ganhar peso em resposta a altos níveis de estresse. Os efeitos "antiestresse" e de perda de peso da educação e da perspectiva mental sugerem que *podemos* controlar os efeitos prejudiciais da superexposição ao cortisol – exatamente como meu grupo de pesquisa demonstrou em várias iterações do programa de estilo de vida SENSE, nos últimos cinco anos, em nossa clínica de nutrição em Utah.

CORTISOL E SÍNDROME X

A maioria das pessoas nunca ouviu falar da síndrome X (também chamada de síndrome metabólica), que se refere a um conjunto de condições e sintomas relacionados, incluindo diabetes, resistência à insulina, obesidade, hipertensão, colesterol alto e doenças cardíacas (puxa!). Se você está começando a ganhar peso, sentindo falta de energia, vendo o nível de colesterol e a pressão arterial subirem e sentindo que sua mente não está tão afiada quanto antes, é um provável candidato a desenvolver (ou já está sofrendo) da síndrome X.

Um dos principais aspectos metabólicos da síndrome X é a resistência à insulina (discutida na seção anterior, pois está relacionada à obesidade). A resistência à insulina leva a uma redução na resposta celular do corpo à insulina, o que interfere na regulação do açúcar no sangue, aumenta o apetite e bloqueia a capacidade do corpo de queimar gordura. Quando a resistência à insulina é combinada com uma dieta pobre (rica em gordura e/ou carboidratos refinados), o resultado é a síndrome metabólica, conhecida como síndrome X, que pode ter um impacto em praticamente todos os processos indutores de doenças no corpo.

Alguns autores propuseram que tanto a resistência à insulina em si quanto a síndrome X são *causadas* por uma dieta rica em carboidratos refinados, como biscoitos, refrigerantes, massas, cereais, bolinhos, pães, rosquinhas e similares. Embora seja verdade que os carboidratos refinados (também conhecidos como carboidratos de *alto índice glicêmico*) podem elevar os níveis sanguíneos de glicose e insulina, é altamente especulativo que essas comidas não saudáveis realmente *causem* a síndrome X (no entanto, não há controvérsia de que uma dieta rica em tais alimentos certamente não ajudará a sua saúde). Em vez disso, é muito mais provável que a cascata de eventos metabólicos desencadeada pelo estresse e pelos níveis elevados de cortisol seja o principal fator que leva uma pessoa a começar a desenvolver a síndrome X completa – e uma dieta inadequada pode acelerar a viagem.

As pessoas com maior risco de desenvolver a síndrome X geralmente são aquelas que estão se aproximando da "meia-idade" (que é sempre um termo relativo). Além do fato de que a síndrome X simplesmente faz com que você se sinta meio "insatisfeito" (fatigado, confuso, deprimido e desinteressado por sexo), ela também prepara o terreno para várias doenças que ameaçam a vida, incluindo obesidade, doenças cardíacas, diabetes, doença de Alzheimer e algumas formas de câncer.

Entre os primeiros sinais da síndrome X estão os baixos níveis de energia e o funcionamento mental "confuso". Muitas vezes, essas sensações ocorrem após as refeições, pela dificuldade do corpo em lidar com carboidratos. Um portador da síndrome X também perceberá que suas roupas começam a ficar um pouco mais apertadas em razão do ganho de peso gradual de cerca de meio quilo por vez. O mais problemático é que a pessoa também terá dificuldade para *perder* esses quilos extras em virtude de uma série de alterações metabólicas, como elevação do açúcar no sangue, aumento dos níveis de insulina e redução dos níveis de determinados hormônios anabólicos (dos quais você se lembra da seção anterior, sobre como o estresse engorda).

Consideradas separadamente, cada uma dessas alterações relativamente leves na maquinaria metabólica de uma pessoa não é um grande problema e provavelmente será ignorada pelo paciente ou por seu médico com uma recomendação excessivamente simplista de "fazer mais exercícios" ou "observar o que você come". Entretanto, quando consideradas *em conjunto*, o efeito aditivo de cada uma dessas alterações metabólicas aumenta o risco geral de problemas graves de saúde.

Os principais efeitos do estresse no aumento do risco de diabetes (apenas um aspecto da síndrome X) estão relacionados a níveis cronicamente elevados de glicose e insulina no sangue. Com o tempo, a glicose e a insulina elevadas fazem com que as células do corpo (principalmente as do tecido adiposo e muscular) se tornem menos sensíveis aos efeitos da insulina, uma condição conhecida como *resistência à insulina*. Em resposta ao desenvolvimento da resistência à insulina nessas células, o corpo começa a produzir ainda mais insulina – dando início ao círculo vicioso que leva ao desenvolvimento do diabetes completo.

A resistência à insulina é talvez um dos primeiros eventos metabólicos que levam à síndrome X completa – e a resistência à insulina é certamente *exacerbada*, se não exatamente *causada*, por uma dieta rica em carboidratos refinados (açúcares) e por níveis elevados de cortisol (pelo estresse crônico). Os carboidratos refinados aumentam os níveis de glicose e insulina no sangue, enquanto o cortisol reduz a eficácia da insulina e reduz a capacidade do corpo de queimar gordura para obter energia. Tanto a dieta quanto os exercícios podem desempenhar papéis importantes para ajudar a controlar os níveis de açúcar no sangue e de insulina, mas, a menos que você controle adequadamente os níveis de cortisol, sua atenção à dieta e aos exercícios o deixará sem rumo.

Além da complexidade da conexão entre estresse, cortisol e alterações metabólicas (por exemplo, resistência à insulina), há a recente descoberta de que o sono inadequado pode, na verdade, contribuir significativamente para a resistência à insulina. Isso é particularmente interessante em razão da conhecida ligação entre a privação do sono e os níveis elevados de cortisol. Em 2001, no Encontro Científico Anual da American Diabetes Association, pesquisadores do sono da University of Chicago apresentaram novas evidências de que o sono inadequado pode promover o desenvolvimento da resistência à insulina. A equipe de pesquisa comparou pessoas com sono "normal" (com média de 7,5 a 8,5 horas de sono por noite) com pessoas com sono "curto" (com média de menos de 6,5 horas de sono por noite) e descobriu que as pessoas com sono curto secretavam 50% mais insulina e eram 40% menos sensíveis aos efeitos da insulina em comparação com as pessoas com sono normal. Esse é exatamente o mesmo efeito observado durante o processo de envelhecimento, quando começamos a dormir menos horas por noite, nossos níveis de cortisol começam a aumentar e nossas células começam a se tornar resistentes aos efeitos da insulina.

A quantidade inadequada de sono também pode estar contribuindo para o envelhecimento precoce? Provavelmente. Os pesquisadores do sono de Chicago também sugeriram que a privação do sono, que está se tornando comum nos países industrializados, pode desempenhar um papel significativo na atual epidemia de obesidade e diabetes tipo 2. Uma pesquisa recente realizada pela National Sleep Foundation documenta um declínio constante no número de horas que os americanos dormem por noite. Em 1910, o americano médio dormia incríveis nove horas por noite; em 1975, esse número caiu para apenas sete horas e meia; e hoje a média é de apenas sete horas por noite – e muitos de nós dormem bem menos do que isso.

CORTISOL, FADIGA E INSÔNIA

Mark era um empreiteiro de construção que gostava de seu trabalho e de passar o tempo com a família e com seus *hobbies* (passeios em moto de neve [*snowmobiling*] no inverno e passeios de barco no verão). Por causa de sua atitude descontraída, ele parecia ser a pessoa menos estressada que se poderia conhecer. Infelizmente, ele relatava com frequência problemas com seus padrões de sono; sobretudo, tinha grande dificuldade em adormecer, porque sua mente ficava "a 1 milhão de quilômetros por hora" assim que ele se retirava para dormir. Mark acordava com frequência no meio da noite e tinha dificuldade para adormecer novamente. A falta de sono estava começando a afetar seu trabalho. Em primeiro lugar, ele tinha dificuldade para sair da cama na hora certa pela manhã e, depois, quando estava no trabalho, tinha dificuldade para se concentrar nas medidas precisas e na habilidade necessária para fazer seu trabalho. Como Mark finalmente lidou com a insônia e a fadiga induzidas pelo estresse? Para descobrir, consulte o Capítulo 8.

Como você acha que é possível que o estresse nos cause fadiga durante o dia, mas também nos faça ter dificuldade para dormir à noite? A "dupla dinâmica" da fadiga crônica e da insônia pareceria, logicamente, serem condições opostas (se você está tão cansado, por que não consegue dormir?), mas elas são comumente encontradas juntas nos dois terços da população americana que relatam sofrer de estresse crônico e ter um sono inadequado. O elemento comum? Você adivinhou: cortisol. O que piora a situação é o fato de que a insônia e a fadiga geralmente se combinam em um círculo vicioso em que o estresse dificulta o relaxamento e o sono, a condição de fadiga da pessoa no dia seguinte torna os estressores mais difíceis de lidar, e o estresse adicional causa ainda mais dificuldade para adormecer na noite seguinte (veja a Figura 6.2).

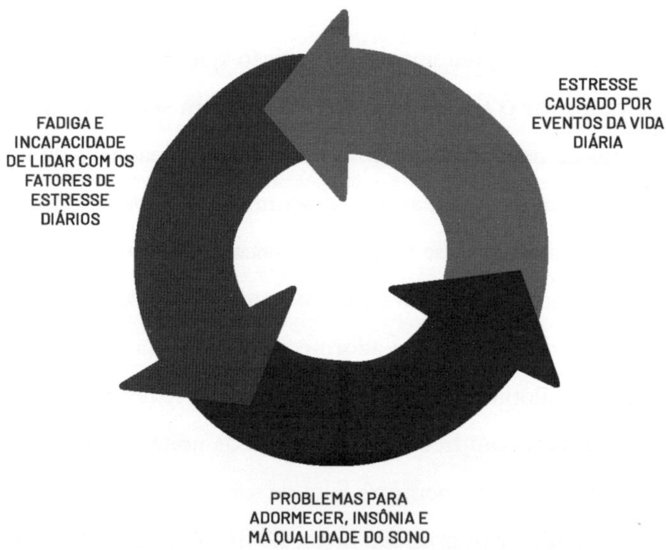

Figura 6.2: O ciclo de cortisol/sono insuficiente/fadiga

Mas como, exatamente, o cortisol se encaixa nesse quadro? Como todos nós já sabemos, os níveis de cortisol são elevados em resposta ao estresse, portanto qualquer evento estressante ocorrido no final da tarde ou no início da noite prejudicará a capacidade da pessoa de relaxar e dormir à noite. Se você se lembra, um dos muitos efeitos do cortisol é aumentar o nível de alerta – que é exatamente o que você quer evitar antes de dormir. Além disso, se você não for para a cama em um horário razoável (cedo o suficiente para permitir um sono completo de oito a nove horas), o metabolismo do cortisol não terá a chance de seguir seu ritmo normal, que atingiria seu ponto mais baixo por volta das duas horas da manhã, conforme ilustrado anteriormente. Como resultado, você pode dormir apenas cinco, seis ou sete horas e acordar grogue depois de ter sido exposto a níveis de cortisol mais altos do que o normal durante a noite.

Os resultados a longo prazo de dormir menos do que as oito horas padrão por noite são efeitos colaterais incômodos, como dores de cabeça, irritabilidade, infecções frequentes, depressão, ansiedade, confusão e fadiga física e mental generalizada. Mas não é só a falta de sono que faz você se sentir mal; pesquisas mostram que até mesmo a privação leve de sono pode destruir a saúde a longo prazo e aumentar o risco de diabetes, obesidade e câncer de mama. De muitas maneiras, dormir menos de oito horas por noite é tão ruim para o bem-estar geral quanto se empanturrar de comida não saudável ou se tornar um viciado em televisão.

Lembre-se de que os níveis de cortisol normalmente atingem seu pico no início da manhã (por volta das 6h às 8h), como uma forma de fazer a pessoa se movimentar e prepará-la para enfrentar os desafios do dia. Entre 8h e 11h, os níveis de cortisol começam a cair e continuam a diminuir gradualmente ao longo do dia, em geral causando uma diminuição nos níveis de energia e na capacidade de concentração por volta das 15h às 16h (a "queda da tarde"). Essa queda nos níveis de energia é a maneira de o corpo dizer: "O dia está quase no fim; é melhor se preparar para dormir". Infelizmente, em vez de nos prepararmos para dormir, nosso estilo de vida moderno faz com que a maioria de nós busque uma maneira de aumentar nossos níveis de energia à noite para que possamos ir aos treinos de futebol, recitais de piano, jantares de negócios, e passar o tempo com a família. Nosso relógio biológico realmente quer que façamos a última refeição do dia por volta das 17h e que estejamos dormindo às 20h, mas nosso relógio de pulso nos faz ficar acordados até tarde da noite. O maior problema com nosso estilo de vida moderno de "dormir tarde e acordar cedo" é que nossos níveis de cortisol nunca têm tempo suficiente para se dissipar totalmente (o que deveria acontecer durante a noite), de modo que nosso corpo nunca tem a chance de se recuperar totalmente e se reparar dos efeitos prejudiciais do estresse crônico.

O ritmo natural do sono *reparador* segue um caminho muito específico a partir do momento em que sua cabeça toca o travesseiro: a respiração fica mais lenta, os músculos relaxam, a frequência cardíaca e a pressão arterial caem e a temperatura corporal diminui. O cérebro libera melatonina (o "hormônio do sono") e começa a mudar das ondas beta rápidas (que indicam uma vigília agitada durante o dia) para as ondas alfa mais lentas (que indicam uma vigília calma) e, por fim, para as ondas teta ainda mais lentas, que predominam durante os vários estágios do sono. Durante uma noite inteira de sono, normalmente passamos por vários estágios do sono: Estágio 2 (com duração de dez a quinze minutos), depois Estágio 3 (com duração de cinco a quinze minutos) e, finalmente, a parte mais profunda do sono, no Estágio 4 (com duração de cerca de trinta minutos), e a parte mais famosa do ciclo do sono, REM (movimento rápido dos olhos), quando sonhamos. Esse ciclo, do Estágio 2 ao sono REM, leva em média noventa minutos para ser concluído e se repete várias vezes durante a noite. Na ausência de despertadores, luzes e outras interrupções, os pesquisadores do sono descobriram que a duração natural desses ciclos de sono repetitivos (o "ideal fisiológico") é de oito horas e quinze minutos.

Então, o que acontece com aqueles que simplesmente não conseguem (ou não querem) dormir tanto? Bem, em primeiro lugar, os níveis de açúcar no sangue aumentarão. Pesquisadores do sono demonstraram que dormir apenas quatro horas por noite resulta em sinais de tolerância à glicose prejudicados e resistência à insulina – o que significa que apenas algumas noites de sono não aproveitado podem colocar a pessoa em um estado pré-diabético. Essas alterações na ação da insulina e no controle do açúcar no sangue também estão ligadas ao desenvolvimento da obesidade. Para agravar a ligação entre a obesidade e a falta de sono, há o fato de que os níveis do hormônio do crescimento e da leptina são reduzidos em pessoas que passam menos tempo em sono profundo (a leptina é um hormônio com funções importantes na regulação do apetite, do peso corporal, do metabolismo e da função reprodutiva). Menos hormônio do crescimento no sistema normalmente significa perda de músculos e ganho de gordura ao longo do tempo, enquanto níveis reduzidos de leptina levam à fome e ao desejo por carboidratos.

Vejamos o caso de um típico empreendedor americano; vamos chamá-lo de Driven Dan. Quem tem tempo para dormir? Dan não pode se preocupar com os riscos abstratos de engordar, desenvolver diabetes ou contrair câncer – ele tem trabalho a fazer, aulas para assistir, contas para pagar, treinos de futebol, blá, blá, blá. Parece familiar? Então, qual é a solução? Esqueça a ideia de que nosso amigo Dan deveria tentar fazer menos coisas – você não terá nada disso de "simplificar sua vida" neste livro (apesar do fato de que faz todo o sentido). Em um mundo ideal, Dan pode trabalhar sete horas por dia, desfrutar de um trajeto curto para o trabalho e ter todo o tempo livre que puder. No entanto, no mundo real (aquele em que todos nós vivemos), a abordagem mais realista para Dan (e para você?) pode ser fazer a melhor coisa a seguir, controlando os níveis de cortisol, um tópico que abordaremos nos próximos capítulos.

CORTISOL E DESEJO SEXUAL

> *Holly* e *Alan* eram jovens recém-casados e felizes, com um grande problema. Como recém-casados, uma das coisas que deveria ser de grande interesse para eles (SEXO!) tinha pouco atrativo. O problema certamente não era o amor e a atração que sentiam um pelo outro, mas seus níveis extremos de estresse. Tanto a Holly quanto o Alan eram (e ainda são) jovens profissionais ambiciosos, com longas e estressantes horas no escritório e todas as armadilhas do sucesso financeiro; ambos tinham MBAs, dirigiam BMWs e moravam em uma bela casa paga por duas rendas consideráveis. A boa notícia é que Holly e Alan conseguiram reacender a faísca em sua vida amorosa. Saiba como eles fizeram isso no Capítulo 8.

Não é preciso ler um livro sobre a relação entre estresse e doenças para saber que, quando estamos muito estressados, também temos problemas no departamento de "intimidade". Para começar, os ciclos menstruais ficam totalmente desregulados, as ereções são mais difíceis de obter e manter, e a libido geral (desejo sexual) cai. O estresse simplesmente nos faz perder o interesse pelo sexo. Nos homens, isso se deve principalmente a uma queda drástica nos níveis de testosterona durante períodos estressantes. Nas mulheres, a perda do desejo sexual induzida pelo estresse é um pouco mais complicada, envolvendo a interrupção dos níveis não apenas de testosterona, mas também de estrogênio, progesterona e prolactina.

A relação entre estresse e libido está, previsivelmente, ligada aos níveis de cortisol (e também a outra classe de substâncias químicas do cérebro – as endorfinas –, mas falaremos mais sobre elas adiante). Nos homens, os níveis elevados de cortisol suprimem, pelo menos, alguns aspectos do desejo sexual. Primeiro, o cortisol sinaliza ao corpo para reduzir a produção de compostos "pré-hormônios" que servem como precursores da testosterona. Cortando o suprimento de "partes", a produção do produto final também diminui. Em seguida, caso alguma testosterona seja produzida, o cortisol também bloqueia a resposta normal dos testículos à testosterona, que geralmente é fazer com que os homens se sintam mais animados. Isso também significa que formas suplementares de testosterona, como esteroides anabolizantes e suplementos dietéticos que contêm DHEA ou androstenediona, têm menos probabilidade de ter efeitos sobre a libido quando você está sob estresse. Por fim, se pensarmos por um momento sobre o mecanismo real de obter uma ereção, é óbvio que precisamos de uma redistribuição do fluxo sanguíneo de um lugar para outro. No entanto, sob estresse, o sangue é canalizado para locais onde possa proporcionar mais benefícios, como os braços, para lutar, ou as pernas, para fugir, e não para as partes íntimas.

Vamos voltar às endorfinas. Essas são as substâncias químicas que aliviam a dor e que fazem você se "sentir bem", liberadas pelo cérebro, e são responsáveis pela sensação de euforia conhecida como "euforia do corredor". O interessante sobre as endorfinas é que elas também funcionam para suprimir algumas das etapas hormonais que levam à produção de testosterona. Isso ajuda a explicar as descobertas de estudos com atletas de resistência extrema, em que altos níveis de endorfinas e cortisol estão associados a baixos níveis de testosterona, redução da contagem de espermatozoides e do desejo sexual. Isso não quer dizer que exercícios aeróbicos, como corrida ou ciclismo, sejam *ruins* para você, mas enfatiza o fato de que exercícios *extremos* (e recuperação inadequada) são percebidos pelo corpo como estressores – e, em reação, o corpo passa pela mesma resposta ao estresse causada por outros eventos estressantes.

Nas mulheres, a relação entre o estresse e a função sexual/reprodutiva é um pouco mais complicada. Em termos muito básicos, o ciclo menstrual pode ser dividido em duas fases distintas. Na primeira fase, conhecida como *fase folicular*, o estrogênio é o hormônio dominante (embora haja vários hormônios importantes interagindo aqui), e a ovulação (a liberação de um óvulo dos ovários) é o principal evento. A segunda fase do ciclo menstrual, conhecida como *fase lútea*, é dominada por um aumento de outro hormônio, a progesterona, que estimula o útero a se preparar para a implantação de um óvulo fertilizado (supondo que o óvulo recém-liberado encontre um espermatozoide qualificado). Se não houver fertilização, o revestimento uterino espessado é perdido na forma de sangue e tecido durante a menstruação, e todo o ciclo se repete em outros 28 dias (dois dias a mais ou a menos).

Durante o estresse, esse equilíbrio hormonal de extrema complexidade e rigidamente regulado fica totalmente fora de controle. Os níveis de estrogênio e progesterona caem (portanto, os óvulos não são liberados pelos ovários, uma condição chamada *anovulação*), e o revestimento uterino permanece subdesenvolvido (portanto, os óvulos não podem ser implantados). Os ciclos menstruais podem se tornar irregulares (oligomenorreia) ou cessar completamente (amenorreia). Falando em amenorreia, é interessante observar que as atletas do sexo feminino frequentemente sofrem interrupções em seus ciclos menstruais como resultado de seus padrões de treinamento e alimentação. Assim como acontece com os atletas de resistência do sexo masculino (e seus baixos níveis de testosterona), já mencionados, essas atletas do sexo feminino tendem a ter baixos níveis de estrogênio e progesterona, bem como uma libido severamente reduzida. Elas também tendem a fazer dieta ou, pelo menos, a não consumir calorias suficientes para suportar as demandas energéticas de seu esporte. Se pensarmos bem, o fato de elas não terem interesse em sexo (ou na capacidade de engravidar) faz todo o sentido. A mudança nos níveis hormonais e as exigências da dieta e dos regimes de exercícios estão sendo percebidas pelo corpo como grandes fatores de estresse. Como a gravidez comum consome cerca de 50.000 calorias (e depois mais 1.000 calorias por dia para a amamentação), é bastante lógico que o corpo desligue o desejo (e a capacidade) sexual durante períodos estressantes.

Então, o que fazer? Largue seu emprego, mude-se para a praia e abra uma loja de surfe! Seu desejo sexual *com certeza* aumentará (você já se perguntou por que se sente mais animado quando está de férias? Menos estresse!). Não é prático mudar sua família para o Taiti? Tudo bem, mas pelo menos faça algo a respeito de seus níveis de cortisol. As soluções serão apresentadas nos próximos capítulos.

CORTISOL, SUPRESSÃO DA FUNÇÃO IMUNOLÓGICA E CÂNCER

Sabemos que, durante os períodos de maior estresse, também ocorre com frequência um aumento na incidência de determinadas doenças crônicas, como asma, alergias e artrite reumatoide, bem como de doenças gastrointestinais, como a síndrome do intestino irritável (SII) e a doença de Crohn. Isso é bastante interessante, pois considera-se que cada uma dessas condições tem um componente autoimune, o que significa que o sistema imunológico da pessoa ficou um pouco desregulado e começou a atacar os próprios tecidos. Nesses casos, os médicos geralmente prescrevem versões sintéticas de cortisol como forma de suprimir um sistema imunológico hiperativo, e isso funciona muito bem – mas somente por um curto período de tempo. O problema com o uso do cortisol sintético como medicamento, no entanto, é que o excesso de cortisol, ou mesmo uma quantidade modesta por muito tempo, leva ao mesmo colapso dos tecidos e aos mesmos distúrbios metabólicos que ocorrem quando se experimenta estresse crônico.

Os pesquisadores médicos sabem há mais de sessenta anos que crises crônicas ou repetidas de estresse levam à diminuição da glândula timo (um dos principais tecidos imunológicos do corpo) e a uma supressão geral da força do sistema imunológico. Sabemos que o cortisol tem um efeito direto no encolhimento do timo e na inibição da produção e da atividade dos glóbulos brancos (leucócitos). O cortisol suprime a capacidade dos glóbulos brancos do sangue de secretar mensageiros químicos (interleucinas e interferons), de modo que as diferentes variedades de células do sistema imunológico se tornam incapazes de se comunicar umas com as outras de forma a permitir que combatam as infecções com mais eficácia. Por fim, e mais notável, é o fato de que o cortisol pode de fato agir como um sinal para que muitas células do sistema imunológico simplesmente se desliguem e parem de funcionar (ou seja, as células morrem).

Agora, por que o estresse e o cortisol teriam todos esses efeitos prejudiciais sobre o sistema imunológico? Seria de se esperar que, durante períodos de estresse, o corpo quisesse *aumentar* sua resistência a patógenos invasores (bactérias e vírus) em vez de *diminuir* essa proteção vital, mas claramente não é isso que acontece. Para responder a essa pergunta, precisamos considerar novamente o *momento* da resposta ao estresse. Assim como a relação entre o cortisol e o apetite tem um aspecto de tempo (o estresse suprime o apetite por alguns segundos ou minutos, mas depois estimula o apetite nas horas seguintes), a relação entre o cortisol e a função do sistema imunológico também é mediada pelo tempo. Se analisarmos o estresse ou a imunidade nesses termos, veremos que a função imunológica é, na verdade, *estimulada* pelo estresse por um curto período de tempo (alguns minutos). Esse curto período de estimulação do sistema imunológico parece ser usado pelo corpo para "despertar" as células existentes do sistema imunológico, bem como para "limpar" as células que não funcionam adequadamente devido ao seu envelhecimento normal.

Tudo isso é muito bom: agora você tem um estressor de curto prazo que aumentou a atividade do sistema imunológico e está pronto para combater os insetos invasores. O problema, como aconteceu com muitos dos sistemas corporais discutidos até agora, é que uma resposta *prolongada* ao estresse leva esses sistemas finamente regulados ao caos total. Durante períodos de estresse crônico, os níveis de cortisol permanecem elevados, e a integridade do sistema imunológico começa a sofrer. Não apenas as células do sistema imunológico cronicamente estimuladas começam a se romper, perdendo a capacidade de combater patógenos invasores, mas também, em alguns casos, elas podem começar a liberar suas propriedades destrutivas nos próprios tecidos do corpo, resultando em uma variedade de alergias, bem como em doenças autoimunes, como esclerose múltipla, lúpus, fibromialgia e artrite reumatoide (veja a Figura 6.3 a seguir).

Já está confuso? Se não, deveria estar, pois a maioria dos principais imunologistas e fisiologistas do estresse do mundo está perplexa com o fato de que o estresse, por um lado, aumenta a função do sistema imunológico, mas, por outro, desarticula um dos nossos mais importantes sistemas de proteção. Um dos motivos propostos para esse efeito "o médico e o monstro" do cortisol tem a ver com o fato de que, embora um sistema imunológico estimulado seja bom a curto prazo, sofrer essa estimulação a longo prazo pode, na verdade, levar a doenças autoimunes (em que o sistema imunológico ataca os próprios tecidos do corpo).

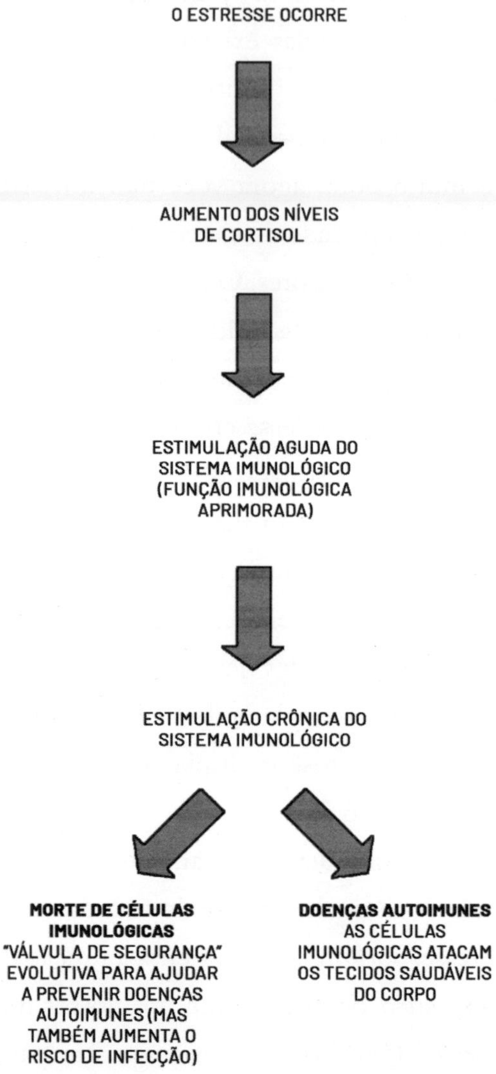

Figura 6.3: A relação entre estresse, cortisol e função imunológica

Faz sentido que o cortisol estimule a atividade do sistema imunológico durante o estresse e que, quando os níveis de cortisol voltarem ao normal (após o término do estresse), a atividade geral do sistema imunológico também se normalize. Infelizmente, nosso estilo de vida moderno de alto estresse (a condição do Tipo C) não permite que os níveis de cortisol voltem ao normal. Consequentemente, uma das "válvulas de segurança" do corpo entra em ação, em que a exposição crônica ao cortisol causa a quebra das células do sistema imunológico, evitando assim doenças autoimunes, mas também reduzindo nossa capacidade de evitar infecções futuras e aumentando o risco de muitas doenças.

Falando em doenças autoimunes, é importante ressaltar (de novo) que os glicocorticoides (o cortisol é um deles) são usados rotineiramente pelos médicos para combater doenças autoimunes. Se pensarmos nas doenças autoimunes como condições em que um sistema imunológico hiperativo ataca nossas articulações (artrite reumatoide) ou células nervosas (esclerose múltipla) ou tecido conjuntivo (lúpus), então faz sentido derrubar esse sistema imunológico excessivamente zeloso com uma dose enorme de cortisol (glicocorticoides). Dessa forma, o cortisol pode ser considerado nosso "amigo" por suprimir a atividade do sistema imunológico, mas também pode ser considerado nosso "inimigo" por causa dos problemas de memória, perda muscular e outros efeitos colaterais experimentados por pacientes que recebem injeções de altas doses de glicocorticoides. Infelizmente, durante períodos de estresse, essas mesmas doenças autoimunes tendem a se manifestar – o que é confuso, pois o aumento do cortisol induzido pelo estresse deveria reduzir a atividade do sistema imunológico e, na verdade, ajudar a controlar as doenças. Mais uma vez, isso provavelmente se resume ao momento, com o estresse de curto prazo causando uma estimulação temporária da atividade imunológica e, portanto, um aumento nos sintomas da condição autoimune.

Estudos em animais e humanos observaram uma redução de até 50% nos níveis de células do sistema imunológico chamadas *células natural killer* após a exposição a várias formas de estresse. As células assassinas naturais (células NK) normalmente funcionam no sistema imunológico para identificar vírus e células cancerígenas. Em um estudo com pacientes com câncer de mama, o nível de estresse emocional causado pelo diagnóstico inicial de câncer estava diretamente relacionado à atividade das células NK. Nessas mulheres, um nível de estresse mais alto previa uma capacidade reduzida das células NK de destruir as células cancerígenas, bem como uma resposta mais fraca às intervenções destinadas a melhorar a atividade das células NK. A partir de estudos com animais, sabemos que o cortisol não apenas suprime o número e a atividade das células NK, mas também promove a síntese de novos vasos sanguíneos em tumores (um processo chamado *angiogênese*) e acelera o crescimento de certos tipos de tumores. O ponto principal aqui pode ser que o estresse crônico pode acelerar o crescimento de células cancerígenas no corpo, bem como bloquear a capacidade do corpo de combater a doença.

Níveis elevados de estresse também têm sido associados a efeitos adversos no equilíbrio da microflora intestinal, que é conhecida por responder a mudanças na dieta e no nível de estresse. Essas bactérias benéficas vivem em nosso trato intestinal e, além de estarem intimamente envolvidas com a função gastrointestinal ideal (mais sobre isso adiante), também desempenham um papel vital no apoio à função imunológica. Em um estudo com pilotos de caça que se preparavam para uma batalha simulada (um evento bastante estressante), foram observadas reduções distintas no número de bactérias "boas" (lactobacilos e bifidobactérias), associadas a um aumento correspondente no número de bactérias "ruins" (*E. coli,* enterobactérias e clostrídios). O resultado para esses pilotos foi, previsivelmente, um aumento acentuado na incidência relatada de dores de garganta, dores de cabeça, resfriados, diarreia e dores de estômago.

Diversos estudos em animais e seres humanos demonstraram que tanto o estresse agudo quanto o crônico aumentam a suscetibilidade a doenças infecciosas. Em particular, o risco de desenvolver infecções do trato respiratório superior (ITRS) aumenta drasticamente, de modo que as pessoas que estão sob maior estresse (ou que lidam mal com ele) são as que contraem esse tipo de doença com mais frequência. Os estudantes ficam resfriados durante a semana de provas e os contadores ficam com dor de garganta em maio, quando estão preenchendo dezenas de declarações de imposto de renda de última hora.

Em algumas clínicas de gerenciamento de estresse, as principais maneiras de determinar se uma pessoa ficará doente incluem:

- O número de eventos importantes da vida no último ano (divórcio, morte na família, mudança de emprego ou local etc.)
- Uma percepção psicológica de que as demandas diárias excedem os recursos de enfrentamento e/ou o sistema de apoio
- Seu estado emocional atual

Os pesquisadores descobriram que o primeiro desses três "determinantes da doença", o grau geral de estresse psicológico, está fortemente relacionado, de forma dose-resposta, às infecções do trato respiratório superior (ITRS) e a outras falhas na integridade do sistema imunológico (como a saúde gastrointestinal). Isso significa que quanto mais estressado você estiver, maior será a probabilidade de adoecer.

Pesquisadores suecos descobriram que o estresse crônico aumenta a ocorrência de infecções por fungos, uma consequência que provavelmente se deve à supressão geral da atividade do sistema imunológico causada pelo estresse. Pesquisadores brasileiros associaram o estresse elevado à depressão e à supressão da função imunológica e sugeriram que o estresse crônico pode contribuir para o desenvolvimento de determinadas formas de câncer. Em uma série de experimentos, os resultados mostram que vários aspectos celulares e moleculares do sistema imunológico são prejudicados em pacientes que sofrem de estresse crônico e depressão, produzindo, por exemplo, altos níveis de cortisol e citocinas inflamatórias, além de números e atividade reduzidos de células T e células NK, os tipos específicos de células imunológicas responsáveis pela vigilância do sistema imunológico contra tumores cancerígenos.

Há muitos anos sabemos que algumas formas de câncer estão relacionadas a níveis elevados de estresse psicológico. Pesquisadores da faculdade de medicina da University of Wisconsin demonstraram recentemente que as pacientes com câncer de mama que têm um ritmo de cortisol achatado (resultando em uma exposição elevada ao cortisol durante 24 horas) têm maior probabilidade de ter um prognóstico/resultado ruim do que suas contrapartes com ritmos normais de cortisol.

Então, depois de toda essa discussão sobre a supressão da função do sistema imunológico decorrente do estresse, quem você acha que fica doente com mais frequência? Qual grupo demográfico, entre todos os outros, sofre com a maior incidência de doenças relacionadas ao estresse?

- Banqueiros de investimento ricos? Não.
- Estudantes universitários estressados? Não.
- Mães solteiras que trabalham em dois empregos e dirigem um Ford Escort 1985 surrado? Sim!

O exemplo mais direto da resposta humana ao estresse cronicamente elevado pode ser observado todos os dias na vida de grande parte da população americana (e mundial). Essas são as pessoas que dirigem um carro velho (e esperam que ele aguente) até seu segundo emprego.

Elas esperam que o dinheiro do segundo salário dure até o final do mês, quando as contas vencem. Elas *não são* as pessoas que você vê se lamentando umas com as outras sobre seus péssimos empregos em seriados como *Friends*. O estresse constante e incessante para pagar as contas, a instabilidade no emprego, a privação do sono, a má alimentação, a falta de saídas para o estresse e a falta geral de controle se combinam para aumentar o risco de doenças por um fator de cinco a dez!

Infelizmente, nenhuma das informações ou recomendações apresentadas a seguir neste livro aliviará os estressores reais encontrados pelos "trabalhadores pobres" ou pela "classe média trabalhadora" (onde quer que você decida traçar a linha econômica), mas muito do que se segue pode ser usado para reduzir os danos causados pelo estresse em todos nós.

CORTISOL E DOENÇAS CARDIOVASCULARES

Uma parte grande e extremamente importante da resposta ao estresse é seu efeito direto e rápido sobre o sistema cardiovascular. Conforme descrito anteriormente, a resposta de luta ou fuga tem o objetivo de preparar seu corpo para uma atividade física intensa. Mas não importa se você será salvo pelos punhos (luta) ou pelos pés (fuga), é melhor que seu sistema cardiovascular esteja pronto para suportar qualquer atividade vigorosa que você decida realizar. Isso significa aumentar a frequência cardíaca, a pressão arterial e o débito cardíaco (a quantidade de sangue que o coração bombeia). Também significa interromper certos usos não essenciais do sangue, como a digestão, e desviar esse sangue para áreas mais importantes, como os braços e as pernas, onde ele pode abastecer os músculos que estão lutando ou fugindo. Desviar o sangue pelo corpo significa coordenar a dilatação (relaxamento) de alguns vasos sanguíneos e a constrição (estreitamento) de outros, um efeito que resulta em pressão arterial elevada durante períodos de estresse.

Que ótimo conjunto de efeitos! Se você fosse um carro de corrida, essa série de eventos induzidos pelo estresse seria análoga a um supercompressor, e – ZUM! – você sairia correndo. O principal problema pode já estar aparente para você: mantenha esse supercompressor acionado a todo vapor por muito tempo, ou use-o com muita frequência, e é provável que você estoure uma junta, quebre um pistão ou destrua todo o motor. O que isso significa para o seu coração e sistema cardiovascular é claro: a ativação crônica do seu sistema de resposta ao estresse aumenta o risco de estourar uma junta no seu coração – o que se conhece como doença cardíaca.

Sabemos que a pressão arterial elevada pode acelerar os danos ao revestimento interno dos vasos sanguíneos. Essas pequenas áreas de danos aos vasos se tornam pontos de ancoragem perfeitos para partículas circulantes de açúcar, gordura e colesterol – então elas se fixam (e o estresse já elevou cada uma delas para servir de combustível para a sua esperada luta/fuga). Como se isso já não fosse ruim o suficiente, seu sangue fica mais espesso, porque os hormônios do estresse têm a tendência de promover a coagulação do sangue. O sangue espesso pode ser bom se você sair derrotado de uma luta, mas não é bom se você estiver simplesmente sentado em um engarrafamento com frequência cardíaca acelerada, pressão arterial elevada e vasos sanguíneos contraídos.

Vários estudos com animais (em macacos, ratos, camundongos e cães) apoiaram o conceito de que o estresse leva a doenças cardíacas. Por meio desses estudos, fica claro que os animais submetidos a maior estresse *social* também são os que desenvolvem mais ou piores bloqueios em seus vasos sanguíneos. Dietas com alto teor de gordura parecem agravar os problemas (óbvio!). É interessante notar que os estressores *físicos* não parecem ser tão ruins para o coração, provavelmente porque correr, lutar ou brigar parecem ajudar a dissipar os hormônios do estresse.

Os profissionais da saúde sabem há décadas que a pressão arterial, os níveis de colesterol, os ataques cardíacos e os acidentes vasculares encefálicos (AVE) estão intimamente relacionados ao grau geral de estresse. Sabe-se que o estado emocional desencadeia ataques cardíacos em muitas pessoas, e que os sentimentos de tristeza, raiva e "controle" (ou seja, quanto ou quão pouco controle as pessoas sentem que têm sobre suas vidas e/ou destinos) estão ligados à causa de doenças cardíacas. Em geral, o risco de doença cardíaca coronariana é de três a cinco vezes maior em pessoas com níveis mais altos de raiva, ansiedade e preocupação em comparação com pessoas que relatam níveis mais baixos.

Pesquisadores da Maioo Clinic demonstraram que o estresse psicológico é um dos fatores de risco mais fortes para ataques cardíacos. Além disso, ao calcular os custos econômicos de um estilo de vida com alto nível de estresse, os economistas demonstraram que o uso do hospital custa mais de US$ 9.500 por visita em pacientes com ataque cardíaco com alto nível de estresse, mas pouco mais de US$ 2.100 naqueles com baixo nível de estresse.

A maioria de nós sabe que as doenças cardíacas são a principal causa de morte nos Estados Unidos e em grande parte do mundo ocidental. Quase todos os casos de ataque cardíaco e acidente vascular encefálico são devidos à aterosclerose causada por hipertensão, colesterol alto, diabetes (níveis elevados de açúcar no sangue e insulina), tabagismo e inatividade física. O que muitas pessoas não percebem, no entanto, é que os aspectos cardiovasculares do estresse elevado podem ser apenas a ponta do iceberg quando se trata das consequências de longo prazo para a saúde dos níveis elevados de cortisol.

A boa notícia é que também parece haver uma poderosa relação inversa entre o estresse e a força da rede social de uma pessoa, o que significa que um forte apoio social (de amigos, familiares e colegas de trabalho) pode ser um fator fundamental para reduzir a ligação entre estresse e doenças cardíacas. Em outras palavras, as pessoas com uma rede social mais forte podem suportar mais estresse antes de sucumbir a uma doença. Mais boas notícias são encontradas em relatórios sobre a associação entre estresse e hipertensão: a dissipação do estresse, por meio de meditação ou exercícios, ajuda a trazer a pressão arterial de volta aos níveis normais.

SEU CÉREBRO COM CORTISOL: ANSIEDADE, DEPRESSÃO E DOENÇA DE ALZHEIMER

Rachel era uma mãe solteira com dois filhos pequenos. Além de seu trabalho em tempo integral na creche da filha, ela também era voluntária como acompanhante do grupo de escoteiros do filho. Como você pode imaginar, Rachel tinha estresse mais do que suficiente em sua vida, sob a forma de restrições financeiras, problemas de cuidados com os filhos e o fato de ser mãe solteira. Como resultado, muitas vezes ela sentia sua paciência se esgotar, especialmente quando se deparava com uma dúzia de escoteiros gritando no final de um dia estressante na creche. Dê uma olhada no Capítulo 8 para ver como Rachel usou suplementos nutricionais específicos para lidar com o aumento da ansiedade e da irritabilidade.

Quem de nós não é afetado, em algum grau, por períodos de estresse e ansiedade? Para praticamente todas as pessoas, o estilo de vida moderno gera uma quantidade razoável de tensão, irritabilidade, preocupação e frustração, o que pode levar a sentimentos de ansiedade crônica e depressão. De fato, entre 5-20% dos americanos terão depressão grave o suficiente para justificar o uso de medicação ou outra terapia.

Além dos efeitos emocionais causados pelo estresse crônico, há efeitos diretos sobre o cérebro. Pesquisas demonstraram que o estresse pode aumentar a incidência de esquecimentos simples e acelerar o desenvolvimento da perda de memória total e da doença de Alzheimer. Cada uma dessas condições envolve um grau de deterioração mental caracterizado por danos e morte de células nervosas no cérebro – e estima-se que 30-50% dos adultos nos países industrializados sofram dessas condições.

As mudanças no humor que acompanham os períodos de estresse elevado também trazem níveis reduzidos de energia, sensação de fadiga, irritabilidade, incapacidade de concentração e sentimentos de depressão – todos relacionados à mesma classe de substâncias químicas cerebrais, os *neurotransmissores*. Talvez mais notáveis (e assustadoras) sejam as descobertas de que o estresse crônico pode levar a mudanças *físicas* reais na disposição dos neurônios (células nervosas) no cérebro. Em outras palavras, estamos falando agora que o estresse altera tanto a função quanto a *forma* do seu cérebro. Não é de se admirar que às vezes ele pareça não funcionar como deveria!

Relacionada à depressão, mas diferente em vários aspectos, está a ansiedade – aquela sensação incômoda, às vezes avassaladora, de inquietação ou mal-estar que a maioria de nós experimenta em um grau ou outro, pelo menos ocasionalmente. A ansiedade pode ficar completamente fora de controle se assumir a forma de ataques de pânico ou transtorno obsessivo-compulsivo, ambos os quais parecem estar associados a uma resposta ao estresse cronicamente hiperativa (e em especial com catecolaminas elevadas, ou seja, epinefrina e norepinefrina).

O transtorno do pânico ocorre em aproximadamente 1-2% da população. Normalmente, começa na idade adulta jovem, e as mulheres têm duas vezes mais chances de sofrer desse mal do que os homens. A condição se manifesta em episódios de extrema ansiedade e medo. Esses ataques de pânico, como são comumente conhecidos, podem durar de alguns segundos a algumas horas e podem incluir sintomas físicos reais, como falta de ar, sudorese, batimentos cardíacos irregulares, tontura e desmaio. Eles podem ser tão graves que o paciente acaba no pronto-socorro, com medo de estar sofrendo um ataque cardíaco. Para agravar a condição, a ansiedade antecipatória que assola o paciente depois de sofrer esses ataques leva a um círculo vicioso no qual mais ansiedade é causada pela preocupação de ter futuros ataques de pânico. Nessas situações, não está claro se os níveis elevados de cortisol são o principal fator causal que *induz* os ataques de pânico ou se os níveis elevados de cortisol *resultam* do ataque de pânico inicial e, enquanto permanecem elevados, exacerbam a condição e preparam o terreno para outro ataque.

Outra variante da ansiedade é o transtorno obsessivo-compulsivo (TOC), que produz pensamentos obsessivos e comportamentos compulsivos que o paciente não consegue evitar. Cerca de 2% da população sofre de TOC. As mulheres são um pouco mais suscetíveis do que os homens e, assim como no caso do transtorno do pânico, ele geralmente se manifesta pela primeira vez na idade adulta jovem. As pessoas com TOC estão, de certa forma, mais bem adaptadas à ansiedade do que as pessoas com transtorno do pânico, porque as pessoas com TOC evitam ataques de pânico por meio de seus comportamentos compulsivos, que podem funcionar como exercícios para "desestressar". Infelizmente, os comportamentos ou rituais necessários para satisfazer a obsessão/compulsão em geral interferem nas atividades e nos relacionamentos normais. A maioria das compulsões se enquadra em uma das quatro categorias: verificação, limpeza, contagem e evitação. Em muitos casos, acredita-se que essas compulsões atuam como simples mecanismos de defesa, em que o comportamento compulsivo ou os padrões de pensamentos obsessivos ajudam a reduzir a sensação de ansiedade. Entretanto, esses pensamentos e comportamentos tornam-se ritualizados e inevitáveis, levando a um nível elevado de estresse e ansiedade, pois começam a atrapalhar as atividades da vida diária. O tratamento para o TOC geralmente envolve terapia comportamental e uso de medicamentos, mas o transtorno muitas vezes persiste ao longo do tempo, a menos que a causa raiz do estresse seja abordada em sua totalidade.

É claro que existem vários tratamentos para pessoas que sofrem de ansiedade. Além da terapia comportamental, que geralmente é suficiente (em especial para fobias simples), existem vários tratamentos medicamentosos, que variam de acordo com o tipo de ansiedade e se a ansiedade está ou não combinada com outros problemas. Os tranquilizantes tradicionais, como o Valium, geralmente são os primeiros medicamentos que vêm à mente. No entanto, a ansiedade com frequência anda de mãos dadas com a depressão, e antidepressivos como Prozac, Zoloft e Wellbutrin são frequentemente prescritos para tratar a combinação de problemas. Para as pessoas que preferem uma abordagem mais "natural" ao tratamento, há muitas alternativas na forma de suplementos, ervas e produtos combinados que podem ajudar a aliviar a ansiedade, reduzir o estresse e controlar os níveis de cortisol. Esses produtos serão abordados em detalhes nos próximos capítulos.

A causa final da depressão é extremamente complexa e está muito além do escopo deste livro. De nossa perspectiva relacionada à associação do estresse com a depressão, no entanto, sabe-se que os níveis de cortisol tendem a ser mais altos em pessoas que sofrem de depressão, enquanto os níveis de neurotransmissores cerebrais, como dopamina, norepinefrina e serotonina, são mais baixos. Isso significa que o cortisol reduz os neurotransmissores cerebrais ou causa depressão? Não necessariamente, mas sabemos com clareza que as pessoas que estão sob os mais altos níveis de estresse também tendem a ser aquelas que sucumbem a períodos de depressão moderada. Parte do motivo pode ser que, durante períodos de estresse elevado, o cérebro se acostuma a níveis altos de cortisol e, quando o estressor é removido (ou reduzido), o cérebro não consegue funcionar de forma eficaz. Sabemos, por estudos em animais, por exemplo, que o cérebro de ratos expostos a estresses repetidos acaba se tornando resistente a vias específicas de prazer; portanto, são necessários níveis cada vez mais altos das substâncias químicas do cérebro que causam "bem-estar" (dopamina, serotonina e endorfinas) para induzir uma resposta. Também é sabido há mais de vinte anos que pacientes que recebem altas doses de medicamentos semelhantes ao cortisol (como corticosteroides para tratar doenças autoimunes) também tendem a desenvolver problemas de memória e sinais de depressão clínica.

Portanto, ao nos perguntarmos "O cortisol causa depressão?", a resposta é, definitivamente, "talvez". Por certo parece que ter níveis elevados de cortisol aumenta o risco de desenvolver depressão. Parece também que o cortisol faz um bom trabalho ao atrapalhar a síntese, o transporte, a decomposição e a atividade geral dos neurotransmissores no cérebro. Por fim, também sabemos que o uso de medicamentos especializados para "interromper" a produção de cortisol pode reduzir os sintomas da depressão, mas esses medicamentos, conhecidos como *inibidores da esteroidogênese suprarrenal,* têm uma lista de efeitos colaterais desagradáveis tão longa quanto o seu braço.

Novamente, no entanto, se observarmos a relação entre o estresse e a função cerebral, veremos um efeito de duas fases, em que o estresse de curto prazo parece aprimorar a função cognitiva, enquanto o estresse crônico interrompe muitos aspectos da neuroquímica cerebral. Os pesquisadores teorizam que isso funciona mais ou menos assim: o estresse agudo causa um aumento no fluxo sanguíneo, no oxigênio e na glicose para os músculos (para luta/fuga) e também para o cérebro. Sabemos que a hipoglicemia (baixo nível de açúcar no sangue) pode prejudicar a concentração e a capacidade de pensar, portanto o aumento do suprimento de glicose deve, pelo menos transitoriamente, aumentar a capacidade cerebral. E isso acontece; estudos com pessoas expostas a fatores estressantes de curto prazo mostram que elas têm maior capacidade de memória e de resolução de problemas. Infelizmente, os efeitos estimulantes do estresse no cérebro são de curta duração (duram menos de trinta minutos), pois, quando o corpo está totalmente inundado de cortisol, o fluxo sanguíneo e o fornecimento de glicose ao cérebro começam a cair. A exposição prolongada das células cerebrais (neurônios) ao cortisol reduz sua capacidade de absorver glicose (sua única fonte de combustível) e – aqui está a parte realmente assustadora – faz com que elas diminuam de tamanho! Então é isso. O estresse repetido e a exposição prolongada ao cortisol – mais uma vez, a condição do Tipo C – na verdade levam a uma destruição progressiva dos neurônios no cérebro. Isso não é bom.

A conexão entre o diabetes de início na idade adulta (tipo 2) e a depressão é conhecida desde o final dos anos 1600, quando médicos britânicos observaram que o diabetes era mais comum em pessoas que sofriam de tristeza prolongada. A ligação entre estresse/depressão e diabetes/obesidade (atualmente chamada de "diabesidade") também é conhecida há muitos anos, mas foi apenas na última década que o cortisol surgiu como o elo entre as condições. O cortisol se acumula durante a depressão, o que poderia desencadear diretamente uma tendência à "diabesidade". De fato, pesquisadores da University of Michigan demonstraram que a redução da conversão do cortisol inativo em cortisol ativo nas células de gordura (usando flavonoides, conforme descrito no Capítulo 4) resulta em uma queda de 45-73% nos níveis de cortisol e uma redução de 10-13% na gordura abdominal em doze semanas. Outro grupo de pesquisadores holandeses descobriu que a depressão aumenta o risco de uma pessoa desenvolver diabetes em 37% – aproximadamente igual ao risco representado pelo fumo ou pela falta de exercícios.

Um grupo de pesquisadores do National Institute of Occupational Health, em Copenhague, Dinamarca, demonstrou recentemente que o "*bullying*" no trabalho aumenta os níveis de estresse e está associado a resultados adversos à saúde. Os trabalhadores que indicaram ter sofrido *bullying* no trabalho relataram mais sintomas de depressão, ansiedade e estresse geral, acompanhados por níveis elevados de cortisol. Foi interessante observar nesses estudos que, embora os níveis diurnos de cortisol estivessem elevados nos trabalhadores vítimas de *bullying* (indicando altos níveis de estresse no trabalho), seus níveis de cortisol "acordados" estavam suprimidos (indicando um alto risco de desenvolver distúrbios de estresse, como fadiga crônica e fibromialgia). Uma série semelhante de estudos realizados por pesquisadores alemães da University of Trier constatou que medidas mais altas de cortisol no trabalho estavam associadas a trabalhadores que se sentiam mais tensos, irritados e infelizes.

Pesquisadores de saúde mental da University of Michigan calcularam recentemente que aproximadamente 90% dos episódios de depressão se devem diretamente a eventos estressantes da vida. Também parece que níveis mais baixos de hormônios sexuais (estrogênio e testosterona em mulheres e testosterona em homens) podem exacerbar os efeitos depressivos do cortisol durante a meia-idade. Pesquisadores da Suécia demonstraram ainda que mulheres com depressão relacionada ao estresse têm níveis aumentados de cortisol e IL-6 (um marcador de inflamação das células imunológicas), sugerindo que a depressão também pode afetar a função imunológica.

É interessante (e confuso) observar que vários estudos mostraram que os níveis de cortisol são *baixos* em pessoas que sofrem de transtorno do estresse pós-traumático (TEPT), enquanto um número igual de estudos mostrou níveis *altos* de cortisol no TEPT. Outros estudos ainda não mostram nenhuma diferença nos níveis de cortisol entre pessoas que sofrem de TEPT e indivíduos "normais". Independentemente de os níveis de cortisol serem altos ou baixos, está claro que as pessoas com

TEPT têm muitas das mesmas queixas diárias que as pessoas que sofrem de estresse "cotidiano", incluindo problemas de memória, distúrbios do sono, fadiga diurna e ganho de peso abdominal. Pesquisadores holandeses que estudaram as semelhanças entre o TEPT e o *burnout* encontraram muitos dos mesmos níveis de exaustão, cinismo, sentimentos de competência reduzida e níveis reduzidos de cortisol, mas também descobriram que a intervenção psicoterapêutica (como a terapia de gerenciamento do estresse) leva a uma redução significativa das queixas e a um aumento dos níveis de cortisol em direção aos valores normais (a partir de níveis suprimidos). Pesquisadores de neurobiologia da Califórnia demonstraram que o cortisol é bom e ruim para a memória e para a função cerebral em geral. Em níveis baixos, o cortisol realmente ajuda na formação da memória e na recuperação das memórias armazenadas, mas em níveis *muito* baixos (como em alguns casos de TEPT) ou em níveis altos (como em casos de estresse extremo ou crônico), o cortisol demonstrou interferir na capacidade do cérebro de armazenar novas memórias e recuperar as antigas.

Quando se trata de estender o que sabemos sobre os efeitos do cortisol no cérebro em termos de humor, ansiedade e depressão para outras anormalidades cerebrais, é tentador especular sobre o papel do estresse na doença de Alzheimer. É importante observar, no entanto, que, embora possa haver algumas associações superficiais entre altos níveis de estresse e a doença de Alzheimer, simplesmente não temos nenhuma evidência *direta* de que o cortisol *cause* a doença de Alzheimer, embora o estresse crônico e os níveis elevados de cortisol certamente pareçam capazes de piorar muito a situação. É verdade que a maioria de nós, após os 40 anos, começará a experimentar algum grau de perda de memória "normal" relacionada à idade (geralmente chamada de *declínio cognitivo relacionado à idade,* ou DCRI), mas isso está muito longe da deterioração mental grave (demência senil) geralmente observada na doença de Alzheimer. Embora a doença de Alzheimer possa afetar até 50% das pessoas com mais de 85 anos em determinado grau, a condição envolve muito mais do que o simples esquecimento. Estudos dos neurônios do cérebro de pacientes com Alzheimer mostram um padrão claro de morte e destruição de células nas partes do cérebro envolvidas na memória e nos pensamentos mais elevados.

Também é interessante, à luz de nossas discussões sobre depressão e ansiedade, observar que a doença de Alzheimer geralmente começa com danos às células cerebrais que produzem um neurotransmissor chamado *acetilcolina*. A perda de acetilcolina causa sintomas que vão desde os mais sutis, como dificuldade para lembrar nomes ou datas, até problemas comportamentais mais perceptíveis, como depressão e ansiedade, e, por fim, desorientação extrema e perda da capacidade de cuidar de si mesmo. O tratamento medicamentoso com Cognex ou Aricept, que aumentam a ação da acetilcolina, pode produzir uma melhora modesta em casos leves da doença de Alzheimer, mas nenhum medicamento existente é capaz de restaurar a função normal das regiões danificadas do cérebro.

Portanto, o estresse e o cortisol estão apagando sua memória, destruindo suas emoções, causando ansiedade e matando suas células cerebrais. Puxa! Mas você pode fazer algo a respeito. Há muitas medidas que podem ser tomadas para causar impactos positivos na sua resposta ao estresse, nos seus níveis de cortisol e nos seus sentimentos de depressão e ansiedade. É disso que tratam os próximos capítulos.

CORTISOL E SEU INTESTINO

A imagem das úlceras induzidas pelo estresse está conosco há décadas. Você provavelmente já viu, em um seriado de TV ou em outro lugar do gênero, o retrato estereotipado do executivo estressado. Os prazos se aproximam, o estresse aumenta, e o homem de negócios ingere antiácidos para acalmar a úlcera que queima em seu estômago. Longe de ser um dos muitos exageros de Hollywood, o fenômeno das úlceras induzidas pelo estresse e outros problemas digestivos está documentado na literatura médica há mais de cinquenta anos. Do ponto de vista fisiológico, sabemos claramente que qualquer evento estressante faz com que a digestão seja interrompida. O fluxo sanguíneo é desviado dos órgãos digestivos para o coração e os músculos, a secreção de saliva e de enzimas digestivas é reduzida, e as contrações intestinais e a absorção de nutrientes são interrompidas. Esse rápido desligamento do processo digestivo faz todo o sentido, pois, do ponto de vista da sobrevivência a longo prazo, é mais importante fugir do estressor perigoso (o leão) do que digerir completamente todo o alimento. Haverá muito tempo para a digestão mais tarde; no momento, você precisa salvar a sua pele. É interessante observar, no entanto, que, mesmo enquanto os hormônios do estresse sinalizam ao corpo para interromper a digestão, esses mesmos hormônios, quando mantidos elevados por mais de alguns minutos, nos dizem para comer – e comer muito!

As evidências médicas mostram claramente que as úlceras do estômago (úlceras gástricas) e do intestino (úlceras duodenais) são muito mais comuns em pessoas ansiosas, deprimidas ou sob estresse crônico ou repetido. Diante dessas condições, que também são exemplos de estressores crônicos, muitas das ações digestivas são reduzidas, e o corpo também diminui a produção de outras medidas de proteção – como o muco que reveste o estômago e o bicarbonato que neutraliza os sucos gástricos altamente ácidos. Parece lógico, certo? E é mesmo. Por que o corpo deveria tomar várias medidas de proteção contra o ácido que nunca será secretado (uma vez que você está sob estresse)? Os problemas começam a ocorrer quando a pessoa experimenta os ciclos repetidos de alto estresse seguidos de estresse baixo/normal que se tornaram comuns em nossa sociedade moderna. Isso deixa o sistema digestivo totalmente confuso. Na maioria das vezes, o corpo não consegue secretar enzimas digestivas suficientes para digerir adequadamente os alimentos (produzindo náusea, constipação, gases e inchaço). Durante os momentos de "sorte" em que o corpo *consegue* secretar enzimas digestivas suficientes para decompor os alimentos de forma adequada, os mecanismos de proteção estão longe de estar totalmente operacionais, o que coloca a pessoa em risco de danos ao trato gastrointestinal (porque as enzimas digerem o revestimento do intestino, além de digerir os alimentos). Esse cenário diz muito sobre por que vários episódios de estresse intenso são conhecidos por causar mais úlceras do que um período contínuo mais longo de estresse elevado.

Para agravar o problema, outros fatores, como a função do sistema imunológico e o controle do corpo sobre a inflamação e a cicatrização de feridas, entram em ação. Está bem descrito na literatura médica que tanto os períodos repetidos de estresse agudo quanto os períodos contínuos de estresse crônico estão associados à supressão da atividade do sistema imunológico. Isso tem uma relação direta com o desenvolvimento de úlceras, pois uma menor atividade do sistema imunológico significa maior crescimento e maior atividade de uma bactéria chamada *Helicobacter pylori*, que infecta o estômago e causa úlceras em 80% das pessoas infectadas por ela. Para agravar o dano tecidual causado pelo crescimento acelerado da *H. pylori*, há uma supressão da capacidade do corpo de curar esse dano tecidual devido à inibição da síntese de prostaglandinas. Normalmente, as prostaglandinas são produzidas em resposta a danos nos tecidos, onde ajudam a reduzir a inflamação e acelerar a cicatrização. No entanto, durante períodos de estresse, a síntese de prostaglandinas é reduzida, o que sugere que o estresse não apenas aumenta a taxa de formação de úlceras, mas também diminui a taxa de reparo.

Além das úlceras, a doença intestinal mais comum relacionada ao estresse pode ser a síndrome do intestino irritável (SII). A maioria de nós terá algum grau de SII durante a vida. O nome "SII" é, na verdade, um termo genérico para uma variedade de distúrbios intestinais, inclusive colite (inflamação do revestimento do intestino grosso, também conhecido como cólon), na qual a dor abdominal é acompanhada de diarreia e/ou constipação, inchaço, gases e, ocasionalmente, secreção de muco ou sangue. A maioria das condições gastrointestinais que se enquadram na SII é causada ou exacerbada por períodos de estresse elevado. Pesquisadores irlandeses estabeleceram a ligação entre estresse, inflamação e doenças gastrointestinais, como a SII, por meio de uma série de experimentos envolvendo 151 indivíduos que demonstraram que a SII é claramente exacerbada por eventos psicológicos estressantes, com cortisol e citocinas inflamatórias, como IL-6 e IL-8, elevados em todas as formas de SII (ou seja, SII com diarreia, SII com constipação e SII com ambas).

Portanto, mais uma vez, temos más notícias sobre o estresse e o cortisol para um importante sistema corporal. O estresse leva à má digestão, a estômagos ulcerados e intestinos inflamados – o que não é nada bonito. Esses efeitos tendem a resultar em escolhas alimentares ruins, estado nutricional abaixo do ideal e uma queda nos níveis de energia e na sensação geral de bem-estar. O controle dos níveis de estresse e cortisol pode ajudar a reverter esses problemas.

CORTISOL, TECIDO CONJUNTIVO, OSTEOPOROSE E ARTRITE

O envelhecimento, como a maioria de nós sabe muito bem, está associado a mudanças drásticas em alguns dos aspectos estruturais de nosso corpo, como a força óssea e muscular, a elasticidade da pele e a função das articulações. Mudanças profundas na composição corporal também acompanham o avanço da idade, de modo que progressivamente ganhamos gordura, mas perdemos músculos (sarcopenia), ossos (osteopenia/osteoporose) e cartilagem articular (artropenia/artrite). Isso significa que provavelmente ficaremos mais fracos (por ter menos músculos), nos sentiremos cansados (pela redução da resistência aeróbica) e perderemos nossa capacidade de nos locomover com eficiência. Muitas pessoas simplesmente aceitam essas mudanças como efeitos inevitáveis do processo normal de envelhecimento – mas não são.

Felizmente, os pesquisadores estão aprendendo cada vez mais sobre as causas exatas das perdas relacionadas à idade nos tecidos conjuntivos (músculo, osso, cartilagem, pele, cabelo e unhas). Embora a causa do envelhecimento desses tecidos permaneça bastante complexa, os cientistas estão reduzindo a lista de possíveis fatores mediadores – e, mais uma vez, os níveis elevados de cortisol são apontados como um dos principais marcadores para acelerar essas perdas de tecido (em associação com baixos níveis de hormônios anabólicos, como o estrogênio nas mulheres e a testosterona e o DHEA nos homens).

Também é uma sorte o fato de que a perda de tecido conjuntivo relacionada à idade pode ser revertida, mesmo em indivíduos com quase cem anos de idade. Foi demonstrado que programas regulares de exercícios que incorporam treinamento de força, com ou sem exercícios aeróbicos, preservam ou aumentam as quantidades de músculo, osso e cartilagem em adultos mais velhos, além de melhorar sua capacidade de independência. Além disso, sabe-se que fatores dietéticos, como manter uma ingestão de proteína de até 2 gramas de proteína por quilo de peso corporal (ver o Capítulo 7 para obter recomendações mais detalhadas sobre proteínas) e uma ingestão de cálcio de pelo menos 1.500 miligramas por dia, levam a benefícios positivos em termos de manutenção da massa muscular e óssea com a idade.

A relação entre os níveis elevados de cortisol e a perda acelerada de cartilagem, ossos e músculos foi demonstrada em várias situações, inclusive em casos de pessoas com síndrome de Cushing (em que o cortisol elevado resulta em osteoporose e artrite graves) e anorexia nervosa (em que o cortisol elevado leva à perda de ossos e músculos). Estudos como esses também determinaram que a cura dessas doenças, e, portanto, a remoção da fonte de produção excessiva de cortisol, também restaura a cartilagem, os ossos e os tecidos musculares. Em estudos experimentais, foi demonstrado que o cortisol diminui os níveis de fatores de crescimento do tecido conjuntivo e inibe a atividade das células de formação óssea (osteoblastos), das células de formação muscular (células satélites) e das células de formação de cartilagem (condrócitos). Portanto, temos aqui uma situação em que os níveis excessivos de cortisol não só aceleram a degradação dos tecidos conjuntivos, mas também interferem no processo bioquímico de construção e reparo desses mesmos tecidos.

O mesmo cenário de aumento da perda e supressão do reparo é observado nos tecidos conjuntivos relacionados, como pele, cabelo e unhas. As ações do cortisol para aumentar o catabolismo (quebra) de muitas formas de tecidos conjuntivos estão bem documentadas na literatura médica e, embora esses problemas possam não ter a mesma magnitude para a saúde que a osteoporose, ninguém quer ter pele seca, cabelos finos e unhas rachadas.

A maioria de nós que passou dos 40 anos provavelmente começou a perder quantidades substanciais de músculo, osso e cartilagem, e nossa pele está muito longe do tecido macio e suave com o qual nascemos. Começamos a ver esses declínios na quantidade e na qualidade do tecido conjuntivo a partir de meados dos 30 e início dos 40 anos e, quando chegamos aos 70, já perdemos cerca de 20% do que tínhamos aos 20 anos. Essas perdas têm todos os tipos de implicações em relação à nossa força, quantas calorias queimamos, quanta energia temos, como nos sentimos e nossa aparência. Níveis elevados de cortisol à medida que envelhecemos têm sido implicados na aceleração da destruição do tecido conjuntivo, enquanto os níveis decrescentes de estrogênio (em mulheres), testosterona (em homens), IGF-1 e hormônio do crescimento (em ambos os sexos) são conhecidos por fazer parte da nossa capacidade prejudicada de reconstruir o tecido danificado.

A capacidade de reconstruir tecidos danificados desempenha um papel importante no alívio de determinadas condições de dor crônica. Pesquisadores da University of Michigan descobriram que os níveis de cortisol, por si sós, explicam 38% da variação da dor entre os pacientes com fibromialgia, enquanto cientistas de Hong Kong demonstraram que o otimismo é capaz de reduzir os níveis de cortisol e a percepção da dor em maior grau do que o pessimismo, e que os pensamentos negativos podem aumentar o cortisol e a dor subjetiva.

Pesquisadores gregos da Athens Medical School demonstraram que os níveis elevados de estresse e cortisol não só aumentam a inflamação em todo o corpo (por meio de níveis mais altos de citocinas), mas também suprimem o metabolismo do hormônio da tireoide. A função suprimida da tireoide resulta em níveis reduzidos da forma ativa T3 do hormônio da tireoide (que ajuda a manter a taxa metabólica do corpo) e níveis aumentados de rT3 inativo (reduzindo o número de calorias que o corpo queima). E como se o aumento das citocinas inflamatórias não fosse ruim o suficiente para causar um aumento no risco de doenças cardíacas, pesquisadores da University of Alberta também demonstraram que as citocinas estimulam a ativação do cortisol pela HSD e, portanto, podem servir como o principal sinal para o ganho de gordura abdominal induzido pela inflamação.

A boa notícia em termos de manutenção do tecido conjuntivo é que uma série de estudos realizados na Tufts University e na Penn State University demonstrou benefícios significativos no combate à fragilidade associada à perda extrema de músculos, cartilagens e ossos em idosos. Os resultados desses estudos mostram que os participantes idosos frágeis são capazes de aumentar a massa muscular e óssea e *dobrar* a força muscular com o treinamento de resistência realizado de duas a três vezes por semana. Os participantes dos programas de exercícios conseguiram se locomover com mais facilidade e com menos dor nas articulações do que antes do treinamento. Um benefício colateral interessante do aumento da musculatura foi um aumento médio de 15% no gasto calórico diário em comparação com os participantes sedentários.

É um pouco mais difícil avaliar os efeitos dos níveis elevados de cortisol em outros tecidos conjuntivos dos seres humanos, como pele, cabelo e unhas. Entretanto, estudos laboratoriais lançaram uma luz interessante sobre o fato de que o excesso de cortisol tem uma ampla gama de efeitos adversos sobre a bioquímica subjacente da pele e dos tecidos relacionados. Por exemplo, pesquisadores da Finlândia demonstraram que, embora um nível baixo de cortisol seja capaz de estimular a síntese e retardar a degradação (em cerca de 25%) de elementos estruturais da pele, como ácido hialurônico e proteoglicanos, níveis mais altos de cortisol têm exatamente o efeito oposto, reduzindo a síntese e acelerando a degradação desses compostos em mais de 40%. Tanto o ácido hialurônico quanto os proteoglicanos são responsáveis pela hidratação da pele, atraindo e retendo quantidades adequadas de umidade, portanto, níveis reduzidos desses compostos na pele significam seu ressecamento. Efeitos semelhantes foram observados em proteínas relacionadas à pele, como a elastina (necessária para a elasticidade da pele) e o colágeno (necessário para a resistência da pele), e essas observações levaram muitos pesquisadores a levantar a hipótese de que os níveis elevados de cortisol podem ser responsáveis pelo "envelhecimento" acelerado da pele e por sua atrofia geral (enrugamento) observados durante o tratamento medicamentoso com cortisol sintético.

CORTISOL E ENVELHECIMENTO

Embora você não possa fazer nada em relação à sua idade, provavelmente é importante discutir as diferenças na resposta ao estresse entre pessoas mais jovens e mais velhas. Em termos muito gerais, parece ser verdade que, à medida que envelhecemos, nos tornamos menos capazes de lidar com o estresse de forma eficaz. Isso significa que, para a mesma "carga" de estresse, seja por exercício, doença, emoções ou qualquer outro motivo, uma pessoa mais jovem tenderá a "lidar melhor" com o estressor em comparação com uma pessoa mais velha. A principal distinção não parece ser uma grande diferença na resposta inicial ao estressor; os idosos tendem a secretar tantos hormônios do estresse quanto suas contrapartes mais jovens (embora os idosos também tendam a ter níveis mais altos de cortisol, mesmo em condições normais, sem estresse). Em vez disso, os indivíduos mais jovens tendem a se recuperar mais rapidamente do estresse, de modo que conseguem fazer com que seus níveis de cortisol voltem a ficar dentro da faixa normal em um período de tempo muito mais curto do que os indivíduos mais velhos. A capacidade de desativar rapidamente a resposta ao estresse após a remoção de determinado fator estressante também parece estar associada a um crescimento mais lento das células cancerígenas (tumores), de modo que os jovens parecem ter uma vantagem quando se trata de combater o câncer (pelo menos em ratos de laboratório).

Para entender melhor a relação entre o cortisol e o envelhecimento, vamos considerar a situação do salmão. Você provavelmente conhece o básico da história: o salmão nada rio acima por milhares de quilômetros, desova e morre rapidamente (que vida!). Se você pegasse um salmão logo após a desova, veria algumas coisas interessantes, como um sistema imunológico deficiente, muitas infecções, feridas não cicatrizadas, úlceras estomacais etc. Parece uma resposta hiperativa ao estresse – e é exatamente isso que acontece. Os biólogos marinhos estudaram a fisiologia dos salmões em fase de desova e descobriram que, vejam só, eles têm níveis de cortisol extremamente altos. Se dermos um passo adiante e removermos as glândulas suprarrenais desses salmões, adivinhe o que acontece? A ausência de glândulas suprarrenais significa que o salmão não apresenta secreção de cortisol e não morre de forma rápida; ele vive perfeitamente bem por mais um ano ou até mais (o que é bastante tempo para um peixe). A principal razão pela qual os níveis de cortisol ficam completamente loucos no salmão é que ele desenvolve rapidamente uma incapacidade de regular a secreção de cortisol. Por alguma razão, seu organismo não consegue reconhecer o fato de que tem bastante cortisol no sistema, de modo que as glândulas suprarrenais continuam produzindo mais e mais – e todos os sistemas orgânicos se deterioram rapidamente. Um colapso semelhante relacionado à idade na regulação da secreção de cortisol ocorre em outros animais, incluindo camundongos, ratos, cães, macacos, babuínos e humanos (embora não de forma tão dramática quanto no salmão).

Uma das descobertas mais empolgantes nos últimos anos de pesquisa sobre estresse foi feita por cientistas da University of California em São Francisco. Os pesquisadores do Departamento de Psiquiatria dessa universidade demonstraram uma ligação distinta entre o estresse psicológico e as taxas aceleradas de envelhecimento em humanos. Há anos sabemos que o estresse faz com que roedores, minhocas e babuínos envelheçam mais rapidamente, mas essa é a primeira evidência direta que temos para indicar um envelhecimento mais rápido em pessoas estressadas – e, como é de se esperar, um aumento nas taxas de colesterol alto, hipertensão, açúcar alto no sangue e maior obesidade abdominal.

Em um estudo com professores na Finlândia, descobriu-se que os professores mais velhos (com idade média de 54 anos) tinham uma exposição muito maior ao cortisol e pressão arterial elevada em comparação com os professores mais jovens (com idade média de 31 anos). Descobriu-se que a diferença nos níveis de cortisol se deve à incapacidade dos professores mais velhos de se "recuperarem" dos altos níveis de estresse no trabalho. Tanto os grupos mais jovens quanto os mais velhos apresentaram altos níveis de cortisol no trabalho, mas somente os professores mais jovens apresentaram um nível reduzido de cortisol após o trabalho. Os psiquiatras da Stanford University demonstraram que os cuidadores de pacientes com doenças crônicas (profissionais ou familiares) apresentam níveis significativamente mais altos de cortisol, o que pode estar relacionado ao desenvolvimento de disfunção mental mais tarde na vida.

Pesquisadores italianos demonstraram que, quanto mais velhos ficamos, mais cortisol temos e pior é a memória. Esses pesquisadores indicaram que a relação cortisol/idade/memória se deve em grande parte à tendência do cortisol de encolher uma área do cérebro chamada *hipocampo*, que tem um alto nível de receptores de cortisol e está envolvida na memória. Além de os níveis de cortisol nos sujeitos da pesquisa aumentarem com a idade, os níveis de testosterona também diminuíram, o que levou a um efeito prejudicial "duplo" sobre a função cerebral com a idade. Pesquisadores britânicos da faculdade de medicina da Birmingham University também demonstraram que, à medida que os níveis de cortisol aumentam e os níveis de testosterona caem com a idade e o estresse, a função imunológica também cai, causando um aumento nas taxas de infecção em idosos estressados.

Então, isso significa que todos nós estamos destinados a sucumbir à falência de órgãos relacionada ao cortisol à medida que envelhecemos? Certamente que não. Fazer algumas das escolhas certas em termos de regime de exercícios, ingestão de alimentos, padrões de sono e o uso criterioso de suplementos nutricionais pode ajudar muito a retardar algumas das mudanças que hoje consideramos "relacionadas à idade" no funcionamento do nosso corpo, na nossa aparência e no modo como nos sentimos.

RESUMO

Ufa! Se as informações anteriores não o deixam estressado (nem que seja um pouco), então você não está lendo com atenção. À primeira vista, muitos de nós podem ver a estreita relação entre estresse, cortisol e a longa lista de doenças crônicas como um desastre sem solução esperando para acontecer – e, para muitas pessoas, é isso mesmo. A boa notícia, no entanto, é que, com as informações corretas e a motivação adequada, é possível fazer muito para neutralizar esses problemas em potencial. A ideia geral é controlar a resposta ao estresse de forma que os níveis de cortisol sejam mantidos dentro da faixa ideal – nem muito altos, nem muito baixos –, tendo como resultado a saúde e o bem-estar a longo prazo. O restante do livro mostra como fazer isso.

CAPÍTULO 7

COMO NEUTRALIZAR OS EFEITOS DO ESTRESSE CRÔNICO

Pergunte a qualquer pessoa sobre seu nível de estresse e você certamente ouvirá que ele é alto (a menos que você tenda a se cercar de pessoas do Tipo B, descontraídas, como os surfistas). Suportar um alto nível de estresse é quase um distintivo de honra nos dias de hoje; se você não afirmar que está sob estresse extremo, pode achar que os outros o verão como um pouco preguiçoso.

Está certo, então vamos aceitar o fato de que a maioria de nós tem muito estresse para lidar. Isso é necessariamente uma coisa ruim? Não, porque algumas pessoas conseguem lidar com uma grande quantidade de estresse sem sucumbir a nenhum de seus efeitos prejudiciais à saúde – pelo menos por um período. Algumas pessoas até afirmam que prosperam com o estresse, quando sabemos que o que elas realmente prosperam é a descarga de adrenalina e endorfinas que as situações estressantes estimulam em seu organismo. Infelizmente, embora a adrenalina e as endorfinas por certo nos encham de energia e boas sensações (pelo menos por alguns minutos), a secreção de cortisol resultante pode nos trazer problemas de saúde a longo prazo.

Mas como saber se tudo isso se aplica a você? Como saber qual é a sua posição no espectro do estresse? Como saber se você corre o risco de ter todos os problemas de saúde desagradáveis descritos nos capítulos anteriores? É simples. Consulte os resultados de seu autoteste do Tipo C, localizado na Introdução (se você ainda não fez o teste, totalizou seus resultados e descobriu seu índice de Tipo C, agora é um bom momento para dedicar alguns minutos a isso). É provável que você seja uma Jess Estressada. Isso significa que tudo neste livro – desde os avisos sobre os efeitos do estresse excessivo e do aumento dos níveis de cortisol até os conselhos sobre como neutralizar esses efeitos – se aplica a você.

Mas, mesmo que você não seja sempre uma Jess Estressada, é quase certo que há momentos em que uma Jane Tensa ou um Jack Relaxado precisam de uma mãozinha no controle do estresse. Não importa se você é do Tipo A, que se empenha com afinco, ou do Tipo B, que é mais relaxado e não se deixa abater, todos nós corremos o risco de entrar periodicamente no estilo de vida do Tipo C (que se caracteriza por níveis elevados de cortisol). Para os tipos Janes e Jacks, este livro pode ser usado como um recurso *à la carte*: experimente um pouco disso e um pouco daquilo para ver quais estratégias de controle do cortisol são mais eficazes para a sua situação específica.

KITS DE TESTE DE ESTRESSE SUPRARRENAL

Você deveria sair correndo e comprar um daqueles kits caseiros que medem os níveis de cortisol na saliva ou na urina? Provavelmente não. Embora existam kits de testes hormonais caseiros, a validade e a utilidade desses kits são limitadas – e o mesmo vale para as análises hormonais mais sofisticadas que podem ser solicitadas pelo seu médico. Por quê? A principal razão pela qual esses testes são desnecessários para a maioria das pessoas é que os níveis de cortisol, DHEA, testosterona e hormônios relacionados flutuam normalmente durante o dia e podem mudar a qualquer momento. Isso significa que o próprio ato de fazer o teste pode alterar os resultados, tornando-os praticamente inúteis, a menos que sejam administrados da maneira correta, o que é muito difícil, mesmo em condições laboratoriais controladas.

Realizamos medições de cortisol e testosterona em nossa clínica de nutrição como parte do nosso programa de estilo de vida SENSE, mas fazemos isso em um ambiente de pesquisa para quantificar a magnitude do controle hormonal em grupos de participantes – não para classificá-los como tendo níveis "altos" ou "baixos" de determinado hormônio. Na maioria dos casos, você já saberá se está sofrendo de estresse elevado. Ao responder às perguntas do autoteste Tipo C (que também usamos em nossos estudos do programa SENSE), você pode ter uma boa ideia da quantidade de estresse a que está exposto, como tende a lidar com esse estresse e qual o nível de risco que esse estresse pode representar para sua saúde a longo prazo (você também economizará o alto valor que normalmente é cobrado pelos testes de estresse suprarrenal enviados por correio).

CONTROLE DA RESPOSTA AO ESTRESSE: O PROGRAMA DE ESTILO DE VIDA SENSE

Uma das melhores notícias contidas neste livro é o fato de que há quase tantas maneiras diferentes de *lidar* com o estresse quanto há coisas que o *causam*. Todos nós conhecemos os princípios básicos para lidar com o estresse (a vovó nos diz isso há anos), mas muitas vezes nos esquecemos de como alguns desses remédios simples podem ser realmente eficazes. Talvez as atividades antiestresse mais eficazes sejam também as mais fáceis de realizar. Práticas como uma dieta balanceada, descanso adequado e exercícios regulares podem fazer maravilhas para ajudar o corpo a se adaptar e responder a eventos estressantes. Infelizmente, o estresse muitas vezes nos leva a fazer exatamente o contrário: consumimos comida não saudável, não conseguimos relaxar e não temos tempo para fazer exercícios, o que só serve para agravar o problema e exacerbar os efeitos prejudiciais do estresse em nosso corpo. Controlar sua resposta individual ao estresse com várias técnicas de relaxamento pode ajudar a modular a secreção de cortisol e normalizar o metabolismo, mas para muitas pessoas essas técnicas simplesmente não são realistas diante de seu estilo de vida agitado. Então, o que fazer?

Já sabemos, pelos capítulos anteriores, que o controle dos níveis de cortisol produzirá todos os tipos de benefícios maravilhosos para a saúde. O retorno do cortisol a uma faixa ideal fará com que o gasto calórico volte ao normal, reduzirá a gordura corporal, preservará a massa muscular, diminuirá o apetite e aumentará os níveis de energia – e esses são apenas alguns dos efeitos que você poderá *sentir*. Outros benefícios do controle dos níveis de cortisol – como a redução do colesterol e do açúcar no sangue, a manutenção da capacidade cerebral, a redução da perda óssea e o fortalecimento da função imunológica – ocorrerão de forma mais "silenciosa", o que significa que você ainda estará colhendo os benefícios, mas não necessariamente os perceberá da mesma forma que um aumento no nível de energia ou uma cintura mais fina.

Para reduzir a incidência de determinadas doenças, o uso de intervenções comportamentais que diminuem o estresse pode ser tão benéfico para a saúde a longo prazo quanto parar de fumar, perder peso, reduzir os níveis de colesterol, alimentar-se bem ou fazer exercícios. Em outras palavras, se for possível evitar situações estressantes, esse é o primeiro curso de ação óbvio. Infelizmente, evitar o estresse nem sempre é possível ou realista para a maioria de nós. Portanto, ou você precisa aprender a lidar com o estresse da maneira mais eficaz possível – geralmente chamado de *gerenciamento do estresse* – ou precisa encontrar uma maneira de reduzir os efeitos do estresse no seu corpo.

A parte difícil, é claro, é decidir qual é a melhor abordagem para controlar os níveis de cortisol para *você*. Para algumas pessoas, uma abordagem de gerenciamento do estresse, como a prática de técnicas de relaxamento, é o método mais adequado para controlar o cortisol, enquanto outras podem preferir exercitar seus níveis de cortisol em faixas normais, e outras ainda podem recorrer a suplementos dietéticos como uma maneira conveniente de controlar os níveis de cortisol.

As seções a seguir resumem um programa de recomendações gerais para o controle dos níveis de cortisol. Essa abordagem é chamada de programa SENSE. SENSE significa ***S****tress management* (gerenciamento de estresse), ***E****xercise* (exercício), ***N****utrition* (nutrição),

S*upplements* (suplementos) e ***E****valuation* (avaliação) – as cinco áreas principais que podem ser prontamente utilizadas por qualquer pessoa para controlar os níveis de cortisol (este capítulo resume as quatro primeiras partes do programa. A última parte, a avaliação, é abordada no Capítulo 9). Ao ler o restante deste capítulo e os próximos, lembre-se de que o programa de estilo de vida SENSE é uma abordagem comprovada por pesquisas para controlar a resposta do seu corpo ao estresse e ajudá-lo a perder peso e a se sentir muito melhor. O SENSE foi conduzido e estudado por mais de cinco anos e apresentado em algumas das principais conferências de ciência da nutrição do mundo, incluindo o American College of Nutrition, Experimental Biology, o American College of Sports Medicine, a International Society for Sports Nutrition e a North American Society for the Study of Obesity. Em todas essas apresentações, os resultados médios de participantes mostraram quedas significativas nos níveis de gordura corporal, manutenção dos perfis hormonais, controle do colesterol e melhorias drásticas nos níveis de humor e energia – e fazemos tudo isso com uma taxa de conclusão fenomenalmente alta (90% dos nossos participantes concluem o programa SENSE, em comparação com a taxa de conclusão típica de 50% de muitos programas comerciais e de livros de dieta). Para uma cobertura mais detalhada dos tópicos de dieta, exercícios, relaxamento e outras técnicas de gerenciamento de estresse, há vários livros excelentes disponíveis; consulte a seção Recursos, no final deste livro, para obter algumas recomendações. Consulte também o Capítulo 9, dedicado inteiramente ao programa SENSE.

O programa SENSE

S = Gerenciamento do estresse
E = Exercício
N = Nutrição
S = Suplementos
E = Avaliação

GERENCIAMENTO E PREVENÇÃO DO ESTRESSE (OU PARA ONDE FORAM NOSSAS FÉRIAS?)

Um estudo recente do Families and Work Institute nos deu uma péssima notícia: um em cada três trabalhadores americanos se sente cronicamente sobrecarregado. O culpado? A tecnologia – principalmente aqueles itens como celulares e laptops, que nos permitem trabalhar em todo e qualquer lugar e, infelizmente, o tempo todo. É realmente uma pena que "estar ocupado" tenha se tornado um símbolo de status (que se dane a ética de trabalho puritana), pois as pesquisas científicas deixam claro que estar ocupado demais e sempre "ligado" é prejudicial à saúde física e mental a longo prazo. Não me entenda mal – o trabalho árduo é importante e valioso, mas trabalhar demais por muito tempo leva ao esgotamento, à redução da criatividade e à ineficiência.

Há muitas ideias e teorias sobre o gerenciamento do estresse e a modulação da resposta ao estresse. Muitas dessas ideias giram em torno de algum aspecto da recuperação do "controle" sobre a resposta ao estresse, geralmente tentando controlar o grau de estresse ou fazer com que o estressor ocorra com previsibilidade. Por que isso deveria fazer alguma diferença – afinal, um fator de estresse é um fator de estresse, certo? Talvez não. Por exemplo, *qualquer* leão que avance em sua direção vindo dos arbustos será estressante, mas saber *onde* e *quando* esse leão avançará pode tornar o estresse um pouco mais controlável.

Sabemos, por meio de estudos com animais e seres humanos, que pelo menos três fatores podem fazer uma enorme diferença na forma como o corpo responde a determinado estressor: se há alguma *saída* para o estresse, se o estressor é *previsível* e se o ser humano ou o animal acha que tem algum *controle* sobre o estressor. Esses três fatores – saída, previsibilidade e controle – surgem como fatores moduladores repetidamente em estudos de pesquisa sobre estresse. Por exemplo, coloque um rato em uma gaiola e submeta-o a uma série de choques elétricos de baixa voltagem (parece bastante estressante), e o rato terá níveis elevados de cortisol e desenvolverá úlceras (você também teria). Pegue outro rato, dê a ele a mesma série de choques, mas também dê a ele uma saída para o estresse – como algo para mastigar, algo para comer ou uma roda para correr –, e seus níveis de cortisol não subirão (tanto) e ele não desenvolverá úlceras. O mesmo acontece com os seres humanos sob estresse: saia para correr, grite com a parede ou faça qualquer outra coisa que sirva de válvula de escape para controlar os níveis de cortisol – e os níveis de cortisol serão reduzidos (um pouco), e muitos dos efeitos prejudiciais do estresse serão neutralizados (ou pelo menos modulados).

Vamos falar agora sobre o segundo dos três moduladores de estresse: a previsibilidade. Digamos que alguém o acordasse no meio da noite, o colocasse em um avião e o fizesse saltar dele a dez mil pés de altitude. Bastante estressante, não é? Essa experiência certamente seria acompanhada de aumento da frequência cardíaca e da pressão arterial, alterações nos níveis sanguíneos de glicose e ácidos graxos e, é claro, um grande aumento nos níveis de cortisol no sangue. O que você acha que aconteceria se fosse forçado a fazer isso a cada duas noites ou mais durante os próximos meses? Longe de ser um feixe de nervos estressado, na verdade você se acostumaria a isso – e sua resposta ao estresse se tornaria menos pronunciada. Na verdade, esse cenário foi estudado em *rangers* (soldados de comando) do Exército dos Estados Unidos que estavam treinando na escola de salto para se tornarem paraquedistas. No início do treinamento, os soldados sofreram enormes aumentos nos níveis de cortisol durante cada salto, mas, ao final do curso, suas respostas ao estresse eram praticamente inexistentes. Ao tornar o fator de estresse mais previsível, a resposta ao estresse de cada soldado foi controlada em um grau muito maior (embora o paraquedismo provavelmente nunca se torne uma atividade livre de estresse por completo).

Por fim, o conceito de controle é fundamental para entender por que algumas pessoas respondem a um estressor com elevações gigantescas de cortisol, enquanto outras respondem ao mesmo estressor com uma resposta de cortisol muito menor. Esse conceito foi demonstrado em ratos treinados a pressionar uma alavanca para evitar levar um choque. Toda vez que o rato leva um choque, ele pressiona a alavanca, e o próximo choque é adiado por vários minutos. Se essa alavanca for desativada, de modo que não tenha efeito sobre o momento do próximo choque, o rato ainda apresentará uma ocorrência menor de doenças relacionadas ao estresse (como úlceras e infecções) porque *acha* que ainda tem controle sobre os choques. Uma comparação interessante pode ser feita com pessoas que trabalham em condições de alto estresse, como durante um período de demissões corporativas. Para muitos trabalhadores, essa é uma situação de alta instabilidade e baixo controle (portanto, alto estresse), enquanto para outros, talvez aqueles em um departamento que não será afetado pelos cortes de empregos, há muito menos estresse (e menos problemas de saúde).

Esse terceiro modulador de estresse, a sensação de estar no controle, *não* significa que você precisa tentar obter um alto grau de controle sobre todos os aspectos da sua vida – porque tentar fazer isso pode, na verdade, *aumentar* os níveis de cortisol. Em vez disso, para a maioria de nós, significa fazer o melhor possível, como diz o ditado, para controlar as coisas que você pode controlar e aceitar as coisas que você não pode mudar (ou sobre as quais não tem controle).

Pesquisadores suíços do Instituto de Psicologia da University of Zurich demonstraram que as técnicas de gerenciamento do estresse podem reduzir o estresse, a ansiedade e a exposição ao cortisol em situações estressantes da "vida real". De acordo com os pesquisadores, a importância do gerenciamento diário do estresse não pode ser superenfatizada em virtude das descobertas de que a exposição ao estresse crônico de longo prazo (e ao cortisol elevado) pode levar à incapacidade de organizar uma resposta normal ao estresse (e, portanto, a um nível suprimido de cortisol). Pesquisadores canadenses de psicologia do Alberta Cancer Board demonstraram que a "redução do estresse com base na atenção plena" (ioga, meditação e exercícios de relaxamento) resulta em uma melhora rápida e significativa na qualidade de vida geral, nos sintomas de estresse e na qualidade do sono em mulheres com câncer de mama e homens com câncer de próstata. Pesquisadores alemães demonstraram que pessoas em estado de estresse crônico podem se beneficiar de abordagens *simplificadas* de gerenciamento de estresse, como aulas semanais de ioga, que resultam em melhorias nos níveis de cortisol e medidas psicológicas de estresse, bem-estar, vigor, fadiga e depressão.

A esta altura do livro, não é preciso dizer que controlar a resposta ao estresse é uma coisa boa, mas o fato é que a maioria de nós não se preocupa em seguir esse conselho. Entretanto, incorporar o controle do estresse à sua vida não significa necessariamente trancar-se em um quarto escuro para entrar em contato com o seu eu interior. Em vez disso, primeiro é preciso entender que há estresse na sua vida (fácil) e aceitar que o estresse fará "coisas ruins" ao seu corpo e à sua saúde (também fácil), a menos que você faça algo a respeito (mais fácil do que você pensa). Felizmente, há muitas técnicas, várias delas baseadas em pesquisas, que podem ser usadas para ajudar a gerenciar a resposta do seu corpo ao estresse – e muitas delas nem mesmo envolvem mudanças drásticas no estilo de vida. Por exemplo, considere o seguinte:

Altere seu programa de e-mail para que ele verifique se há novas mensagens apenas uma vez por hora. A maioria dos programas de e-mail é configurada para verificar se há novas mensagens a cada cinco minutos. Isso significa que você é interrompido pelo sinal sonoro de nova mensagem noventa e seis vezes em um dia durante oito horas! Como você espera conseguir fazer algum trabalho "de verdade"? Além disso, considere (como eu faço) *desligar* seu programa de e-mail até a segunda metade do dia, o que permitirá que você realize seu trabalho "importante" pela manhã, quando estiver mentalmente renovado.

Sempre que possível, deixe o celular de lado. Mesmo que você diga a si mesmo que não vai atendê-lo, há uma parte da sua mente que está esperando o toque. Você precisa deixar essa parte do seu cérebro relaxar e esquecer o telefone pelo menos de vez em quando.

Leia algo leve. Pegue um livro ou revista que não tenha valor social redentor e divirta-se com ele. Se isso for muito decadente para o seu gosto, alterne um livro "bom" que possa lhe ensinar algo com um livro "leve" no qual você possa simplesmente se perder. Por quê? Porque isso permite que sua mente "escape" e se recarregue, para que volte ainda mais forte, mais criativa e mais resistente ao estresse. Em um recente voo pelo país, sentei-me ao lado de uma mulher que estava lendo uma revista de pesquisa genética (eu estava lendo uma revista de ciclismo). Como colega cientista, comentei sobre seu material de leitura, e ela riu porque, embaixo da revista de pesquisa, ela tinha um daqueles tabloides de fofocas de celebridades que você vê no caixa do supermercado. Ela explicou que não via a hora de "ler" seu diário de genética para poder "ficar por dentro" das últimas "fofocas" – foi hilário. Acontece que nós dois estávamos indo para a mesma conferência de pesquisa sobre obesidade em Boston, e ambos apreciamos a importância de "fugir" por alguns minutos de nossas revistas.

Tire miniférias diárias. Eu fico muito tempo sentado em frente ao computador, mas também me levanto a cada uma ou duas horas para fazer um alongamento rápido ou uma caminhada pelo escritório. Você ficará surpreso com a forma como uma rápida flexão dos músculos e um aumento na circulação podem ajudar a limpar as teias de aranha da sua mente. Uma das melhores maneiras de desestressar durante o dia de trabalho é reviver a arte perdida do almoço. Almoce! Muitas pessoas pulam o almoço (ruim do ponto de vista metabólico e mental) ou o devoram em suas mesas (o que é ainda pior). Em vez disso, tire uma hora para saborear uma refeição saudável e relaxar sua mente. Melhor ainda, use essa hora para conversar com amigos ou colegas de trabalho – você terá uma segunda metade do dia mais produtiva e provavelmente realizará um trabalho de alta qualidade, com mais criatividade e eficiência do que se tivesse trabalhado durante o almoço.

Tire um dia inteiro de folga por semana. Sem trabalho. Sem pensamentos sobre o trabalho ou preocupações com o trabalho. Tire esse dia para descansar, refletir e recarregar as baterias (independentemente de o dia "sabático" ter ou não alguma conotação religiosa para você). Leia um livro. Faça uma caminhada. Deleite-se com o ato de não fazer nada. Garanto que se você se entregar a um mês inteiro de "domingos sem fazer nada", você se sentirá mais revigorado física e mentalmente do que poderia imaginar. Não fazer nada lhe dará muito em troca.

Recrear para recriar. Dar a si mesmo permissão para relaxar não significa que você é um preguiçoso; significa que você está um passo à frente dos autômatos de nariz empinado que estão no caminho rápido para o esgotamento. Como consultor de nutrição de longa data de alguns dos principais atletas do mundo, posso lhe dizer sem sombra de dúvida que saber quando se esforçar e quando relaxar é o que separa os campeões olímpicos dos perdedores. Embora sua própria vida possa ser "muito ocupada" na maior parte do tempo, são esses momentos de relaxamento e descompressão que permitem que você volte a trabalhar com energia e criatividade renovadas.

Faça uma massagem. Pesquisadores australianos demonstraram que algo tão simples como uma massagem semanal de quinze minutos nas costas reduziu os níveis de cortisol, a pressão arterial e as medidas gerais de ansiedade em um grupo de enfermeiras altamente estressadas. Outro estudo sobre massagem realizado na faculdade de medicina da University of Miami mostrou uma notável redução de 31% nos níveis de cortisol após a massagem terapêutica, bem como um aumento de 28% na serotonina, o neurotransmissor de bem-estar.

Tome um banho. Cientistas japoneses de Osaka demonstraram uma redução significativa nos níveis de cortisol em homens altamente estressados após um banho quente relaxante. Os homens com os mais altos níveis de estresse tiveram as reduções mais drásticas nos níveis de cortisol.

Imagine soluções criativas. Pesquisadores japoneses de Kyoto demonstraram que os exercícios de imaginação guiada (relaxamento por meio da imaginação de soluções para o estresse) podem reduzir os níveis de cortisol logo na primeira sessão. Em uma série de estudos, os participantes praticaram a substituição de imagens mentais desagradáveis de eventos estressantes por pensamentos confortáveis, resultando em um deslocamento do estresse, uma mudança para um estado emocional equilibrado e uma queda significativa na exposição ao cortisol. Pesquisadores de psicologia da UCLA também demonstraram que pacientes estressados que realizam uma "tarefa de afirmação de valores" (recitar mentalmente seus valores pessoais), em reação a eventos estressantes, conseguem reduzir suas respostas de cortisol ao estresse. Você se lembra de *A pequena locomotiva*? Bem, as crianças pequenas demonstram a mesma resiliência ao estresse quando aplicam a abordagem "Eu acho que posso" aos estressores escolares. Em um estudo realizado por pesquisadores suecos, crianças em idade escolar apresentaram níveis mais baixos de cortisol quando abordaram situações estressantes com imagens mentais que afirmavam: "Eu posso resolver essa tarefa".

Tire um fim de semana prolongado. Mesmo períodos curtos de ausência podem resultar em uma queda significativa nos níveis de cortisol. Em um estudo, um fim de semana de três dias e duas noites levou a uma redução nos níveis de cortisol e nos marcadores gerais de estresse, bem como a um aumento na função do sistema imunológico.

Faça uma aula de ioga. Psicólogos suecos demonstraram recentemente que dez sessões de ioga durante quatro semanas resultam em benefícios significativos na psicologia e na fisiologia de homens e mulheres. Os participantes das sessões de ioga apresentaram melhorias nos níveis de cortisol, estresse, raiva, exaustão e pressão arterial.

Ore. Uma pesquisa sobre religião da Arizona State University mostrou que as pessoas mais espiritualizadas e que rezam com mais frequência têm níveis mais baixos de cortisol e pressão arterial mais baixa.

Adquira um animal de estimação. Os cientistas da Virginia Commonwealth University querem que você tenha um cachorro. Com base em suas descobertas, profissionais de saúde altamente estressados conseguiram reduzir significativamente seus níveis de cortisol após apenas cinco minutos de "terapia com cães". Embora não tenha havido medidas dos níveis de cortisol nos cães, podemos imaginar que eles também se beneficiaram ao brincar com os profissionais de saúde.

Aumente o volume das músicas. Cientistas franceses demonstraram que a música relaxante foi capaz de reduzir significativamente os níveis de cortisol após um evento estressante (em comparação com o silêncio).

Durma um pouco. Dormir o suficiente é, de longe, a técnica de gerenciamento de estresse mais eficaz que temos à nossa disposição. Você sabia que apenas uma ou duas noites de sono bom, profundo e reparador podem fazer mais para controlar seus níveis de cortisol e reduzir o risco de longo prazo de muitas doenças crônicas do que uma vida inteira de aulas de gerenciamento de estresse? Nunca é demais enfatizar a importância de um sono adequado para controlar a resposta ao estresse, ajudar a perder peso, aumentar os níveis de energia e melhorar o humor. Veja por quê.

Quando você tinha apenas alguns meses de idade, um mero bebê, seu cérebro o programou para dormir cerca de dezoito horas por dia – o que não é uma existência muito estressante. Ao atingir a idade adulta – digamos, aproximadamente 20 anos de idade –, sua cota noturna de sono foi reduzida para menos de sete horas (seis horas e cinquenta e quatro minutos, de acordo com a National Sleep Foundation). Isso é aproximadamente duas horas a menos do que as oito a nove horas recomendadas pelos especialistas em sono para uma saúde física e mental ideal. Mudanças progressivas no relógio interno do cérebro (o núcleo supraquiasmático), combinadas com alterações nos padrões de secreção hormonal, fazem com que você vá para a cama mais tarde e acorde mais cedo a cada década sucessiva, resultando em quase trinta minutos a menos de sono por noite a cada dez anos de idade. Quando chegamos aos 30 e 40 anos, estamos tendo 80% menos tempo no período mais repousante do sono de "ondas lentas" (em comparação com a adolescência), e, quando chegamos aos 50 e 60 anos, quase não temos sono profundo ininterrupto (ainda temos *algum* sono profundo, mas ele tende a vir em fragmentos curtos que pouco contribuem para a recuperação e o reparo da mente e do corpo).

O que essa falta de sono significa para seus níveis de cortisol? Significa que a pessoa com idade média de 50 anos tem níveis de cortisol noturno mais de doze vezes mais altos do que a pessoa com idade média de 30 anos – puxa! Talvez a pior notícia seja que, além de uma qualidade ou quantidade inadequada de sono resultar em níveis elevados de cortisol, o cortisol alto também limita sua capacidade de adormecer e a quantidade de tempo que sua mente passa nos estágios mais repousantes do sono profundo. Isso o leva a um círculo vicioso de sono insatisfatório, cortisol elevado e mudanças sutis no metabolismo que o conduzem ao caminho das doenças crônicas.

Um estudo da Yale University com 1.709 homens constatou que aqueles que dormiam regularmente menos de seis horas dobraram o risco de ganho de peso e diabetes pelo excesso de exposição ao cortisol e sua interferência no metabolismo da insulina e no controle do açúcar no sangue. Um estudo semelhante da Columbia University mostrou que dormir menos de cinco horas por noite estava associado ao dobro do risco de hipertensão.

Pesquisadores da University of Virginia descobriram que o *jet lag* – e o estresse e o cortisol elevados decorrentes da privação do sono e dos ciclos alterados do relógio biológico – não apenas é ruim para a saúde, mas também pode levar a taxas de mortalidade mais altas (pelo menos em camundongos mais velhos). Acredita-se que o aumento das taxas de mortalidade se deva à supressão da função do sistema imunológico causada pelos níveis elevados de cortisol (mas o simples fato de que os camundongos privados de sono morrem mais cedo provavelmente não surpreende os executivos de negócios exaustos e que viajam pelo mundo ou as mães em tempo integral que se esticam até o limite).

Pesquisadores da faculdade de medicina da Brown University demonstraram recentemente que a *qualidade* do sono (quão *repousante* é o seu sono), mas não necessariamente a *quantidade* de sono (quantas horas de sono você tem), está intimamente relacionada à exposição ao cortisol. Como é de se imaginar, os indivíduos com níveis mais baixos de qualidade do sono (inclusive crianças e adolescentes) também tiveram a maior exposição ao cortisol e um grau mais alto de estresse geral. Em uma série de experimentos relacionados realizados por pesquisadores do National Institute for Psychosocial Medicine, em Estocolmo, Suécia, o tempo total de sono foi significativamente reduzido (e a sonolência e o cortisol aumentaram) em trabalhadores durante suas semanas de trabalho mais estressantes (nenhuma surpresa). O estresse no trabalho desses indivíduos também levou à sonolência diurna – mas, embora os trabalhadores estivessem cansados, ainda estavam estressados demais para dormir à noite.

Pesquisadores da clínica de distúrbios do sono da Stanford University mostraram recentemente que o cortisol pode afetar o sono de "ondas lentas", interrompendo os estágios mais profundos (mais repousantes) do sono e preparando o terreno para o aumento do risco de desenvolver diabetes, hipertensão, depressão, insônia e obesidade mais tarde na vida. Um estudo sobre o sono da UCLA sugere que a superexposição ao cortisol reduz as ondas delta do sono profundo e, ao fazê-lo, aumenta ainda mais os níveis de cortisol e prepara o cenário para um risco maior de TEPT em indivíduos suscetíveis.

Pesquisadores suecos do sono, em Estocolmo, demonstraram recentemente que o número de "microdespertares" (despertares rápidos dos quais você pode nem se dar conta) durante o sono está intimamente relacionado aos níveis de cortisol – com mais despertares aumentando a exposição ao cortisol. Os pesquisadores descobriram que o número de microdespertares estava relacionado ao grau de estresse associado ao trabalho – com mais estresse no trabalho ligado a um número maior de microdespertares noturnos. Como acontece com outras formas de perda e fragmentação do sono, os microdespertares foram associados a indicadores metabólicos que sugerem um risco maior de obesidade e diabetes. Em uma série relacionada de experimentos de sono realizada por cientistas alemães, descobriu-se que os pilotos de helicóptero com níveis reduzidos de sono (cortando o tempo de sono de 7,8 horas para 6 horas ou menos por noite) apresentaram elevações na exposição ao cortisol de até 80%, com níveis elevados persistindo mesmo após duas noites de sono completo.

Algumas das evidências mais perturbadoras que citam a privação do sono como uma das principais fontes de estresse vêm dos pesquisadores do sono da University of Chicago. Em um estudo apresentado na Conferência Científica Anual da American Diabetes Association, o grupo de Chicago descobriu que o sono inadequado leva ao aumento dos níveis de cortisol, resistência à insulina e níveis mais altos de açúcar no sangue, apetite elevado e ganho de peso. A parte mais assustadora do estudo foi que as pessoas com sono "normal" dormiam em média de 7,5 a 8,5 horas por noite, enquanto as pessoas com sono "curto", que eram privadas de sono, estavam perdendo apenas uma ou duas horas de sono noturno (em média, cerca de 6,5 horas de sono por noite). A simples perda de algumas horas de sono resultou em um aumento de 50% na exposição ao cortisol e uma redução de 40% na função da insulina.

Quantos de nós se sentem *sortudos* por dormir sete horas? Eu me sinto, mas sei que esse sono não é suficiente para manter minha exposição ao cortisol tão baixa quanto eu gostaria. Também sei que algumas das melhores maneiras de garantir uma noite de sono tranquila são evitar a cafeína depois do meio-dia (no entanto, estou aqui sentado escrevendo este texto às 15h com uma xícara de café ao lado do laptop), deixar o trabalho no escritório (no entanto, estou escrevendo este texto do meu escritório em casa) e evitar a TV tarde da noite (no entanto, minha TV me permite assistir a programas do horário nobre depois que coloco as crianças na cama) – portanto, são três faltas contra mim. Quantas faltas você tem contra sua capacidade de conseguir dormir o suficiente para descansar? (Consulte o Capítulo 9 para obter algumas dicas específicas que o ajudarão a dormir mais).

Digo tudo isso porque é importante que você entenda que seguir o programa SENSE não é uma proposta de "tudo ou nada". Às vezes, você terá muito estresse e, às vezes, terá menos. Em alguns momentos, você poderá ter um sono adequado; em outros, não. Em alguns dias, você conseguirá se exercitar bastante e comer bem – e, em outros dias, irá ao *drive-thru* e se sentirá como se vivesse no escritório. A questão aqui não é se esforçar para ser perfeito em sua abordagem para dar SENTIDO à sua vida estressante, mas, sim, fazer o máximo que puder, sempre que puder, sem que o programa se torne mais uma fonte de estresse em sua vida.

As próximas três seções deste capítulo tratam de exercícios, nutrição e suplementos – e são esses aspectos que representam o coração do programa. Concentre-se nesses componentes para gerar os efeitos mais significativos em seu peso, humor e níveis de energia.

EXERCÍCIO

Ser ativo pode ajudar a reduzir alguns dos efeitos prejudiciais da exposição crônica ao cortisol. O exercício físico leva à produção de dopamina e serotonina, ambas substâncias químicas de "bem-estar", antiansiedade e antidepressão, que são produzidas no cérebro e são responsáveis pelo conhecido efeito de "euforia do corredor", que pode ajudar a controlar a resposta ao estresse. Pesquisadores da Duke University demonstraram que o exercício (trinta minutos por dia, três a quatro dias por semana, durante quatro meses) pode ser tão eficaz quanto os antidepressivos prescritos para aliviar os sintomas de ansiedade e depressão.

Pesquisadores da University of Colorado realizaram vários estudos que mostram como o exercício pode reduzir muitos dos efeitos prejudiciais do estresse crônico. A prática regular de exercícios *moderados* pode reduzir a gordura corporal, desenvolver músculos e ossos, melhorar a função mental e emocional, estimular a resposta imunológica e reduzir o apetite. Os pesquisadores do Colorado também demonstraram que exercícios *extremos*, como os praticados por atletas de resistência com excesso de treinamento, podem reverter esses benefícios, elevando os níveis de cortisol, aumentando a gordura corporal, interferindo no funcionamento mental e emocional, suprimindo a função imunológica e aumentando o risco de lesões. Cientistas do National Institutes of Health observaram que o exercício regular pode ajudar os pacientes com níveis extremamente elevados de cortisol (aqueles com uma condição conhecida como síndrome de Cushing) a evitarem muitos dos distúrbios metabólicos e grande parte da destruição de tecidos normalmente observada durante o curso da doença. Pesquisadores de estresse no Arizona demonstraram que estar mais em forma fisicamente protege contra o estresse e contra o aumento dos níveis de cortisol relacionado à idade. Os resultados da pesquisa mostram que mulheres mais velhas que não estavam em forma tiveram uma exposição significativamente maior ao cortisol em resposta ao estresse em comparação com mulheres jovens que não estavam em forma e mulheres mais velhas que estavam em forma. Como esperado, o maior condicionamento físico reduziu os níveis de cortisol em mulheres mais jovens e mais velhas e pode ser uma das razões pelas quais a prática regular de exercícios ajuda a proteger contra muitas doenças relacionadas ao estresse.

É importante entender que o componente de exercícios do SENSE não tem tanto a ver com a queima de calorias (embora esse seja um bom benefício colateral), sendo mais voltado à "proteção metabólica" contra a tendência do cortisol de reduzir a taxa metabólica do corpo. Os capítulos anteriores discutiram os papéis do cortisol e da testosterona na manutenção da massa muscular e da taxa metabólica, mas há outras estratégias simples para ajudar a evitar que o metabolismo da meia-idade cubra a barriga de gordura – e exercícios regulares são uma maneira de fazer isso. Lembre-se de que a taxa metabólica começa a diminuir após os 20 anos de idade, portanto, aos 40 anos, sua capacidade de queimar calorias caiu cerca de 10%. Para evitar essa queda metabólica, três das coisas mais importantes (e mais simples) que você pode fazer são as seguintes:

Nunca pule o café da manhã. Isso pode fazer com que sua taxa metabólica caia em 5% (reduzindo ainda mais sua capacidade de queimar calorias) até que você coma alguma coisa. (Mais informações sobre nutrição na próxima seção.)

Levante pesos de uma a duas vezes por semana. Adicionar meio quilo de músculo novo à sua estrutura significa que seu corpo queimará 50 calorias extras todos os dias, o que equivale a queimar cerca de 2,5 quilos de gordura pura todos os anos. Acrescente 2,5 quilos de novos músculos e você terá uma perda automática de gordura de cerca de 12 quilos até o próximo ano.

Beba mais água. Beber apenas dois copos extras de H_2O por dia pode aumentar seu metabolismo em 30%. A maioria de nós está sempre levemente desidratada, o que suprime nossa taxa metabólica, portanto esses copos extras estão, na verdade, apenas trazendo nosso mecanismo metabólico de volta à função ideal – e acelerando a perda de gordura no processo.

Josh, corretor de imóveis, marido e pai de quatro filhos, era um candidato perfeito para desenvolver muitas das condições adversas de saúde associadas ao estresse e aos níveis elevados de cortisol. Apesar de saber que o exercício seria uma ótima saída para o estresse, Josh achava que sua agenda de trabalho irregular (longas horas, noites e fins de semana) significava que ele não tinha tempo para um programa regular de exercícios. No entanto, ao tratar seu exercício diário como um "cliente" e realmente programar tempo para ele em sua agenda, ele finalmente conseguiu começar a aderir a um programa regular de corrida e levantamento de peso três vezes por semana. Com os exercícios, Josh conseguiu aproveitar o sistema hormonal de luta ou fuga do corpo para ajudar a reduzir o estresse e equilibrar os níveis de cortisol. Os resultados para Josh foram mais perceptíveis em termos de seus níveis de energia e grau de criatividade – ambos com impacto favorável em sua profissão e em sua vida familiar.

Bom para Josh, por conseguir encaixar um regime regular de exercícios em sua agenda semanal. Mas e quanto a você? Talvez tenha entrado em academias, tentado correr e gastado muito dinheiro em esteiras e bicicletas ergométricas sofisticadas que agora servem principalmente como cabides – mas nada parece funcionar. (Dicas de formas alternativas de incluir alguma atividade física em sua rotina diária normal estão incluídas no Capítulo 9. Além disso, consulte a seção Recursos para ver livros sobre o tema exercício.)

NUTRIÇÃO

A alimentação correta também é uma parte importante da neutralização dos efeitos do cortisol (grande surpresa). Uma dieta adequada pode ajudar a modular as respostas inflamatórias no corpo e, ao mesmo tempo, promover o reparo dos tecidos. No entanto, quando se trata do que é uma dieta "adequada", as coisas podem ficar um pouco complicadas – e é lamentável que tantas pessoas fiquem realmente estressadas com suas dietas, porque não precisam (e, quando o fazem, isso causa problemas). Por exemplo, pesquisadores canadenses de nutrição demonstraram em vários estudos que a "restrição alimentar cognitiva" (CDR, do inglês *cognitive dietary restraint* – ou "um esforço contínuo percebido para limitar a ingestão de alimentos para controlar o peso corporal" – o que você conhece simplesmente como "fazer dieta") é um potente gatilho para aumentar o cortisol e reduzir a massa óssea em mulheres jovens e idosas. Em estudos com mulheres mais jovens (na pré-menopausa), acreditava-se que o impacto do estresse e do cortisol sobre a perda óssea se devia, em parte, à interrupção dos ciclos menstruais pelo cortisol, mas uma pesquisa mais recente da Texas Tech University mostra que a superexposição ao cortisol tem um efeito prejudicial direto e rápido sobre o osso (aumentando a degradação óssea) que é independente dos efeitos sobre o ciclo menstrual. Em um grupo de mulheres mais velhas (pós-menopausa), ter níveis mais altos de CDR resultou em níveis de cortisol quase 20% mais altos do que em mulheres com níveis mais baixos de CDR. Muitos livros excelentes foram escritos sobre o tema da otimização da dieta (consulte a seção Recursos). Em vez de repetir essas recomendações nutricionais, apresentamos as seguintes sugestões gerais para ajudá-lo a elaborar seu próprio plano de dieta para controle do cortisol. Além disso, a abordagem "Helping Hand" (mão amiga), muito simples e fácil de seguir, que usamos no SENSE, é delineada para você no Capítulo 9.

O que evitar?

Uma das decisões antiestresse mais positivas que você pode tomar em relação à sua dieta é reduzir o consumo de álcool, cafeína e suplementos dietéticos que contenham estimulantes (como a éfedra). Isso significa que você precisa deixar de consumir refrigerante, café, chá, vinho, chocolate ou cerveja? Certamente não, mas é importante entender que o excesso de cafeína ou de estimulantes relacionados pode fazer com que o sistema nervoso já estimulado passe de um estado de alerta elevado para um estado de nervosismo e ansiedade. Em outras pessoas, o álcool pode induzir a mesma série de efeitos. Apesar do fato de muitas pessoas tomarem uma bebida para acalmar os nervos (o que pode ser muito bom), o álcool também age como diurético, fazendo o corpo perder água. Essa ação diurética geralmente deixa a pessoa em um estado de desidratação, que o corpo percebe como um fator de estresse, resultando em – você adivinhou – níveis elevados de cortisol. Além disso, o álcool pode aumentar a ocorrência de despertares noturnos, uma consequência que provavelmente neutraliza os efeitos restauradores do sono.

Os suplementos dietéticos destinados à perda e manutenção de peso representam a maior categoria de todo o setor de suplementos. O principal problema, no entanto, é que muitos dos suplementos dietéticos mais populares do mercado podem, na verdade, aumentar os níveis de cortisol no corpo e dificultar o controle de peso a longo prazo – principalmente porque fornecem uma dose excessiva de estimulantes. Embora muitos desses suplementos possam ser bastante eficazes na supressão do apetite e no aumento do gasto de energia durante algumas semanas (muitos estudos mostram que isso é verdade), quando usados em altas doses, eles também causam estresse nos níveis teciduais e celulares. O corpo percebe esse estresse mediado por estimulantes da mesma maneira que percebe outras formas de estresse e responde aumentando a secreção de cortisol, o que efetivamente sabota qualquer sucesso de perda de peso obtido nas primeiras semanas de uso. Tomar suplementos desse tipo certamente pode ajudar a perder peso, mas, quando tomados em excesso, na verdade prejudicam as chances de manutenção do peso a longo prazo em razão desse efeito de aumento dos níveis de cortisol.

Entre os suplementos mais importantes que devem ser evitados em altas doses estão os estimulantes à base de ervas, como *ma huang* (éfedra), *Sida cordifolia* (éfedra), guaraná (cafeína), *Citrus aurantium* (sinefrina), *Coleus forskohlii* (forskolina) e *yohimbe* (ioimbina), os quais aumentam a produção de adrenalina e cortisol das glândulas suprarrenais (e todos eles são abordados em mais detalhes no próximo capítulo).

O que comer?

A parte do "o que evitar" já foi resolvida; agora vamos à parte mais interessante sobre o que comer. Quando se trata de elaborar uma dieta antiestresse, a consideração mais importante é manter uma ingestão equilibrada dos principais macronutrientes (proteínas, carboidratos e gorduras) com os micronutrientes (vitaminas, minerais e fitonutrientes; consulte o Capítulo 8 para obter uma discussão detalhada sobre o papel desempenhado pelas vitaminas e minerais no combate aos efeitos do estresse e do cortisol).

Ao selecionar sua mistura de *macronutrientes* a partir dos tipos "certos" de alimentos – frutas e vegetais de cores vivas combinados com grãos integrais e cortes magros de carne, aves e peixes –, a grande maioria das suas necessidades de *micronutrientes* será automaticamente atendida. Por exemplo, um café da manhã balanceado com um ovo mexido, uma torrada de grãos integrais e um copo de suco de laranja fornece uma dose poderosa de nutrientes antiestresse. Ele contém proteínas (no ovo), carboidratos (na torrada e no suco), vitamina B (na torrada), antioxidantes (no suco) e fitonutrientes (carotenoide luteína no ovo, bioflavonoides cítricos no suco, e lignanas na torrada).

Coma frutas e legumes. Um estudo recente realizado por pesquisadores da Penn State mostra que o consumo de mais frutas e vegetais (pelo menos quatro xícaras e meia por dia) pode ajudar a evitar o ganho de peso, mesmo quando a dieta geral é rica em gordura. Cerca de 90% dos norte-americanos não consomem frutas e verduras em quantidade suficiente, e, como resultado, mais de noventa milhões de pessoas sofrem de doenças crônicas. É de se imaginar que o "vegetal" mais popular do país seja a batata frita e que, dos poucos produtos que comemos, 40% sejam provenientes de batatas, milho e ervilhas (de acordo com os Centers for Disease Control). O Institute of Medicine, o Department of Agriculture e o Department of Health and Human Services querem que comamos mais frutas e vegetais porque as pesquisas científicas nos mostram que "mais é melhor" em termos de redução do risco de obesidade, diabetes, osteoporose, acidente vascular encefálico, doenças cardíacas e muitos tipos de câncer. Uma mulher de 40 anos, por exemplo, deve ingerir duas xícaras e meia de legumes e uma xícara e meia de frutas diariamente, enquanto um homem de 65 anos deve ingerir a mesma quantidade de legumes e frutas mais meia xícara adicional de frutas (as recomendações de "cinco por dia", agora ultrapassadas, exigiam apenas cerca de duas xícaras e meia de frutas e legumes).

Ao escolher suas frutas e verduras, qualquer uma é melhor do que nenhuma, mas as de cores mais escuras (verde-escuro, azul-escuro/roxo, laranja-vivo, vermelho-vivo, amarelo-vivo etc.) tendem a ser melhores fontes de vitaminas, minerais e fitonutrientes. De acordo com pesquisadores da University of Washington, as "melhores" frutas em termos de conteúdo de nutrientes e prevenção de doenças incluem melão, tangerinas, mirtilos, damascos e framboesas, enquanto os "melhores" vegetais incluem espinafre, alface-romana, brócolis, tomate e pimentão.

Os fitonutrientes são compostos especializados semelhantes a vitaminas encontrados nas plantas (*fito* significa *planta*) que proporcionam inúmeros benefícios à saúde. Em geral, quanto mais brilhante for a cor da fruta ou do vegetal, maior será o teor de fitonutrientes específicos. Por exemplo, o licopeno, um carotenoide vermelho, é encontrado em altos níveis no tomate, enquanto outro carotenoide, o betacaroteno, é responsável pela cor laranja da cenoura e da batata-doce. Uma maneira simples (e divertida) de maximizar a ingestão de fitonutrientes e outros micronutrientes é "colorir" sua dieta, tentando comer o maior número possível de frutas e vegetais de cores diferentes. Tente comer cinco cores diferentes todos os dias: uma porção de cada uma que seja vermelha (tomate), azul ou roxa (frutas vermelhas), amarela (melão), laranja (cenoura) e verde (brócolis) – ou qualquer outra cor que você encontrar (observação: batatas fritas não contam como vegetais amarelos).

Em termos de macronutrientes, muitos dietistas e nutricionistas esquecem o conceito de equilíbrio ao orientar seus clientes para uma dieta rica em carboidratos complexos. Embora seja perfeitamente aceitável para a maioria de nós concentrar nossa dieta no aumento da quantidade de carboidratos complexos que ingerimos, não devemos nos esquecer de equilibrar esses carboidratos com quantidades adequadas de proteínas, gorduras e fibras. Em momentos de ansiedade ou de muito estresse, podemos até desejar carboidratos como pão e doces. Parte disso se deve ao efeito do cortisol de suprimir a função da insulina, aumentar os níveis de açúcar no sangue e estimular o apetite. Além disso, no entanto, seu cérebro pode instigá-lo a comer mais carboidratos porque eles podem agir como uma espécie de "tranquilizante", aumentando os níveis cerebrais de serotonina (o neurotransmissor que nos acalma). Infelizmente, embora ceder aos impulsos e devorar os carboidratos possa lhe dar uma sensação de euforia por alguns minutos, você certamente pagará por isso mais tarde na forma de baixos níveis de energia, mudanças de humor, mais desejos e uma tendência ao ganho de peso.

Há também o problema oposto. Alguns conselhos dietéticos populares consideram que as proteínas são "boas" e os carboidratos são "ruins". Seguir essas instruções equivocadas leva as pessoas a consumirem muita proteína e pouco carboidrato, mais uma vez perdendo o ponto de vista de que o que elas deveriam buscar é o equilíbrio correto de cada um. Alcançar o equilíbrio correto é de fundamental importância, pois cada um dos macronutrientes desempenha uma função primária diferente no organismo. A proteína pode ser considerada o principal construtor (e reconstrutor) de tecidos, pois nos ajuda a manter a massa muscular magra. Por outro lado, consumir mais proteína do que o necessário, como pode acontecer quando se usam algumas das misturas de bebidas para musculação com alto teor de proteína, pode levar à desidratação e ao inchaço. O consumo de carboidratos é vital porque serve como combustível primário para o cérebro (que não pode usar nenhuma outra fonte de combustível com a mesma eficiência), além de ser um aprimorador metabólico para incentivar o corpo a usar a gordura como fonte de combustível. Um ditado popular entre os fisiologistas metabólicos é "a gordura queima na chama do carboidrato", o que significa que os produtos de decomposição do metabolismo dos carboidratos são necessários para a decomposição ideal da gordura corporal armazenada e a conversão dessa gordura em energia. Por fim, tanto a gordura quanto a fibra são necessárias para completar a mistura equilibrada de macronutrientes, pois ambas atuam para retardar a digestão e a absorção de carboidratos, controlar os níveis de açúcar no sangue e induzir a saciedade (sensação de plenitude). Além disso, certos tipos de gordura dietética são nossas únicas fontes de ácidos graxos essenciais (AGE), ácido linoleico e ácido linolênico. Foi demonstrado que esses ácidos graxos ajudam a diminuir o colesterol e a pressão arterial, reduzem o risco de doenças cardíacas, acidentes vasculares encefálicos e, possivelmente, alguns tipos de câncer, além de prevenir o ressecamento da pele e dos cabelos.

Necessidades de proteína

Isto é muito bom: precisamos ingerir *algum* carboidrato e *alguma* proteína em todas as refeições – mas quanto? Vamos começar com nossas necessidades de proteína. Pesquisas muito boas realizadas na última década mostram que as pessoas que praticam uma quantidade moderada de exercícios físicos regulares (o que você deveria fazer de qualquer forma, pelos benefícios do controle do cortisol) precisam de 1,2-1,8 grama de proteína por quilograma de peso corporal por dia. Você não precisa se preocupar com toda a matemática, mas precisa entender que isso significa que uma pessoa menor precisará de menos proteína em determinado dia do que uma pessoa maior, simplesmente porque a pessoa maior tem mais massa para suportar. Para uma pessoa de 64 quilos, a matemática resulta em cerca de 77-115 gramas de proteína por dia (digamos que a média seja de 100 gramas). Para uma pessoa de 90 quilos, a necessidade de proteína é de 110-165 gramas por dia (a média será de 140 gramas). Agora, supondo que você esteja fazendo de cinco a seis pequenas refeições/lanches por dia (como deve fazer para obter níveis ideais de energia, controle do apetite e metabolismo da gordura), essa quantidade de proteína se divide em cerca de 20 gramas por refeição para uma pessoa de 64 quilos e cerca de 30 gramas por refeição para uma pessoa de 90 quilos. Lembre-se de que ingerir mais proteína do que isso em cada refeição não trará nenhum benefício extra em termos de desenvolvimento muscular; isso apenas adicionará calorias à sua dieta e aumentará o risco de desidratação e gases.

Necessidades de carboidratos

A próxima peça do quebra-cabeça – a quantidade de carboidratos necessária – é determinada em grande parte por suas necessidades de perda de peso e seus padrões de exercício. Se você precisa perder peso, é melhor ficar no limite inferior da faixa recomendada (mas evite baixar muito, pois o metabolismo da gordura será prejudicado). Se você se exercita mais de trinta minutos por dia, é melhor ficar no limite superior da faixa recomendada (mas não muito acima, pois isso pode causar problemas com a insulina, o controle do açúcar no sangue e o ganho de peso). Então, qual a quantidade? Antes de mais nada, vamos entender que seu cérebro quer usar carboidratos (e somente carboidratos) para atender às suas necessidades energéticas. Essa quantidade geralmente corresponde a cerca de 100 gramas de carboidratos por dia; sem essa quantidade, a função cerebral fica mais lenta, você se sente menos "afiado" e sua capacidade de concentração fica comprometida. Portanto, você precisa de pelo menos 100 gramas de carboidratos (equilibrados com proteínas) em sua dieta diária. Você precisa de mais? Se também estiver se exercitando (o que deveria estar), precisará de mais 200-250 gramas para atender às necessidades dos músculos durante esforços intensos. Levando em conta que "a gordura queima na chama do carboidrato" e que você deve fazer de cinco a seis refeições/lanches por dia, a matemática resulta em cerca de 50-60 gramas de carboidrato por refeição.

Juntando todas essas informações, você consumirá de cinco a seis refeições/lanches por dia, cada uma composta de 20-30 gramas de proteína e 50-60 gramas de carboidrato, o que resulta em um nível calórico total de 280-360 calorias por refeição. Se você adicionar a cada refeição/lanchinho 3-5 gramas de fibra (que não contém calorias) e 3-5 gramas de gordura (30-45 calorias adicionais), terá um controle ideal do açúcar no sangue, regulação do apetite, metabolismo aprimorado da gordura, aumento dos níveis de energia, melhor humor e muitos outros benefícios (além disso, confira a seção "Nutrição", no Capítulo 9, que fornece ferramentas para medir o tamanho adequado das porções para atender a esses requisitos).

Becky, como milhões de pessoas, estava constantemente travando uma batalha perdida contra seu peso e sua fome – especialmente no final da tarde e início da noite, quando era mais provável que ela desejasse algo doce. Quando o estresse aumentava, o mesmo acontecia com a alimentação e o peso corporal. Infelizmente, embora estivesse empenhada em fazer o que achava ser o "certo" para perder peso, pulando o café da manhã e seguindo uma dieta extremamente pobre em gorduras durante o resto do dia, ela estava usando as armas erradas em sua batalha contra o inchaço.

A solução de Becky foi reformular completamente seu regime alimentar para que ela comesse algo a cada três ou quatro horas durante o dia. Esse "algo" – fosse uma refeição ou um lanche – era balanceado para fornecer quantidades moderadas de carboidratos e proteínas para ajudar a controlar o açúcar no sangue e regular o apetite. Os benefícios imediatos para Becky foram uma redução drástica em seus desejos vespertinos e noturnos, uma maior facilidade para manter a dieta e uma perda de 4,5 quilos de gordura corporal em dois meses.

SUPLEMENTOS

Com toda essa ênfase em dormir o suficiente, fazer exercícios e comer as quantidades certas de macronutrientes e micronutrientes, onde se encaixam os suplementos dietéticos? Além de evitar os estimulantes fitoterápicos mencionados anteriormente (que podem *aumentar* os níveis de cortisol), há uma variedade de suplementos dietéticos que podem ajudar a controlar a hipersecreção de cortisol, mantendo-o dentro das faixas ideais mesmo quando a pessoa está sob estresse.

Independentemente de a exposição ao estresse ser resultado de fatores físicos ou psicológicos, a resposta produzida pelo sistema hormonal do corpo é exatamente a mesma (e é igualmente prejudicial). Isso significa que fatores de estresse físico, como nutrição inadequada (dieta), exercícios extremos ou sono inadequado, afetarão o corpo da mesma forma que fatores de estresse psicológico, como preocupações com a imagem corporal, inquietação e raiva. Independentemente da fonte de estresse a que uma pessoa é exposta, o corpo passa por uma resposta sistêmica ao estresse que aumenta os níveis de cortisol e leva a muitos dos declínios associados à saúde. No entanto, os avanços na ciência nutricional mostraram que uma ampla variedade de ingredientes dietéticos e fitoterápicos pode auxiliar o corpo a organizar uma resposta *adaptativa* ao estresse e ajudar a minimizar ou controlar alguns desses efeitos sistêmicos do estresse. Esses produtos naturais representam uma abordagem lógica e conveniente para muitas pessoas que estão sujeitas a fatores estressantes diariamente, por exemplo: o trabalho, as finanças e/ou o meio ambiente. Para a maioria de nós, na maior parte do tempo, *remover* o estressor (evitá-lo) é uma opção impossível, por mais desejável que seja. Pense nisto: todos nós temos que trabalhar (estresse!), todos temos que pagar nossas contas em dia (estresse!), muitos precisam ficar parados no trânsito na hora do *rush* (estresse!) e todos temos relacionamentos familiares e interpessoais que nem sempre são tranquilos (estresse!). A maioria também sabe que *deveria* estar se alimentando melhor e fazendo mais exercícios (ambos podem ajudar a controlar a resposta ao estresse), mas a realidade de nossa vida atribulada significa que outras coisas geralmente têm prioridade sobre os exercícios (trabalho, filhos, cônjuge, tarefas domésticas etc.). Além disso, o próprio conceito de reservar um tempo nessas agendas ocupadas para uma aula de ioga ou meditação é totalmente risível, mesmo sabendo que isso provavelmente nos faria muito bem.

Para muitos, a única solução lógica para controlar uma resposta hiperativa ao estresse pode ser o uso de determinados suplementos dietéticos para ajudar a controlar a exposição excessiva do corpo ao cortisol. Ao manter os níveis de cortisol dentro de uma faixa ideal, muitos dos possíveis efeitos adversos do estresse agudo e crônico podem ser controlados – e tomar a combinação certa de suplementos dietéticos pode ser uma abordagem segura, eficaz e conveniente para isso.

No momento em que escrevo, os suplementos de controle de cortisol mais promissores incluem os seguintes (cada um deles é abordado em mais detalhes no Capítulo 8):

Vitaminas e minerais para adaptação ao estresse

O uso diário dos seguintes produtos é recomendado para todos, desde Jess Estressada, passando por Jane Tensa, até Jack Relaxado:

- Vitaminas do complexo B
- Vitamina C
- Magnésio
- Cálcio

Suplementos para controle direcionado do cortisol

O uso diário dos suplementos a seguir é recomendado para Jess Estressada e Jane Tensa, mas Jack Relaxado precisa desses suplementos somente durante períodos de estresse especialmente alto:

- Casca de magnólia
- Teanina
- Fitosteróis
- FPM (flavonoides polimetoxilados; para saber mais sobre eles, consulte o Capítulo 8)
- *Eurycoma*

Suplementos de suporte para uso durante estresse elevado

O uso ocasional dos seguintes suplementos é recomendado para Jess Estressada e Jane Tensa somente quando precisarem de ajuda adicional para relaxar ou dormir. O Jack Relaxado geralmente não precisa de suplementos adicionais além daqueles para controle específico do cortisol.

- *Ashwagandha*
- Ginseng
- *Schisandra*
- *Rhodiola*
- *Kava kava*
- Valeriana
- Erva-de-são-joão
- 5-HTP (5-hidroxitriptofano; para saber mais sobre isso, consulte o Capítulo 8)
- SAM-e (S-adenosilmetionina; para saber mais sobre isso, consulte o Capítulo 8)

O próximo capítulo se concentra em ajudá-lo a personalizar um programa de suplementos para suas necessidades específicas. Mas, primeiro, como se faz para escolher e usar suplementos dietéticos? Onde você deve comprar suplementos e como selecionar a melhor marca? Você deve usar suplementos se estiver tomando medicamentos prescritos? Os suplementos podem compensar uma dieta inadequada?

Todas essas são boas perguntas, e a seção a seguir as responde – e muito mais.

DIRETRIZES PARA A ESCOLHA E O USO DE SUPLEMENTOS DIETÉTICOS

Sem dúvida, os suplementos dietéticos são amplamente utilizados e atraentes, com vendas anuais de mais de US$ 22 bilhões somente nos Estados Unidos. Aproximadamente 85% dos americanos já usaram suplementos dietéticos em algum momento, e mais de 60% da população são usuários regulares de suplementos (usam-nos na maioria dos dias da semana).

Apesar do grande número de pessoas que atualmente compram e usam suplementos dietéticos, muitas vezes existe uma enorme lacuna entre a prática da suplementação e o conhecimento por trás dessas escolhas e padrões de uso. Por exemplo, enquanto praticamente 100% dos adultos consultam seus médicos ou farmacêuticos sobre como usar receitas médicas, menos da metade discute suplementos dietéticos com um profissional de saúde. Além disso, muitos consumidores não tomam cuidado com as dosagens recomendadas para suplementos – e a suposição comum de que "se um é bom, mais é melhor" pode trazer sérias consequências para a saúde de alguns usuários de suplementos.

É muito importante que você discuta o uso de suplementos dietéticos com seu médico. Em muitos casos, esse profissional de saúde não será um especialista em nutrição ou suplementação, mas o conhecimento de que você está suplementando sua dieta pelo menos alertará o profissional de saúde sobre questões como a possibilidade de interações medicamentosas ou afinamento do sangue.

Também é importante que os suplementos sejam usados com responsabilidade. Pelo fato de não serem medicamentos prescritos, é perigoso pensar que podem ser usados indiscriminadamente. O Capítulo 8 deste livro pode servir como uma espécie de manual para suplementos que visam o controle do cortisol, e os estudos de caso apresentados ao longo do livro podem ajudá-lo a decidir sobre o uso mais adequado desses suplementos para sua situação específica. Para recomendações de suplementos em outras áreas que não o controle do cortisol, é adequado consultar um nutricionista, dietista, fitoterapeuta ou nutrólogo.

Entretanto, para algumas das perguntas e respostas mais simples sobre suplementos, as informações a seguir podem ajudá-lo a escolher e usar os suplementos certos da maneira adequada.

ESCOLHA DE SUPLEMENTOS

A seguir, respondi a algumas das perguntas mais comuns sobre como escolher entre os vários suplementos disponíveis.

P: As formas naturais de vitaminas são melhores do que as formas sintéticas?

R: Na maioria dos casos, as vitaminas e os minerais naturais e sintéticos são manipulados pelo corpo exatamente da mesma forma. Um bom exemplo disso são as vitaminas do complexo B, que podem ser obtidas em suplementos como vitaminas B “naturais” (geralmente da levedura de cerveja ou de uma substância semelhante) ou como substâncias químicas purificadas, listadas no rótulo do produto como tiamina (B-1), riboflavina (B-2), niacina (B-3) e assim por diante. Quando qualquer uma dessas fontes suplementares de vitaminas B é consumida, as vitaminas são absorvidas, transportadas e utilizadas pelo organismo exatamente da mesma forma – então podemos dizer com segurança que não há diferença entre a forma natural e a sintética quando se trata de vitaminas B. Duas exceções interessantes a esse exemplo são o ácido fólico, que é mais bem absorvido na forma sintética (em comparação com as formas naturais encontradas nos alimentos), e a vitamina E, que é muito superior na forma natural em comparação com a sintética. No caso da vitamina E, existem dados científicos muito bons que mostram que a vitamina E natural é absorvida e retida no corpo de duas a três vezes melhor do que as formas sintéticas. A vitamina E natural custa um pouco mais do que a variedade sintética, mas o pequeno custo adicional é mais do que justificado pela maior atividade.

P: Devo escolher um suplemento vitamínico/mineral de marca ou genérico?

R: A resposta definitiva a essa pergunta tem menos a ver com produtos genéricos ou de marca do que com a escolha entre suplementos que fornecem níveis "básicos" e "ideais" de determinados nutrientes. Portanto, sua resposta a essa pergunta dependerá de dois fatores principais: quanto dinheiro você pode gastar em um suplemento e se está procurando um suplemento básico ou ideal.

Muitos dos suplementos genéricos ou de marca própria disponíveis no mercado farão um trabalho satisfatório para ajudá-lo a atingir os níveis básicos da RDA (dose diária recomendada) de vitaminas e minerais essenciais. A principal limitação desses produtos genéricos, e mesmo de muitos suplementos de marca, é que os níveis básicos de RDA da maioria das vitaminas e minerais estão muito abaixo dos níveis associados à saúde ideal e, certamente, abaixo dos níveis necessários para o controle ideal do cortisol. O Capítulo 8 descreve muitos dos detalhes que envolvem o uso de vitaminas e minerais para o controle do cortisol, mas vale a pena destacar aqui alguns dos mais importantes.

Com relação às vitaminas do complexo B, há evidências científicas muito boas que apoiam a ingestão diária de 200-500% dos níveis da RDA para otimizar a resposta ao estresse e o controle do cortisol. Esses níveis são de duas a cinco vezes mais altos do que os níveis encontrados na maioria dos produtos multivitamínicos.

O cálcio e o magnésio são dois minerais conhecidos por ajudarem a regular a resposta do corpo ao estresse, mas a maioria dos suplementos genéricos e dos suplementos de marca do tipo "um comprimido por dia" fornece apenas uma pequena fração dos 250-500 miligramas (mg) de cálcio e dos 125-250 mg de magnésio necessários para ajudar no controle do cortisol. A principal razão para a redução do cálcio e do magnésio nesses produtos não se deve aos custos (ambos são muito baratos), mas ao tamanho das cápsulas e comprimidos. Tanto o cálcio quanto o magnésio são minerais volumosos, ou seja, ocupam muito espaço, portanto uma dosagem diária ideal requer mais do que uma única cápsula por dia (e, às vezes, até quatro cápsulas, dependendo da fonte do mineral).

O ponto principal aqui é que todos devem tomar pelo menos um suplemento multivitamínico/multimineral básico – e praticamente qualquer produto, genérico ou de marca, encontrado na prateleira do Carrefour, na farmácia ou no supermercado local irá satisfazer os requisitos básicos da RDA. Entretanto, se você estiver interessado em um suplemento que forneça mais do que os níveis mínimos de nutrientes que controlam o cortisol e se puder gastar um pouco mais em seu regime diário de suplementos, considere um suplemento multivitamínico/mineral que forneça níveis mais altos de vitaminas do complexo B, cálcio e magnésio.

P: O que devo considerar quando estiver comprando suplementos fitoterápicos?

R: Quando se trata de selecionar suplementos fitoterápicos, a situação pode se tornar rapidamente muito confusa. Como as ervas são realmente uma forma de medicina natural, é fundamental que você selecione a forma correta da erva para obter o produto mais seguro e eficaz. Os suplementos fitoterápicos são absolutamente uma área em que os produtos genéricos *não* são equivalentes aos produtos de marca. É de vital importância selecionar o produto exato que foi usado em estudos clínicos ou um produto que contenha uma forma quimicamente equivalente da erva que foi estudada. A maneira mais fácil para a maioria dos consumidores selecionar uma erva segura e eficaz é escolher apenas os extratos que foram "padronizados" para fornecer um nível uniforme dos principais ingredientes ativos em cada lote do produto (consulte as descrições dos suplementos no Capítulo 8 para obter detalhes sobre esses padrões). O melhor cenário seria selecionar apenas os *produtos* específicos que foram submetidos a estudos clínicos próprios (em vez de selecionar produtos que contenham *ingredientes* sobre os quais foram realizados estudos) – mas há muito menos produtos acabados que foram submetidos a testes clínicos do que ingredientes brutos (casca de magnólia, teanina etc.) que foram avaliados em tais pesquisas.

P: Qual é o melhor lugar para comprar suplementos?

R: As três respostas anteriores devem oferecer orientação geral suficiente para ajudá-lo a eliminar os muitos produtos de suplementos inadequados no mercado e selecionar produtos que possam fazer a diferença em sua saúde geral. Com o crescimento explosivo do mercado de suplementos na última década, os consumidores agora podem encontrar vitaminas, minerais, ervas e outros suplementos à venda em uma variedade de lugares – incluindo lojas especializadas em suplementos, lojas de alimentos naturais, mercearias, drogarias, lojas de departamento com desconto e por meio de marketing direto, infomerciais, vendas por catálogo e internet. Algum desses pontos de venda é melhor do que os outros? Na verdade, não, mas cada um deles tem seu próprio nicho específico.

Por exemplo, os produtos mais baratos, do tipo "pechincha", podem ser encontrados em grandes redes de supermercado com desconto (por exemplo, Carrefour), mas esses produtos podem apresentar muitos dos problemas já descritos com relação à suplementação básica *versus* a ideal. Os suplementos que estão um passo adiante dos produtos mais baratos e básicos geralmente podem ser encontrados em drogarias, lojas de alimentos naturais e lojas especializadas em suplementos. Esses são os produtos intermediários que fazem um trabalho decente de equilibrar níveis de nutrientes ideais e de alta qualidade com preços moderados.

Os produtos mais caros e aqueles com a maior variedade em termos de qualidade, segurança e eficácia geralmente são vendidos por meio de canais de vendas diretas, como a internet, catálogos e agentes de vendas independentes. Em alguns casos, esses produtos são projetados para fornecer níveis ideais de todos os nutrientes nas formas mais biodisponíveis, mas a desvantagem óbvia é seu alto preço. Em outros casos, tudo o que você obtém é o preço alto – sem nenhum dos níveis ideais dos nutrientes essenciais. Então, como você pode diferenciar esses produtos de preço *premium*? Pedindo para ver os resultados de seus estudos clínicos. Os produtos dessa categoria "*premium*" certamente precisarão justificar seu alto preço com fortes evidências científicas para apoiar suas alegações. Se a empresa não puder fornecer evidências científicas para apoiar seus produtos premium, é aconselhável que você procure outro suplemento.

USO DE SUPLEMENTOS

Depois de selecionar seus suplementos com a ajuda das informações mencionadas, as diretrizes a seguir podem ajudá-lo a usar esses suplementos da maneira adequada (ou seja, de modo a otimizar a segurança e a eficácia):

- Lembre-se de que um suplemento dietético é apenas isso, o que significa que ele deve ser *adicionado* a uma dieta saudável. Não se destina a substituir uma dieta balanceada nem a compensar uma dieta ruim.
- Siga as recomendações de dosagem da embalagem. A dosagem recomendada é importante para a segurança e a eficácia, especialmente para fitoterápicos e outros suplementos que combinam vários ingredientes. Não se engane achando que, se for recomendado um comprimido por dia, dois ou três serão ainda melhores.
- Mantenha todos os suplementos dietéticos em um local seguro, longe do calor e da luz, que podem acelerar sua decomposição, e longe de crianças que possam ingeri-los acidentalmente.
- Converse com seu médico sobre qualquer suplemento dietético que esteja tomando. Se estiver tomando algum tipo de medicamento com ou sem receita, converse com seu médico ou farmacêutico *antes* de usar *qualquer* suplemento.

CAPÍTULO 8

SUPLEMENTOS DIETÉTICOS PARA ADAPTAÇÃO AO ESTRESSE

Você perceberá que os suplementos são a *quarta* parte do programa SENSE – *depois* do controle do estresse, dos exercícios e da nutrição. Acredito firmemente, e as pesquisas comprovam isso, que adicionar um regime de suplementos específicos ao seu programa completo aumentará seus benefícios em termos de redução do estresse, controle do cortisol e bem-estar.

Lembre-se de que minhas recomendações de suplementos não são, e nunca foram, algo na linha de pensamento "tome uma pílula e você ficará bem" que você, sem dúvida, encontrará entre os muitos produtos milagrosos para perda de peso que estão no mercado. Novamente, a função de um suplemento é exatamente esta: *complementar* uma dieta saudável e um regime de exercícios.

SUPLEMENTOS *VERSUS* MEDICAMENTOS PRESCRITOS

Os suplementos são seguros? Na maioria das vezes, sim. Digo "na maioria" para enfatizar a importância de tomar suplementos somente conforme a recomendação de uso. A grande maioria dos problemas associados aos suplementos dietéticos resulta do uso inadequado, como tomar uma quantidade excessiva na tentativa de obter um efeito "mais rápido" ou "maior". Não é incomum encontrar pessoas que tomam uma dose dupla ou tripla de determinado suplemento porque querem perder peso mais rapidamente. NÃO caia no mito de que "mais é melhor" quando se trata de suplementos, pois, na maioria das vezes, mais acaba sendo *pior* em termos de segurança e eficácia. Em vez disso, siga as orientações de dosagem listadas em cada suplemento que estiver tomando – e interrompa imediatamente o uso se tiver algum efeito colateral adverso.

Quando comparamos os perfis de segurança dos suplementos naturais com os dos medicamentos sintéticos, as diferenças são impressionantes. Atualmente, há mais de três milhões de relatórios de eventos adversos (REA) no banco de dados MedWatch da FDA para medicamentos, mas há muito poucos para suplementos dietéticos. Nos últimos dez anos, durante os quais vários bilhões de doses de suplementos foram consumidos no país, estamos falando de possivelmente algumas centenas de REA para suplementos – quase todos decorrentes do uso inadequado do suplemento, como tomar mais do que o recomendado no rótulo. No que diz respeito aos perfis de segurança, é difícil superar o registro de segurança dos suplementos dietéticos.

Uma das razões para o perfil de segurança superior dos suplementos em comparação com os medicamentos é que os suplementos são menos potentes – e uma potência menor geralmente significa menos efeitos colaterais. Mcsmo com essa potência reduzida, os suplementos podem ser tão eficazes quanto um medicamento mais potente para produzir determinados resultados positivos. Como os suplementos naturais geralmente têm dezenas ou até centenas de componentes diferentes, eles podem atuar em vários aspectos do metabolismo simultaneamente. Por exemplo, um antidepressivo como o Prozac pode ter um efeito muito potente em um único neurotransmissor no cérebro (serotonina), enquanto um suplemento natural como a erva-de-são-joão pode ajudar a modular e equilibrar vários neurotransmissores diferentes ao mesmo tempo. Esse efeito "multifuncional" dos suplementos naturais, em comparação com o "efeito único" dos medicamentos sintéticos, tem o potencial de aumentar a eficácia e diminuir os efeitos colaterais.

Quantos medicamentos temos para tratar o estresse e o "metabolismo do estresse"? Nenhum! Em vez disso, os médicos geralmente prescrevem antidepressivos para problemas de humor relacionados ao estresse e inibidores de apetite para a alimentação induzida pelo estresse – mas nenhum desses medicamentos aborda o problema principal (e, portanto, são apenas limitadamente eficazes para a maioria das pessoas). Considere os medicamentos que foram muito populares para "tratar" a obesidade: rimonabanto/Acomplia, que causa efeitos colaterais como depressão e ansiedade; sibutramina/Meridia, que causa efeitos colaterais como hipertensão e ansiedade; e orlistate/Xenical, que causa efeitos colaterais como problemas gastrointestinais. Cada um desses medicamentos proporciona apenas uma perda de peso adicional de 2 a 4,5 quilos por ano (quando adicionados a um regime de dieta/exercício) e só funcionam para cerca de 50% das pessoas que os experimentam! Se isso já não fosse uma relação custo/benefício ruim, considere o fato de que esses medicamentos custam caro! Embora os vários efeitos colaterais não tenham custo algum.

Diante do *enorme* potencial de lucro dos medicamentos para tratar doenças relacionadas ao estresse, como obesidade, depressão, diabetes e fadiga, o uso *off-label*, ou "fora da indicação", de muitos medicamentos está crescendo, especialmente entre aqueles que estão tentando perder peso. Os medicamentos aprovados para o tratamento de diabetes, depressão e epilepsia são cada vez mais usados por pessoas que fazem dieta em razão dos seus efeitos colaterais para perda de peso. Nenhum desses medicamentos foi estudado ou aprovado para perda de peso segura, mas, como a perda de peso é um efeito colateral de seu efeito principal, alguns pacientes estão pedindo a seus médicos (e os médicos estão concordando) que prescrevam esses medicamentos para perda de peso. Entre a lista crescente estão medicamentos destinados a tratar o transtorno do déficit de atenção e hiperatividade (Adderall e Ritalina), epilepsia (Topamax e Zonegran), depressão (Wellbutrin), diabetes (Glucophage e Byetta), distúrbios do sono (Provigil) e tabagismo (Zyban).

Muitas vezes, esses medicamentos são usados de forma isolada, mas às vezes são usados em combinações que nunca foram planejadas, ou certamente não recomendadas, quando foram permitidas no mercado.

Por exemplo, o Adderall é um estimulante que foi originalmente comercializado como medicamento para emagrecer na década de 1970 e agora se tornou o agente de perda de peso preferido entre pessoas que vão desde estrelas de Hollywood até mães de família (a maioria das quais o toma sem receita médica para o TDAH, que ele se destina a tratar).

Além dos efeitos colaterais incômodos que muitos desses medicamentos acarretam, como cólicas abdominais, ansiedade, insônia e problemas de memória, alguns deles (como o Wellbutrin) têm a advertência "para riscos graves ou até fatais" mais severa da FDA, informando os consumidores sobre o aumento do risco de suicídio. O Adderall também tem uma advertência "para riscos graves ou até fatais", porque pode causar morte súbita, eventos cardiovasculares graves e dependência. O Topamax causa confusão e distúrbios mentais, e o Provigil causa tontura e insônia em muitas pessoas.

Usados de forma isolada ou em combinação, o custo mensal da maioria desses medicamentos é consideravelmente alto. Os coquetéis de medicamentos típicos podem consistir em fentermina (um estimulante) mais o antidepressivo Prozac, medicamentos anticonvulsivantes como o Topamax ou medicamentos para diabetes como o Byetta. Em geral, os pacientes são informados de que, como a obesidade é uma doença crônica, eles precisarão tomar esses medicamentos por toda a vida – ou até que os efeitos colaterais não sejam mais toleráveis.

Como evidência clara de que esses medicamentos estão sendo usados com prescrição "*off-label*" para perda de peso, as vendas do Adderall XR (um estimulante) aumentaram mais de 3.000% entre 2001 e 2005, enquanto as vendas do Provigil (também um estimulante) aumentaram mais de 360%. No ano passado, as vendas do Wellbutrin XL (um medicamento para depressão de uso diário) aumentaram mais de 1.000%, chegando a US$ 1,4 bilhão. Ao mesmo tempo, as vendas dos dois únicos medicamentos para obesidade aprovados pela FDA (orlistate e Meridia) caíram mais de 40%, porque eles não funcionam muito bem para a perda de peso.

Considerando-se o alto custo dos medicamentos, tanto em termos monetários quanto de efeitos colaterais, é lógico procurar opções naturais para controlar o estresse, gerenciar a exposição ao cortisol e modular a resposta bioquímica ao estresse. As seções a seguir descrevem alguns dos suplementos naturais mais eficazes para se adaptar ao estresse, incluindo:

- Suplementos vitamínicos/minerais com "fórmula antiestresse"
- Suplementos para controle do cortisol
- Suplementos para balanceamento de HSD
- Suplementos para controle de testosterona
- Adaptógenos
- Suplementos de relaxamento e calmantes

Mas, primeiro, vamos analisar quais suplementos devem ser evitados.

SUPLEMENTOS A SEREM EVITADOS

Conforme indicado nos capítulos anteriores, os altos níveis de cortisol estão associados ao excesso de peso, e, ao mesmo tempo, os níveis de cortisol são elevados pela dieta e pela restrição alimentar cognitiva (um termo sofisticado para pensar em fazer dieta). Não é de se admirar, portanto, que as pessoas que estão sob estresse crônico ou repetido tendem a ter dificuldades com o peso, o apetite e os níveis de energia – todos afetados pelos níveis elevados de cortisol associados ao estresse. Parece ser um milagre virtual que um suplemento dietético apareça com alegações de aumento da perda de peso, supressão do apetite e aumento dos níveis de energia. Na verdade, esse suplemento quase parece ter sido feito sob medida para pessoas estressadas, pois aborda três dos principais fatores que as levam ao caminho do ganho de peso.

Os suplementos "milagrosos" descritos anteriormente se enquadram em uma categoria de estimulantes à base de ervas que funcionam como *simpaticomiméticos*, ou seja, imitam alguns dos efeitos dos hormônios simpáticos (estimulantes) do próprio corpo, como a epinefrina e a norepinefrina, aumentando a secreção desses hormônios ou reduzindo sua degradação. Entre as ervas mais populares dessa categoria estão a *Ephedra sinensis* (*ma huang*), *Paullinia cupana* (guaraná/cafeína), *Citrus aurantium* (sinefrina), *Pausinystalia yohimbe* (ioimbina) e *Coleus forskohlii* (forskolina), mas muitas outras espécies de plantas contêm compostos estimulantes relacionados. Cada uma dessas ervas atua como um estimulante geral em muitas partes do corpo simultaneamente, inclusive nos pulmões (onde podem abrir os bronquíolos, para facilitar a respiração), no coração e nos vasos sanguíneos (onde aumentam a frequência cardíaca e contraem as artérias, para aumentar a pressão arterial) e até mesmo nas glândulas suprarrenais (onde estimulam a secreção de epinefrina e cortisol). Em virtude dessas ações abrangentes em muitos tecidos, os estimulantes à base de ervas também são frequentemente associados a vários efeitos colaterais adversos, como dores de cabeça, insônia, pressão arterial elevada, irritabilidade e palpitações cardíacas. Mas talvez o efeito colateral que provoque mais preocupação seja o grande aumento nos níveis de cortisol causado por essas substâncias.

A grande popularidade dos estimulantes à base de ervas – principalmente a éfedra – deve-se em grande parte ao fato de que eles funcionam (pelo menos a curto prazo). A éfedra e os suplementos relacionados são bem conhecidos por eliminar o apetite e aumentar os níveis de energia, de modo que você se exercita mais ou fica mais inquieto, mas, de qualquer forma, queima algumas calorias extras. Isso significa que, ao longo de um ou dois meses, os produtos estimulantes à base de ervas ajudarão a pessoa a perder alguns quilos a mais do que ela conseguiria perder por conta própria. A desvantagem, entretanto, é o fato de que, embora os efeitos de curto prazo desses compostos sejam benéficos para a perda de peso (reduzindo o apetite e aumentando o gasto calórico), o aumento de longo prazo nos níveis de cortisol é prejudicial para os esforços de perda de peso. Por quê? Porque, conforme descrito anteriormente, o aumento dos níveis de cortisol aumenta a fome, desacelera o metabolismo da gordura, corrói os músculos e os ossos, consome a energia, prejudica o humor e, em geral, frustra as tentativas de manter um peso corporal saudável.

Portanto, temos aqui uma classe de suplementos para perda de peso que oferece alguns benefícios reais quando usados por algumas semanas, mas que depois se volta contra o usuário para causar uma série de alterações metabólicas no corpo que *promovem* o ganho de peso ao longo de vários meses. Como se essa notícia já não fosse ruim o suficiente, parece que a tendência da éfedra e dos compostos relacionados de causar ganho de peso por um longo período é ainda mais forte quando o usuário está passando por um fator de estresse adicional (e fazer dieta é um fator de estresse). Pesquisadores da Lausanne University, na Suíça, descobriram que apenas dois dias de consumo de éfedra, a 40 miligramas (mg) por dia, reduziram a absorção e a oxidação de glicose em 25%. Quando os indivíduos estavam sob estresse adicional, a queda na absorção e oxidação da glicose ultrapassou 50%! Isso significa que os suplementos de éfedra inibem a capacidade do organismo de usar a glicose como fonte de energia, o que faz com que os níveis de açúcar no sangue subam, o metabolismo da gordura seja desligado e a fome volte com força. Descobertas semelhantes foram observadas para a forskolina (o ingrediente ativo do *Coleus forskohlii*), a ioimbina (o ingrediente ativo da *Pausinystalia yohimbe*) e a cafeína (o ingrediente ativo da erva-mate, noz-de-cola e *Paullinia cupana*, também conhecida como guaraná). Por exemplo, cerca de 200 mg de cafeína (aproximadamente a quantidade contida em duas xícaras de café e em uma única dose de muitos suplementos para perda de peso) aumentarão os níveis sanguíneos de cortisol em 30% em uma hora. Pesquisadores da University of Oklahoma demonstraram não apenas que a cafeína causa elevações nos níveis de cortisol, mas também que a combinação da ingestão de cafeína com o aumento do estresse causa um salto ainda maior na exposição ao cortisol (e quando bebemos mais café? Sim, quando estamos sob estresse). Os cientistas de Oklahoma descobriram que tanto homens quanto mulheres respondem à cafeína e ao estresse com níveis de cortisol muito mais altos, e que doses repetidas de cafeína continuam a aumentar os níveis de cortisol ao longo do dia.

O que vemos nos estudos de longo prazo com estimulantes à base de ervas é uma elevação persistente dos níveis de cortisol no plasma, causada por uma resposta neuroendócrina semelhante ao estresse à estimulação do cérebro e das glândulas suprarrenais. Em estudos com animais, esse tipo de estimulação do sistema nervoso leva não apenas a níveis elevados de cortisol, mas também a reduções nos níveis do hormônio do crescimento e do hormônio estimulante da tireoide, ambos envolvidos na manutenção da magreza.

Então, o que fazer? A abordagem mais prudente seria evitar completamente esses estimulantes à base de ervas em favor de uma abordagem mais equilibrada para promover a perda de peso, como fazer várias pequenas refeições espaçadas ao longo do dia, consumir uma ingestão equilibrada de proteínas/carboidratos/gorduras/fibras e fazer exercícios aeróbicos regulares (além de treinamento de resistência). Dito isso, é provável que milhões de pessoas continuem a usar produtos que contêm estimulantes à base de ervas. Apesar do risco de longo prazo para a saúde em geral e da sabotagem que esses suplementos podem infligir aos esforços de manutenção de peso de uma pessoa, a promessa de solução rápida de perder alguns quilos extras em poucas semanas é simplesmente demais para muitas pessoas resistirem. Se você *decidir* usar qualquer um desses estimulantes à base de ervas, faça-o com extrema cautela e tente reduzir o uso após um mês. No mínimo, os efeitos de *aumento* do cortisol dos estimulantes à base de ervas devem ser neutralizados pela combinação de seu uso com uma das ervas redutoras de cortisol descritas mais adiante neste capítulo. É improvável que os suplementos controladores de cortisol neutralizem o controle do apetite ou os efeitos termogênicos/queimadores de gordura dos estimulantes à base de ervas, mas eles certamente diminuirão os efeitos colaterais adversos do cortisol elevado.

O restante desta seção fornece breves resumos de cada um dos estimulantes herbais mais populares usados em suplementos para perda de peso.

Ma huang/Éfedra

Ma huang é uma erva chinesa também conhecida como *éfedra chinesa* (*Ephedra sinensis*) e *efedrina herbal.* Os compostos ativos – alcaloides de éfedra ou efedrina – também são encontrados em outras ervas, como o chá mórmon e a *Sida cordifolia,* e podem ser chamados por nomes comuns como chá do deserto, chá mexicano, uva-do-mar e muitos outros. No total, cerca de quarenta espécies de plantas contêm versões de éfedra.

O *ma huang* e seus diversos derivados de ervas funcionam como simpaticomiméticos, cujos efeitos foram descritos anteriormente neste capítulo. A efedrina é considerada um *simpaticomimético não seletivo,* o que significa que atua como um estimulante geral em muitas partes do corpo simultaneamente (pulmões, coração, vasos sanguíneos, glândulas suprarrenais e outros). Portanto, pode dar aos usuários um impulso ou estímulo semelhante ao que podem sentir após uma ou duas xícaras de café forte. Ao imitar os efeitos da epinefrina, a éfedra pode aumentar a produção de sangue do coração, melhorar a contratilidade muscular, elevar os níveis de açúcar no sangue e abrir as vias brônquicas para facilitar a respiração. Em muitos casos, a éfedra pode resultar em uma supressão temporária do apetite, o que pode ajudar nos esforços de restrição alimentar e perda de peso.

Os resultados das pesquisas sobre os efeitos do *ma huang* e de outros produtos que contêm éfedra são ambíguos; alguns estudos não mostram nenhum efeito benéfico, outros mostram um aumento modesto na perda de peso, e outros estudos, ainda, não são confiáveis, devido ao grande número de participantes que desistem em decorrência dos efeitos colaterais desagradáveis. Como a efedrina é um estimulante, é lógico que uma dose única ou o uso crônico repetido elevaria um pouco a taxa metabólica (o que significa que o usuário queimaria mais calorias em repouso e durante os exercícios). Vários estudos com homens e mulheres com sobrepeso demonstraram que a combinação de efedrina (20-40 mg) e cafeína (200-400 mg) produz um leve aumento no metabolismo de repouso.

A Food and Drug Administration (FDA) recebeu mais de mil relatos de efeitos colaterais adversos de consumidores que usaram suplementos contendo alcaloides de efedrina. As reclamações variaram de efeitos no sistema nervoso e cardiovascular, como aumento da pressão arterial e palpitações cardíacas, até insônia, irritabilidade, dores de cabeça e efeitos adversos mais graves, como convulsões, acidente vascular encefálico, ataque cardíaco e até morte (cerca de quinze a vinte até o momento). A maioria desses eventos adversos ocorreu em adultos jovens e de meia-idade, saudáveis, que estavam usando os produtos para controle de peso ou aumento de energia.

Alerta de saúde para suplementos dietéticos contendo éfedra

Praticamente todos os suplementos dietéticos que contêm alcaloides de éfedra também trazem uma forte advertência em seu rótulo. O texto é mais ou menos o seguinte:

Mulheres grávidas ou que estejam amamentando devem evitar o uso de produtos que contenham éfedra. Mantenha fora do alcance de crianças. Evite usar produtos que contenham efedrina se tiver hipertensão, doenças cardíacas ou da tireoide, diabetes, dificuldade para urinar devido ao aumento da próstata, ou se estiver tomando inibidores da monoamina oxidase (MAO) ou qualquer outro medicamento prescrito. Reduza ou interrompa o uso se ocorrer nervosismo, tremor, irritabilidade, batimento cardíaco acelerado, insônia, perda de apetite ou náusea.

Em toda a gama de estudos realizados sobre produtos que contêm éfedra para perda de peso, a quantidade total de efedrina ingerida por dia variou de 60-75 mg de efedrina isolada (geralmente em três doses de 20-25 mg cada) a 20-40 mg de efedrina combinada com 200-400 mg de cafeína. É importante observar, entretanto, que essas recomendações de dosagem devem ser consideradas à luz de estudos recentes que demonstram que os níveis de alcaloides da éfedra podem variar em até 1.000% de um suplemento dietético para outro.

As versões purificadas da éfedra (efedrina e pseudoefedrina) encontradas em muitos remédios para resfriado de venda livre têm o mesmo efeito sobre os níveis de cortisol (elevando-os). Entretanto, ao contrário dos suplementos para perda de peso à base de éfedra, que podem ser usados por muitas semanas seguidas (e, portanto, levar a níveis cronicamente altos de cortisol), os remédios típicos para resfriado são usados por apenas alguns dias seguidos e, portanto, causariam apenas um aumento temporário nos níveis de cortisol.

Caso decida usar produtos que contenham éfedra, é importante entender que, embora os efeitos de *curto prazo* (redução do apetite e ligeiro aumento no gasto calórico) possam impulsionar seus esforços para perder peso, os efeitos de *longo prazo* (níveis cronicamente elevados de cortisol) sabotarão sua capacidade de manter a perda de peso. Portanto, os suplementos de éfedra não devem ser usados por mais de seis a doze semanas e, mesmo assim, para obter o efeito ideal, devem ser equilibrados com suplementos que ajudem a controlar os níveis de cortisol.

Guaraná

O guaraná (*Paullinia cupana*) vem das sementes de uma planta brasileira. Os usos tradicionais do guaraná pelos nativos da Floresta Amazônica incluem a adição de sementes trituradas da planta a alimentos e bebidas para aumentar o estado de alerta e reduzir a fadiga. Como suplemento dietético, não é de se admirar que o guaraná seja um impulsionador de energia eficaz; ele contém aproximadamente o dobro da cafeína encontrada nos grãos de café. As sementes de guaraná contêm cerca de 3-4% de cafeína, em comparação com 1-2% dos grãos de café. Os extratos concentrados de guaraná, no entanto, podem conter de 40-50% de cafeína, e os suplementos populares fornecem de 50-200 mg de cafeína por dia, aproximadamente a mesma quantidade encontrada em uma ou duas xícaras de café forte. Em geral, o guaraná é considerado tão seguro para pessoas saudáveis quanto a cafeína. Como acontece com qualquer substância que contenha cafeína, os extratos de guaraná podem causar insônia, nervosismo, ansiedade, dores de cabeça, hipertensão e palpitações cardíacas.

A teoria por trás do funcionamento do guaraná é relativamente simples. Os principais componentes ativos são a cafeína (às vezes chamada de *guaranina*, para fazer o usuário pensar que é diferente de alguma forma) e alcaloides semelhantes, como a teobromina e a teofilina, que também são encontrados no café e no chá. Cada um desses compostos tem efeitos bem conhecidos como estimulantes do sistema nervoso. Dessa forma, eles também podem ter algum efeito no aumento da taxa metabólica, na supressão do apetite e no aprimoramento do desempenho físico e mental.

A maioria das evidências científicas sobre a cafeína como estimulante geral e como auxílio ao desempenho nos exercícios mostra de forma convincente que a cafeína é eficaz. No entanto, como auxílio à perda de peso, embora altas doses de cafeína possam suprimir um pouco o apetite, por si só ela não parece ser um suplemento muito eficaz para aumentar o gasto calórico (termogênese). No entanto, quando combinada com outros suplementos do tipo estimulante, como *ma huang* (éfedra), parece que a cafeína pode estender a duração da ação da éfedra na supressão do apetite e no aumento do gasto calórico; não se sabe se a cafeína também pode aumentar o risco de efeitos colaterais adversos.

Sinefrina

A sinefrina é o principal composto ativo encontrado no fruto de uma planta chamada *Citrus aurantium*. A fruta também é conhecida como *zhi shi* na medicina tradicional chinesa e como *laranja verde, laranja-azeda* e *laranja-amarga* em outras partes do mundo. A sinefrina é quimicamente muito semelhante à efedrina encontrada em vários suplementos energéticos e para perda de peso que contêm *ma huang*. Mas a sinefrina difere da efedrina pelo fato de ser considerada um *simpaticomimético semisseletivo* (porque tem como alvo alguns tecidos, como a gordura, mais do que outros, como o coração) em vez de um *simpaticomimético não seletivo* (como a éfedra, que tem como alvo muitos tecidos igualmente e, portanto, muitas vezes causa efeitos colaterais). Por exemplo, embora alguns suplementos contendo éfedra em altas doses tenham sido associados a determinados efeitos colaterais cardiovasculares, como aumento da pressão arterial e palpitações cardíacas, pesquisadores da Mercer University, em Atlanta, demonstraram que o extrato de *Citrus aurantium* não tem efeito sobre a hemodinâmica, como frequência cardíaca e pressão arterial, porque tem como alvo o tecido adiposo, e não o tecido cardíaco.

Como a sinefrina, assim como a cafeína e a efedrina, é um estimulante leve, acredita-se que ela também tenha efeitos semelhantes em termos de aumento de energia, supressão do apetite e aumento da taxa metabólica e do gasto calórico. Na medicina tradicional chinesa, o *zhi shi* é usado para ajudar a estimular o *qi* (pronuncia-se *tchi*, e é definido como a energia vital ou força vital do corpo), mas, para maximizar os benefícios metabólicos desses extratos, a ingestão total de sinefrina provavelmente deve ser mantida em uma faixa de 2-10 mg por dia.

Um estudo em cães sugere que a sinefrina e a octopamina encontradas nos extratos de *Citrus aurantium* podem aumentar a taxa metabólica em um tipo específico de tecido adiposo conhecido como tecido adiposo marrom (TAM). Seria de se esperar que esse efeito aumentasse a perda de gordura em humanos, exceto por um pequeno detalhe: os seres humanos adultos não têm nenhum tecido adiposo marrom digno de menção. Apesar desse fato, essa afirmação ainda é uma das promessas mais exageradas no cenário da perda de peso. Desde que foram introduzidos no mercado, há mais de dez anos, os suplementos contendo sinefrina existem apenas por causa de algumas teorias interessantes sobre como eles *podem* funcionar para aumentar a taxa metabólica e promover uma perda de peso significativa. No momento em que escrevemos este livro, ainda há uma falta gritante de pesquisas confiáveis que demonstrem qualquer efeito de perda de peso dos suplementos contendo sinefrina em seres humanos. De fato, a maioria dos estudos clínicos disponíveis em humanos sobre suplementos à base de sinefrina sugere que os suplementos não são particularmente eficazes para promover a perda de peso.

Yohimbe

Yohimbe (*Pausinystalia yohimbe*) vem da casca de uma árvore africana; o composto ativo, um alcaloide chamado ioimbina, também pode ser encontrado em grandes quantidades na erva sul-americana quebracho (*Aspidosperma quebracho-blanco*). Tradicionalmente, ela tem sido usada como estimulante e afrodisíaco na África Ocidental e na América do Sul. Nos Estados Unidos, a ioimbina e o quebracho são promovidos com mais frequência em suplementos dietéticos para o tratamento da impotência, estimulando o desempenho sexual masculino (geralmente comercializados como "viagra herbal") e melhorando o desempenho atlético (como alternativa aos esteroides anabolizantes). No entanto, mais recentemente, a ioimbina e o quebracho também têm aparecido em suplementos dietéticos voltados para a promoção da perda de gordura e do ganho muscular ao mesmo tempo.

Um extrato purificado da casca da *yohimbe* produz a ioimbina, cuja estrutura química é semelhante à da cafeína e da éfedra; ela é regulamentada como medicamento de prescrição para o tratamento da disfunção erétil em homens. A ioimbina funciona como um inibidor da monoamina oxidase (MAO) para aumentar os níveis do neurotransmissor norepinefrina, mas também atua como um estimulador do sistema nervoso central, onde interage com receptores específicos (receptores alfa-2 adrenérgicos) e pode aumentar os níveis de energia e promover a oxidação de gordura.

Embora a *yohimbe* seja frequentemente promovida como uma forma natural de aumentar os níveis de testosterona para a construção muscular, o aumento da força e a perda de gordura, não há nenhuma prova científica sólida de que a *yohimbe* seja anabólica ou termogênica. Os resultados de alguns pequenos estudos mostram que a ioimbina sintética purificada pode aumentar o fluxo sanguíneo para os órgãos genitais, um efeito que pode ocorrer tanto em homens quanto em mulheres. Dessa forma, a casca da *yohimbe*, que contém pequenas quantidades de ioimbina natural, pode ser eficaz no alívio de algumas formas leves de impotência "psicológica" e "física". Entretanto, nos poucos estudos realizados com a forma purificada da ioimbina, apenas cerca de 30% dos indivíduos relataram efeitos benéficos em termos de função erétil e desempenho sexual.

À medida que o número de produtos de *yohimbe* no mercado de varejo aumenta, surgem preocupações sobre sua segurança, em razão da toxicidade relatada da ioimbina. Os efeitos colaterais relatados do uso da *yohimbe* incluem queixas menores, como dores de cabeça, ansiedade e tensão, bem como eventos adversos mais graves, incluindo hipertensão, palpitações cardíacas, alucinações e frequência cardíaca elevada. Pessoas com hipertensão e doença renal devem evitar suplementos que contenham *yohimbe*, assim como mulheres grávidas ou que possam ficar grávidas (pelo risco potencial de aborto). Além disso, deve-se ter cautela ao tomar *yohimbe* em combinação com certos alimentos que contêm tiramina (como vinho tinto, fígado e queijo), bem como com descongestionantes nasais ou suplementos dietéticos que contenham efedrina ou fenilpropanolamina, que podem levar a flutuações perigosas da pressão arterial.

Coleus

O *Coleus* (*Coleus forskohlii*) faz parte da família de plantas da hortelã e é usado há muito tempo na Índia, Tailândia e partes do Sudeste Asiático como tempero e medicamento ayurvédico para tratar problemas cardíacos e cólicas estomacais. As raízes da planta são uma fonte natural de forskolina, um composto que pode aumentar os níveis celulares de monofosfato de adenosina cíclico (AMPc), um efeito que, segundo a teoria, influencia muitos aspectos do metabolismo. O principal uso de extratos de *Coleus* em suplementos dietéticos modernos é para um suposto efeito na promoção da perda de peso e no estímulo ao crescimento muscular.

A teoria por trás do *Coleus forskohlii* como suplemento dietético é que seu conteúdo de forskolina pode ser usado para estimular a atividade da adenilato ciclase, que aumentará os níveis de AMPc na célula adiposa, ativando, por sua vez, outra enzima (lipase sensível ao hormônio) para iniciar a quebra dos estoques de gordura. O problema com essa teoria é que o AMPc regula a atividade de centenas de enzimas em cada célula – e essas enzimas podem ser muito diferentes de célula para célula. Por exemplo, sabemos que, em culturas de células (estudos em tubos de ensaio), a adição de forskolina às células de gordura aumentará os níveis de AMPc e estimulará a lipólise (decomposição dos triglicerídeos armazenados em ácidos graxos livres). No entanto, ao adicionar a mesma forskolina às células musculares, o principal efeito é estimular a glicogenólise (decomposição do glicogênio armazenado em unidades de glicose livre). Adicione a forskolina às células do fígado e você terá um estímulo da gliconeogênese (síntese de glicose no sangue a partir de precursores de aminoácidos).

A maior parte do trabalho realizado sobre as ações da forskolina foi confinada a tubos de ensaio. Não há estudos publicados que demonstrem que o suplemento promove a perda de peso, o aumento da massa magra ou qualquer outro benefício à saúde em seres humanos, embora as publicações do setor de alimentos saudáveis frequentemente divulguem um estudo pequeno e mal conduzido com seis mulheres com sobrepeso, no qual 500 mg de extrato de *Coleus* por dia durante oito semanas causaram perda de gordura corporal e aumento da massa muscular. Esses dados são completamente inúteis para nós, pois não houve cegamento dos participantes e nenhum grupo de controle com placebo, portanto não há como determinar se a perda de peso foi devida ao suplemento (o que é altamente improvável) ou a algum outro fator, como uma mudança na dieta ou nos padrões de exercício (muito mais provável).

As recomendações de dosagem típicas para extratos de *Coleus* estão na faixa de 100-300 mg por dia (10-20% de forskolina), o que parece ser mais do que suficiente para induzir um aumento significativo nos níveis sanguíneos de cortisol.

Resumo: suplementos a serem evitados

Espero que as informações anteriores ajudem a colocar em perspectiva adequada algumas das alegações "milagrosas" de perda de peso sobre estimulantes à base de ervas. Longe de ser uma solução autônoma para a manutenção do peso, esses suplementos – embora ofereçam os benefícios do controle do apetite, níveis de energia aprimorados e aumento do gasto calórico – devem ser usados absolutamente dentro da faixa de dosagem adequada (e, melhor ainda, devem ser usados em conjunto com pelo menos um controlador de cortisol). Em doses excessivas, os usuários correm o risco de sofrer efeitos colaterais adversos, elevações de longo prazo nos níveis de cortisol e as alterações metabólicas associadas que podem sabotar os esforços de perda de peso.

Mas há boas notícias. O restante deste capítulo apresenta alguns dos suplementos mais eficazes para controlar o estresse, equilibrar os níveis de cortisol e lidar com muitas das alterações metabólicas associadas.

VITAMINAS E MINERAIS PARA ADAPTAÇÃO AO ESTRESSE

É quase desnecessário dizer que tomar um suplemento multivitamínico e mineral geral é uma boa ideia para qualquer pessoa que esteja sob estresse, que tenha um estilo de vida agitado ou que precise de mais energia. Todas as reações relacionadas à energia que ocorrem no corpo, especialmente aquelas envolvidas na resposta ao estresse, dependem, de uma forma ou de outra, de vitaminas e minerais como cofatores para que as reações ocorram. Por exemplo, as vitaminas do complexo B são necessárias para o metabolismo de proteínas e carboidratos; o cromo está envolvido na utilização de carboidratos; o magnésio e o cálcio são necessários para a contração muscular adequada; o zinco e o cobre são necessários como cofatores de enzimas em quase trezentas reações separadas; o ferro é necessário para ajudar a transportar o oxigênio pelo sangue – e a lista é infinita.

É razoavelmente bem aceito na comunidade médica que as deficiências subclínicas ou marginais de micronutrientes essenciais, especialmente as vitaminas B e o magnésio, podem levar a sintomas psicológicos e fisiológicos relacionados ao estresse. Um estudo, publicado em 2000, analisou os efeitos de um suplemento multivitamínico/mineral nos níveis gerais de estresse. O suplemento era uma fórmula solúvel em água composta de vitaminas C (1.000 mg), B-1 (15 mg), B-2 (15 mg), B-3 (50 mg), B-6 (10 mg), B-12 (10 mcg), biotina (150 mcg), ácido pantotênico (23 mg), cálcio (100 mg) e magnésio (100 mg). Por um período de trinta dias, 150 voluntários, que foram pré-selecionados por apresentarem altos níveis de estresse, consumiram o suplemento todas as manhãs com água, enquanto outros 150 voluntários com "alto nível de estresse" receberam um comprimido de placebo. Antes e depois do período de suplementação de trinta dias, os pesquisadores administraram uma bateria de testes padronizados de estresse. Os resultados dos testes mostraram uma melhoria estatisticamente diferente e clinicamente importante no índice geral de estresse dos voluntários que tomaram o suplemento multivitamínico/mineral, mas as melhorias não foram indicadas no grupo do placebo. Outro estudo (também duplo-cego e controlado por placebo) com oitenta voluntários saudáveis do sexo masculino constatou que 28 dias de tratamento com um suplemento mineral contendo cálcio, magnésio e zinco reduziram significativamente a ansiedade e as sensações de estresse. Esses estudos, e dezenas deles, apoiam a lógica por trás do uso de um suplemento nutricional geral como base antiestresse sobre a qual se constrói um regime sólido de controle do cortisol.

Multivitaminas com "fórmula antiestresse"

Em um esforço para capitalizar o enorme mercado de produtos "redutores de estresse", muitas das grandes empresas farmacêuticas e de suplementos dietéticos introduziram produtos multivitamínicos com "fórmulas antiestresse". Essas fórmulas baseiam-se em evidências científicas disponíveis que sugerem que determinados nutrientes podem ser necessários em níveis mais altos do que as RDA (doses diárias recomendadas) para o suporte ideal da função suprarrenal e o controle dos níveis de cortisol. Por exemplo, a suplementação de vitamina C na dose de 1.000 mg por dia melhora a capacidade das suprarrenais de se adaptarem ao estresse cirúrgico, normalizando o cortisol e o ACTH em pacientes com câncer de pulmão. A tiamina (vitamina B-1) é eficaz na redução do aumento típico da secreção pós-cirúrgica de cortisol das glândulas suprarrenais. Em um estudo, uma combinação de vitaminas C, B-1 e B-6 foi capaz de trazer o padrão de secreção de cortisol de volta às faixas normais após a cirurgia. O ácido pantotênico (vitamina

B-5) é outro nutriente necessário para o funcionamento adequado da glândula suprarrenal. O consumo de ácido pantotênico por seres humanos amortece o aumento do cortisol durante o estresse experimental, o que sugere um possível benefício da vitamina B-5 no controle da hipersecreção de cortisol durante períodos de estresse. De modo geral, não faz muita diferença se você decide obter os nutrientes que controlam o cortisol como parte de um produto multivitamínico/mineral geral ou de uma fórmula mais específica do tipo "comprimidos para estresse"; o importante é que você os obtenha.

Sem entrar em muitos detalhes, posso delinear algumas das maneiras gerais pelas quais os nutrientes essenciais (vitaminas e minerais) ajudam a neutralizar os efeitos prejudiciais à saúde do estresse crônico. Por exemplo, o magnésio, um mineral no qual pensamos com mais frequência em termos de saúde óssea e função cardíaca, demonstrou reduzir os níveis de cortisol após exercícios exaustivos em atletas saudáveis do sexo masculino. O zinco, um mineral que geralmente associamos à saúde dos ossos e à função imunológica, é conhecido por alterar o metabolismo suprarrenal quando os níveis na dieta são muito altos ou muito baixos. Em um estudo, 25-50 mg de zinco (cerca de duas a três vezes a RDA) resultaram em uma queda significativa nos níveis de cortisol plasmático em voluntários saudáveis (mais uma vez, após um teste de estresse por exercício extremo, que normalmente aumenta os níveis de cortisol). O cromo, um mineral que normalmente pensamos em termos de seus benefícios para o controle do açúcar no sangue e a regulação do apetite, demonstrou ajudar a reduzir o cortisol sérico em animais de criação (bovinos e ovinos) expostos ao estresse do transporte pelos campos. Em ambos os grupos de animais, aqueles que receberam suplementos de cromo também demonstraram uma função mais robusta do sistema imunológico, conforme evidenciado por um número menor de infecções que o dos animais que receberam o placebo.

Além dos efeitos observados de nutrientes isolados sobre os níveis de cortisol, há vários exemplos de alterações gerais na dieta que têm um impacto positivo na redução dos níveis elevados de cortisol. Por exemplo, um estudo sobre restrição de sódio documentou uma queda nos níveis urinários de cortisol após uma semana em uma dieta com restrição de sódio. Ao voltar para a dieta com mais sódio, os pesquisadores observaram um aumento de 30% na produção de cortisol pelo organismo em poucos dias. Sabe-se também que as mudanças na dieta quanto à ingestão de proteínas e carboidratos influenciam o manuseio do cortisol pelo organismo. Em um estudo com atletas, o consumo de uma solução de aminoácidos (100 mg de arginina, 80 mg de ornitina, 70 mg de leucina, 35 mg de isoleucina e 35 mg de valina) resultou em uma supressão significativa dos níveis de cortisol em sessenta minutos. No que diz respeito ao consumo de carboidratos, vários estudos demonstraram os benefícios dos carboidratos para a redução do cortisol, especialmente quando são consumidos durante o exercício. Em um estudo notável, após dez dias de uma dieta rica em carboidratos, as concentrações de cortisol foram significativamente menores do que após dez dias de uma dieta com menos carboidratos. A suplementação da dieta com uma bebida esportiva rica em carboidratos também demonstrou reduzir o cortisol sérico durante o exercício de resistência (em comparação com uma bebida placebo). As dietas ricas em gordura, por outro lado, demonstraram, em estudos com roedores, que prejudicam a capacidade do corpo de restaurar os níveis normais de cortisol após o estresse.

Então, aí está: o metabolismo do cortisol e, na verdade, toda a resposta ao estresse subjacente são influenciados em grande parte pela ingestão de vitaminas, minerais e outros nutrientes. Sabendo que isso é verdade, um grande passo para controlar sua própria resposta ao estresse é comer bem e tomar pelo menos um suplemento multivitamínico básico (ou, melhor ainda, um suplemento multivitamínico/multimineral abrangente). Para uma atividade de controle do cortisol mais direcionada, alguns nutrientes parecem oferecer benefícios adicionais; eles são descritos nas seções a seguir.

Vitamina C

A vitamina C, também conhecida como ácido ascórbico, é uma vitamina solúvel em água necessária ao organismo para centenas de reações metabólicas vitais. Como suplemento dietético, a vitamina C é consumida por mais pessoas do que qualquer outra vitamina, mineral ou produto fitoterápico. Boas fontes alimentares de vitamina C incluem todas as frutas cítricas (laranjas, toranja, limões), bem como muitas outras frutas e vegetais, como morangos, tomates, brócolis, couve-de-bruxelas, pimentões e melão.

Como suplemento dietético, a vitamina C é geralmente considerada um potente antioxidante e normalmente é consumida para a prevenção de resfriados, estimulação do sistema imunológico, promoção da cicatrização de feridas e para evitar alguns dos efeitos prejudiciais do estresse. Em virtude da grande variedade de reações nas quais a vitamina C desempenha um papel, muitas alegações são feitas sobre seu valor como suplemento. Talvez a função mais conhecida da vitamina C seja a de um dos principais antioxidantes nutricionais, por meio do qual ela protege o corpo dos danos causados pelos radicais livres. Como uma vitamina solúvel em água, o ácido ascórbico desempenha suas funções antioxidantes nas porções aquosas do sangue e das células e pode ajudar a restaurar e aumentar o potencial antioxidante da vitamina E (um antioxidante solúvel em gordura).

Como preventivo contra infecções como a gripe e outros vírus, acredita-se que a vitamina C fortaleça as membranas celulares, impedindo assim a entrada do vírus no interior da célula. O apoio à função das células imunológicas é outro papel fundamental desempenhado pela vitamina C e que pode ajudar a combater infecções em seus estágios iniciais. Acredita-se que os efeitos combinados do fortalecimento celular, da síntese de colágeno e da proteção antioxidante sejam responsáveis pela abordagem multifacetada pela qual a vitamina C ajuda a combater o estresse e manter a saúde.

Em dois estudos separados sobre a suplementação com vitamina C (1.000-1.500 mg por dia durante uma semana), corredores de ultramaratona apresentaram um nível de cortisol 30% menor no sangue em comparação com corredores que receberam placebo. Em outro estudo com crianças saudáveis em tratamento com corticosteroides sintéticos, 1 grama (1.000 mg) de vitamina C, consumida três vezes por dia durante cinco dias, resultou em níveis de cortisol significativamente mais baixos em comparação com crianças saudáveis que receberam um placebo. Em um estudo com pacientes com câncer de pulmão, uma dose de 2 gramas de vitamina C, administrada diariamente por uma semana antes da cirurgia, foi capaz de fazer com que os níveis elevados de cortisol (resultantes da cirurgia) voltassem aos patamares normais em um período de tempo significativamente mais curto em comparação com pacientes que receberam placebo.

Vários estudos em animais e humanos demonstraram que mesmo uma deficiência subclínica de vitamina C (ou seja, uma deficiência tão pequena que não produz resultados detectáveis pelos testes clínicos usuais) resultará em uma elevação dos níveis de cortisol no plasma. Em estudos com vários animais de laboratório e de criação, até mesmo uma deficiência marginal de vitamina C produziu um aumento significativo nos níveis de cortisol plasmático e uma inibição da função imunológica, ambos revertidos com a adição de vitamina C de volta à dieta. Esses níveis abaixo do ideal de vitamina C e a consequente elevação do cortisol podem ser responsáveis, pelo menos em parte, pela supressão do sistema imunológico e pela depressão leve observada em voluntários idosos. Em um estudo, trinta voluntários idosos (dez mulheres e vinte homens) receberam 1 grama de vitamina C por dia durante dezesseis semanas. Os resultados mostraram uma redução significativa no cortisol sérico em ambos os grupos, bem como uma melhora significativa em vários parâmetros da função imunológica.

Os suplementos de vitamina C são usados com mais frequência como forma de prevenir ou reduzir os sintomas associados ao resfriado comum – e mais de cem estudos foram realizados nessa área. Em vários dos maiores estudos, não foi observado nenhum efeito sobre a incidência do resfriado comum, o que indica para muitos cientistas que a vitamina C não tem efeitos preventivos em indivíduos normalmente nutridos que sofrem exposição normal ao estresse. Entretanto, vários estudos menores e *direcionados*, conduzidos em indivíduos sob *forte estresse,* mostram que a vitamina C diminui a incidência do resfriado comum em mais de 50%. Em outros estudos, indivíduos saudáveis que consomem baixos níveis de vitamina C (abaixo de 60 mg por dia) tiveram cerca de um terço a menos de resfriados após a suplementação com vitamina C.

Na maioria dos casos, parece que, embora os efeitos preventivos mais importantes e drásticos da suplementação de vitamina C sejam experimentados por indivíduos com baixa ingestão de vitamina C, aqueles com um consumo diário médio proveniente de alimentos também podem se beneficiar dos níveis suplementares, especialmente durante períodos de estresse elevado. Em apoio a uma ingestão elevada de vitamina C, um painel científico de especialistas recomendou recentemente o aumento da atual RDA de vitamina C de 60 mg para pelo menos 100-200 mg por dia. Esse mesmo painel também advertiu que a ingestão de mais de 1.000 mg de vitamina C por dia pode ter efeitos adversos e recomendou que "sempre que possível, a ingestão de vitamina C deve vir de frutas e vegetais" – mais um apoio para a ingestão de pelo menos as "cinco porções diárias" de frutas e vegetais.

Embora o Food and Nutrition Board tenha alterado recentemente a RDA de vitamina C de 60 mg para 75-90 mg (em vez de 100-200 mg por dia, conforme recomendado pelo painel de especialistas), está bem estabelecido que quase todo mundo pode se beneficiar da ingestão de níveis ainda mais altos. Por exemplo, a recomendação de vitamina C para fumantes de cigarros é de 100-200 mg por dia, pois o fumo destrói a vitamina C no corpo. Você não precisa se preocupar com o desenvolvimento da doença por deficiência de vitamina C, o escorbuto (desde que consuma pelo menos 10 mg de vitamina C diariamente), mas não deixe de aumentar a ingestão se estiver exposto a estresse (físico ou psicológico) ou infecção (por exemplo, de um amigo ou familiar doente).

Em termos de segurança, a vitamina C é extremamente segura, mesmo em doses relativamente altas, porque a maior parte do excesso é excretada na urina. No entanto, em doses altas (acima de 1.000 mg por dia), algumas pessoas apresentam efeitos colaterais gastrointestinais, como cólicas estomacais, náusea e diarreia. Além disso, a ingestão de vitamina C acima de 1.000 mg por dia pode aumentar o risco de desenvolvimento de cálculos renais em algumas pessoas.

Embora a vitamina C seja bem absorvida, a porcentagem absorvida dos suplementos diminui com doses mais altas; portanto, a absorção ideal é obtida com a ingestão de várias doses pequenas ao longo do dia. Por exemplo, tente tomar de 100-250 mg por dose para uma ingestão diária total de 250-1.000 mg. A saturação total do sangue e dos tecidos é normalmente obtida com uma ingestão de 250-500 mg por dia.

Sharon era uma estudante universitária de alto rendimento que apresentava um grau extremo de ansiedade e estresse durante os exames – principalmente nos períodos de exames intermediários e finais. Como milhões de estudantes em todo o mundo, Sharon tinha muito mais probabilidade de ficar doente (geralmente pegando um resfriado ou gripe) durante os períodos de provas do que em outras épocas do ano. Durante os períodos de provas, a combinação de dieta inadequada (muita comida não saudável), sono inadequado (sessões de estudo tarde da noite) e ansiedade elevada (sobre suas notas) levou a uma supressão da função do sistema imunológico induzida pelo cortisol – e a um aumento drástico nas taxas de doença para Sharon e seus colegas de classe.

Para se proteger contra o inevitável aumento dos níveis de cortisol e a supressão da função imunológica durante a semana de exames intermediários, Sharon suplementou sua dieta com uma mistura controladora de cortisol de vitamina C (250 mg, tomada duas vezes ao dia) e fitosteróis (60 mg de beta-sitosterol, tomada duas vezes ao dia), em associação com uma dose direta de equinácea para reforçar o sistema imunológico (125 mg, tomada duas vezes ao dia). Infelizmente, ela também manteve sua dieta constante de refrigerante, confeitos de chocolate e sono inadequado antes do exame. Apesar dessa base de dieta e sono não ser a ideal para o controle dos níveis de cortisol, o regime de suplementos pareceu fazer com que o sistema imunológico de Sharon passasse pelas provas com louvor: ela evitou pegar um resfriado durante ou após os exames daquele ano.

Cálcio

O cálcio é o mineral mais abundante no corpo humano, e, embora 99% do cálcio do corpo seja armazenado nos ossos, o 1% restante é encontrado no sangue e dentro das células, onde desempenha um papel vital em dezenas de processos metabólicos. Pesquisas sobre os efeitos do cálcio no metabolismo revelaram o profundo impacto desse elemento em áreas como a redução do risco de câncer de cólon, a redução dos sintomas da TPM pela metade (dor, inchaço, alterações de humor e desejo por comida) e o controle da pressão arterial. Se isso não fosse evidência suficiente de que os suplementos de cálcio podem ser uma boa ideia, há também algumas evidências de que o cálcio pode até mesmo influenciar o humor e o comportamento. Essa possibilidade vem de estudos com ratos nos quais os animais ficam agitados quando alimentados com uma dieta pobre em cálcio, mas ficam mais calmos e relaxados quando suas dietas contêm níveis adequados de cálcio.

Você talvez já tenha ouvido falar da campanha publicitária "Got Milk?"[1] (Tem leite?), veiculada nos EUA na década de 1990, produzida pelo National Dairy Council. O objetivo óbvio dos anúncios era convencê-lo a beber mais leite e consumir mais produtos lácteos em geral (o que não é uma má ideia para a maioria das pessoas). Alguns desses anúncios retrataram os possíveis benefícios para a perda de peso decorrentes da ingestão de sua dose diária completa de cálcio – e as pesquisas que sustentam essa posição vieram de várias universidades dos EUA. Cientistas da University of Tennessee descobriram que a baixa ingestão de cálcio está associada à produção elevada de cortisol *nas* células de gordura. Como mencionado no Capítulo 4, se você está tentando perder peso, a última coisa que deseja é desenvolver altos níveis de cortisol nas células adiposas, porque é exatamente esse cortisol que serve como um potente sinal de "armazenamento de gordura", especialmente para as células adiposas na região da barriga.

Neste momento, você pode estar pensando: "Eu já preciso de cálcio para ter ossos fortes, portanto posso incluir um pouco mais na minha dieta, caso ele realmente *possa* ajudar no controle de peso". A isso,

1. N. R.: Campanha publicitária veiculada nos EUA em 1993, pelo Conselho de Processadores de Leite da Califórnia. Fonte: https://glenmont.co/the-impact-and-influence-of-the-got-milk-campaign/.

eu diria: "Ótima ideia!" – assim como os pesquisadores da University of Colorado, da Purdue University e da Creighton University. Pesquisas da University of Colorado mostraram que os indivíduos com a maior ingestão de cálcio na dieta (seja de produtos lácteos ou suplementos de cálcio) também tiveram o maior gasto de calorias e metabolismo de gordura. Os pesquisadores da Purdue descobriram que a diferença entre o consumo de 1.000 mg/dia de cálcio e 500 mg/dia foi de até 9 kg de gordura corporal em dois anos (a maior ingestão de cálcio leva a níveis mais baixos de gordura corporal). Se tudo isso não bastasse, um dos maiores especialistas em cálcio e metabolismo ósseo do mundo, o Dr. Robert Heaney, da Creighton University, em Nebraska, declarou em um editorial de uma revista de nutrição que o simples aumento da ingestão de cálcio para 1.000-1.500 mg/dia poderia reduzir a obesidade da população em 60-80%!

Como suplemento dietético, o cálcio é o mais seguro possível, com efeitos colaterais bastante raros e de gravidade modesta (constipação ocasional em ingestões mais altas). Como praticamente ninguém consome cálcio suficiente em sua dieta diária, e como o cálcio é tão barato e de fácil disponibilidade, esse é por certo um dos nutrientes para os quais a suplementação é altamente recomendada.

Magnésio

O magnésio é um mineral que funciona como uma coenzima (a parte ativa de um sistema enzimático) para a função nervosa e muscular, a regulação da temperatura corporal, o metabolismo energético, a síntese de DNA e RNA e a formação dos ossos. A maior parte do magnésio do corpo (60%) é encontrada nos ossos; portanto, muitos de nós tendemos a pensar no magnésio como um nutriente específico dos ossos.

Como o magnésio serve como cofator para muitas enzimas reguladoras, especialmente as envolvidas no metabolismo energético e na função do sistema nervoso, as necessidades de magnésio podem aumentar durante períodos de estresse elevado. O magnésio é necessário para a função adequada das enzimas na conversão de carboidratos, proteínas e gorduras em energia – e pelo menos alguns estudos sugeriram um papel potencial para os suplementos de magnésio no metabolismo energético, mostrando um aumento na eficiência do exercício em atletas de resistência. Embora não haja nenhuma evidência contundente que sugira qualquer aumento na força muscular ou níveis elevados de energia após a suplementação de magnésio, estudos clínicos demonstraram que os suplementos de magnésio ajudam a diminuir a sensação de ansiedade e o estresse geral.

O valor diário (VD, outro termo para RDA) de magnésio é de 400 mg por dia, mas as necessidades podem ser um pouco elevadas por fatores de estresse, como exercícios. Além disso, como o magnésio aumenta a absorção de cálcio, recomenda-se que os suplementos de cálcio tomados para a construção óssea ou para a prevenção da perda óssea contenham magnésio. As fontes alimentares de magnésio incluem alcachofra, nozes, feijão, grãos integrais e mariscos, mas, como quase três quartos da população americana não consomem magnésio suficiente, pode ser necessário tomar suplementos, especialmente durante períodos de estresse elevado. A ingestão excessiva de magnésio pode causar diarreia e desconforto gastrointestinal geral, além de interferir na absorção de cálcio e no metabolismo ósseo (embora os níveis ideais de magnésio *ajudem* na absorção de cálcio). Portanto, como não há benefícios conhecidos associados ao consumo de mais de 600 mg de magnésio por dia, devem-se evitar ingestões maiores.

Tiamina

A tiamina, também conhecida como vitamina B-1, é uma vitamina solúvel em água que atua no metabolismo de carboidratos para ajudar a converter piruvato em acetil CoA para entrar no ciclo de Krebs e, nas etapas subsequentes, para gerar ATP. Tudo isso é uma conversa técnica para dizer que a tiamina ajuda a fornecer energia. A tiamina também atua na manutenção da saúde do sistema nervoso e do músculo cardíaco. As fontes alimentares de tiamina incluem nozes, fígado, levedura de cerveja e carne de porco.

Em virtude do papel da tiamina no metabolismo de carboidratos e na função nervosa, os suplementos têm sido promovidos para aumentar os níveis de energia e manter a memória. A tiamina também parece estar envolvida na liberação do neurotransmissor acetilcolina das células nervosas, e a deficiência de tiamina está associada à fraqueza muscular generalizada e à confusão mental.

As necessidades de tiamina na dieta baseiam-se na ingestão calórica, portanto indivíduos que consomem mais calorias, como os atletas, provavelmente precisarão de uma ingestão de tiamina maior do que a média para ajudar a processar os carboidratos extras em energia. Durante períodos agudos de estresse, as necessidades de tiamina podem ser temporariamente elevadas, mas as deficiências definitivas de tiamina são raras, exceto em indivíduos que consomem uma dieta muito restrita.

Não são conhecidos efeitos colaterais adversos com a ingestão de tiamina nos níveis da RDA ou mesmo em níveis várias vezes superiores à RDA, que é de 1,5 mg. Praticamente todos os multivitamínicos contêm tiamina em níveis de 100% da RDA ou mais, e os suplementos voltados para o alívio do estresse contêm de duas a dez vezes os níveis da RDA, dosagens que ainda são bastante seguras.

Riboflavina

A riboflavina, também conhecida como vitamina B-2, é uma vitamina solúvel em água que serve principalmente como coenzima para muitos processos metabólicos no corpo, como a formação de glóbulos vermelhos (eritrócitos) e a função do sistema nervoso. A riboflavina está envolvida na produção de energia como parte da cadeia de transporte de elétrons que produz energia celular. Como um bloco de construção para o FAD (dinucleotídeo flavina adenina), a riboflavina é um componente crucial na conversão de alimentos em energia. O FAD é necessário para o transporte de elétrons e a produção de ATP no ciclo de Krebs. Fígado, produtos lácteos, vegetais verde-escuros e muitos frutos do mar são boas fontes de riboflavina.

As necessidades de riboflavina, como a maioria das vitaminas do complexo B, estão relacionadas à ingestão de calorias – portanto, quanto mais alimentos você ingerir, mais riboflavina precisará para apoiar os processos metabólicos que converterão os alimentos em energia utilizável (mas, ao ingerir os alimentos certos, como laticínios e vegetais, você também estará obtendo mais riboflavina). As mulheres devem estar cientes de que as necessidades de riboflavina são elevadas durante a gravidez e a lactação, bem como quando tomam contraceptivos orais (pílulas anticoncepcionais). Os atletas podem precisar de mais riboflavina devido ao aumento da ingestão calórica e das necessidades energéticas induzidas pelo exercício, que o corpo percebe como um fator de estresse.

Não há nenhum suporte sólido para a eficácia de suplementos isolados de riboflavina na promoção da saúde fora da correção de uma deficiência do nutriente. Apesar da função da riboflavina em vários processos de geração de energia, é improvável que um suplemento melhore os níveis de energia em uma pessoa bem nutrida, mas os indivíduos sob altos níveis de estresse emocional ou físico podem ter necessidades maiores.

Não foram relatados efeitos colaterais graves para a suplementação com riboflavina em níveis várias vezes acima do VD de 1,7 mg. Como o corpo excreta o excesso de riboflavina na urina, é provável que altos níveis de suplemento resultem em urina amarelo-fluorescente.

Ácido pantotênico

O ácido pantotênico, também conhecido como vitamina B-5, é uma vitamina solúvel em água amplamente distribuída na maioria dos alimentos de origem animal e vegetal. Ele é fisiologicamente ativo como parte de duas coenzimas: acetil coenzima A (CoA) e proteína transportadora de acila. O ácido pantotênico atua na oxidação de ácidos graxos e carboidratos para a produção de energia, bem como na síntese de ácidos graxos, cetonas, colesterol, fosfolipídios, hormônios esteroides e aminoácidos. As fontes alimentares de ácido pantotênico incluem fígado, gema, vegetais frescos, legumes, levedura e grãos integrais. Como ele é encontrado em muitos alimentos, a deficiência é extremamente rara em pessoas que consomem uma dieta variada.

A vitamina B-5 é frequentemente chamada de vitamina "antiestresse" pelo seu papel central na função do córtex da glândula suprarrenal e no metabolismo celular. Infelizmente, há evidências limitadas de estudos controlados que sugerem que o ácido pantotênico tomado isoladamente reduzirá a sensação de estresse e ansiedade ou fornecerá proteção durante períodos de estresse. Portanto, provavelmente faz mais sentido consumir vitamina B-5 associada a outras vitaminas do complexo B, como parte de uma mistura equilibrada de todos os nutrientes essenciais, pois *há* bons dados de controle do cortisol para misturas de vitaminas B que incluem a B-5.

Como uma vitamina B solúvel em água, a B-5 é geralmente considerada um suplemento seguro, mas grandes doses (10 gramas ou mais) podem causar diarreia. A suplementação adicional além dos níveis encontrados em uma mistura multivitamínica (5-50 mg por dia) é provavelmente desnecessária.

Piridoxina

A piridoxina, também conhecida como vitamina B-6, é uma vitamina solúvel em água que atua como cofator em cerca de setenta sistemas enzimáticos diferentes, a maioria dos quais está relacionada ao metabolismo de aminoácidos e proteínas. Como a vitamina B-6 também está envolvida na síntese de neurotransmissores no cérebro e nas células nervosas, ela é frequentemente recomendada como nutriente para apoiar a função mental (humor) e a condução nervosa, especialmente durante períodos de estresse elevado. Alguns suplementos para atletas incluem vitamina B-6 por sua função na conversão de glicogênio em glicose para obter energia no tecido muscular. As fontes alimentares de piridoxina incluem aves, peixes, grãos integrais e bananas.

Como a vitamina B-6, assim como a maioria das vitaminas B, está envolvida como cofator em uma variedade ampla de sistemas enzimáticos, podem ser feitas alegações para praticamente qualquer condição de saúde. Por exemplo, como a vitamina B-6 é necessária para a conversão do aminoácido triptofano em niacina, uma alegação comum sobre a vitamina B-6 está relacionada a níveis saudáveis de colesterol, pois a niacina pode ajudar a reduzir o colesterol em algumas pessoas. Como a vitamina B-6 também desempenha um papel na síntese de prostaglandinas, muitas vezes são feitas alegações de que a vitamina B-6 regula a pressão arterial, a função cardíaca e os níveis de dor, e cada um deles é parcialmente regulado pelas prostaglandinas. As necessidades de vitamina B-6 aumentam em indivíduos que consomem uma dieta rica em proteínas, bem como em mulheres que tomam contraceptivos orais (pílulas anticoncepcionais).

Os suplementos de vitamina B-6, em conjunto com o ácido fólico, demonstraram ter um efeito significativo na redução dos níveis plasmáticos de homocisteína (um metabólito de aminoácido ligado ao aumento do risco de aterosclerose). Em muitos modelos animais de hipertensão, a piridoxina suplementar reduz a pressão arterial, e há evidências preliminares de atividade anti-hipertensiva também em humanos. Além disso, sabemos que os níveis fisiológicos de fosfato de piridoxal (PLP, a forma ativa da vitamina B-6) interagem com os receptores de glicocorticoides (cortisol) para reduzir sua atividade, sugerindo que os suplementos de vitamina B-6 podem neutralizar favoravelmente alguns dos efeitos adversos dos níveis elevados de cortisol.

Diversos estudos em animais demonstraram que aqueles submetidos a vários fatores de estresse têm uma incidência maior de úlceras gástricas. Os animais suplementados com piridoxina tendem a ter menos úlceras induzidas por estresse em comparação com aqueles que receberam placebo. Em um estudo notável com coelhos expostos a estresse hipóxico (resultante de altitude elevada e níveis reduzidos de oxigênio), foi demonstrado que a alimentação com piridoxina reduziu os níveis plasmáticos de cortisol em até 55%.

Como uma vitamina B solúvel em água, a piridoxina é geralmente muito segura como suplemento dietético. A ingestão excessiva (2-6 gramas de forma aguda ou 500 mg de forma crônica) está associada à neuropatia sensorial (perda de sensibilidade nas extremidades), que pode ou não ser reversível. A RDA para vitamina B-6 é de apenas 2 mg por dia, uma quantidade contida em praticamente todos os suplementos multivitamínicos. Mulheres grávidas e lactantes não devem ingerir mais de 100 mg de vitamina B-6 por dia.

Resumo: vitaminas e minerais

Quando se trata de suplementação dietética para adaptação ao estresse e controle do cortisol, a primeira linha de defesa aparece na forma de um suplemento multivitamínico/multimineral (SMVM) abrangente. As opções mais eficazes são os produtos que oferecem uma mistura equilibrada das principais vitaminas e minerais de que o corpo precisa durante a resposta ao estresse. Em especial, a vitamina C, o magnésio e todo o grupo do complexo B são provavelmente os mais importantes do ponto de vista de seu envolvimento direto na resposta do corpo ao estresse, mas todas as vitaminas essenciais e semiessenciais e os minerais residuais também são necessários. Um SMVM abrangente, quando usado como parte de um regime de dieta balanceada e exercícios regulares, representa a base antiestresse sobre a qual é possível adicionar os suplementos específicos para controle do cortisol que serão abordados nas próximas seções.

SUPLEMENTOS PARA CONTROLE DO CORTISOL

A seção anterior descreveu a importância para todos de estabelecer uma base antiestresse sólida por meio do uso de um suplemento multivitamínico balanceado. Para algumas pessoas, essa base nutricional geral será suficiente para ajudar a manter um perfil de cortisol e uma resposta ao estresse normais. Para a maioria das outras pessoas, no entanto, pode ser necessário um regime de suplementação mais direcionado ao controle do cortisol para modular diretamente a resposta ao estresse e controlar os níveis de cortisol dentro de uma faixa saudável.

Por exemplo, as "Jesses Estressadas" entre nós certamente precisarão de um regime *diário* de controle de cortisol – e precisarão segui-lo rigorosamente. As "Janes Tensas" também se beneficiarão de seu próprio regime de controle de cortisol, mas podem se dar ao luxo de serem um pouco menos rigorosas, portanto, perder um dia de controle de cortisol não é o fim do mundo. O "Jack Relaxado" talvez só precise pensar em controlar seus níveis de cortisol com pouca frequência, como nas raras vezes em que estiver sob estresse elevado. Esta seção descreve alguns dos suplementos mais promissores para modular diretamente a resposta ao estresse e ajudar a trazer os níveis de cortisol para uma faixa mais saudável.

Casca de magnólia

A casca de magnólia *(Magnolia officinalis)* é um medicamento tradicional chinês usado desde o ano 100 d.C. para tratar a estagnação do *qi* (baixa energia), bem como uma variedade de síndromes, como distúrbios digestivos causados por angústia emocional e agitação emocional (na China, é conhecida como *houpu* ou *hou po).* A casca da magnólia é rica em dois compostos de bifenol, o magnolol e o honokiol, que se acredita contribuírem para os efeitos primários antiestresse e redutores de cortisol da planta. O teor de magnolol da casca de magnólia geralmente está na faixa de 2-10%, enquanto o honokiol tende a ocorrer naturalmente em 1-5% na casca de magnólia seca. A casca de magnólia também contém pouco menos de 1% de um óleo essencial conhecido como *eudesmol,* que é classificado como um composto triterpeno e pode proporcionar alguns benefícios adicionais como antioxidante.

Dois dos medicamentos fitoterápicos mais populares usados no Japão, um chamado *saiboku-to* e outro chamado *hange-kobuku-to,* contêm casca de magnólia e têm sido usados para tratar doenças que vão desde asma brônquica até depressão e ansiedade. Pesquisadores japoneses determinaram que os componentes magnolol e honokiol da *Magnolia officinalis* são mil vezes mais potentes do que o alfa-tocoferol (vitamina E) em sua atividade antioxidante, oferecendo assim um benefício potencial para a saúde do coração. Outros grupos de pesquisa demonstraram que o magnolol e o honokiol oferecem poderosos benefícios para a "saúde do cérebro" por meio de suas ações na modulação da atividade de vários neurotransmissores e enzimas relacionadas no cérebro (aumento da atividade da colina acetiltransferase, inibição da acetilcolinesterase e aumento da liberação de acetilcolina).

Diversos estudos em animais demonstraram que o honokiol atua como depressor do sistema nervoso central em altas doses, mas como agente ansiolítico (ansiolítico e antiestresse) em doses mais baixas. Isso significa que uma pequena dose de honokiol, ou um extrato de casca de magnólia padronizado para o teor de honokiol, pode ajudar a desestressar uma pessoa, enquanto uma dose maior pode ter o efeito de deixá-la inconsciente. Quando comparado a agentes farmacêuticos como o Valium (diazepam), o honokiol parece ser muito eficaz em sua atividade ansiolítica, mas não tão potente em sua capacidade sedativa. Esses resultados foram demonstrados em pelo menos meia dúzia de estudos com animais e sugerem que os extratos de casca de magnólia padronizados para o teor de honokiol seriam uma abordagem apropriada para controlar os efeitos prejudiciais dos estressores diários sem os efeitos colaterais tranquilizantes dos agentes farmacêuticos.

Nenhuma toxicidade significativa ou efeitos adversos foram associados ao uso tradicional da casca de magnólia, preparada em decocção (chá) usando de 3-9 gramas de casca seca (e somente obtida por meio de um praticante da medicina tradicional chinesa). Os extratos da casca de magnólia estão agora disponíveis em produtos comerciais contra a ansiedade; eles vêm em forma de pó ou pílula em doses de 250-750 mg por dia e padronizados para 1-2% de honokiol e magnolol.

Pesquisadores da Califórnia e da Flórida, estudando "comedores por estresse", mostraram recentemente que, embora o extrato da casca de magnólia possa reduzir alguns indicadores de estresse e ansiedade, não há efeito significativo nos níveis de cortisol diurno ou no peso corporal. Entretanto, a magnólia parece ter um pequeno efeito na redução dos níveis de cortisol *à noite*, o que sugere um benefício potencial na melhoria da qualidade do sono.

> *Rachel,* a mãe solteira do Capítulo 6 que sofria de irritabilidade e ansiedade relacionadas ao estresse, era vegetariana e uma ávida praticante de caminhada. Como tal, ela já tinha a parte da dieta e dos exercícios de seu regime de controle do cortisol bem coberta. Ao adicionar um suplemento duas vezes ao dia de extrato de casca de magnólia (150 mg de manhã e 300 mg à tarde), ela conseguiu reduzir bastante o estresse, a ansiedade e a irritabilidade que sentia. Rachel relatou que se sentia mais "equilibrada" e relaxada.

Teanina

A teanina é um aminoácido encontrado nas folhas do chá verde (*Camellia sinensis*). A teanina oferece benefícios bastante diferentes daqueles proporcionados pelos antioxidantes polifenóis e catequinas, pelos quais o chá verde é normalmente consumido. De fato, por meio da produção natural de polifenóis, a planta do chá converte a teanina em catequinas. Isso significa que as folhas de chá colhidas durante uma parte da estação de crescimento podem ser ricas em catequinas (boas para os benefícios antioxidantes), enquanto as folhas colhidas em outra época do ano podem ser mais ricas em teanina (boa para os efeitos antiestresse e de controle do cortisol). A teanina é única, pois atua como um relaxante não sedativo para ajudar a aumentar a produção de ondas alfa no cérebro. Isso torna a teanina extremamente eficaz no combate à tensão, ao estresse e à ansiedade – sem induzir a sonolência. Estudos clínicos mostram que a teanina é eficaz em dosagens que variam de 50-200 mg por dia. Espera-se que três a quatro xícaras de chá verde contenham de 100-200 mg de teanina.

Além de ser considerada uma substância relaxante (em adultos), a teanina também demonstrou oferecer benefícios para melhorar o desempenho do aprendizado (em camundongos) e promover a concentração (em estudantes). Não há efeitos colaterais adversos associados ao consumo de teanina, o que a torna uma das principais opções naturais para promover o relaxamento sem os efeitos sedativos das drogas e ervas depressoras. Ao considerar os possíveis benefícios da teanina como suplemento antiestresse ou anticortisol, é importante distinguir seus benefícios de relaxamento não sedativos dos efeitos tranquilizantes de outros suplementos relaxantes, como a valeriana e a *kava*, que na verdade são depressores leves do sistema nervoso central.

Conforme mencionado, um dos aspectos mais marcantes da atividade da teanina é sua capacidade de aumentar a produção de ondas alfa no cérebro. As ondas alfa são um dos quatro padrões básicos de ondas cerebrais (delta, teta, alfa e beta) que podem ser monitorados por meio de um eletroencefalograma (EEG). Cada padrão de onda está associado a determinada voltagem elétrica oscilante no cérebro, e os diferentes padrões de onda cerebral estão associados a diferentes estados mentais e estados de consciência (veja a Tabela 8.1 a seguir).

As ondas alfa, que indicam o que chamamos de "alerta relaxado", são inexistentes durante o sono profundo, bem como durante estados de excitação muito alta, como medo ou raiva. Durante o sono profundo, as ondas cerebrais predominantes são as ondas delta lentas (0-4 ciclos/segundo). Quando estamos em um sono leve ou apenas sonolentos, as ondas teta, um pouco mais rápidas, são as mais predominantes (4-8 ciclos/segundo). As ondas beta, que têm as taxas de ciclo mais rápidas, de 13-40 ciclos/segundo, aparecem durante situações altamente estressantes, quando a maioria de nós acha difícil se concentrar em qualquer coisa. As ondas alfa, com 8-13 ciclos/segundo, são mais lentas do que as ondas beta de alto estresse, mas mais rápidas do que as ondas delta e teta associadas ao sono. Elas são o padrão predominante de ondas cerebrais observado durante a vigília, quando a pessoa está envolvida em um estado de alerta relaxado e sem esforço. Em outras palavras, as ondas alfa estão associadas aos níveis mais altos de desempenho físico e mental; portanto você deve maximizar o tempo que seu cérebro passa em estado alfa durante as horas em que está acordado.

Padrão de ondas cerebrais	Ciclos por segundo	Humor/estado de consciência
Delta	0-4	Sono profundo (estágios 3 e 4)
Teta	4-8	Sonolento/sono leve (estágios 1 e 2)
Alfa	8-13	Relaxado/ acordado/alerta
Beta	13-40	Estressado/ansioso/ dificuldade de concentração

Tabela 8.1: Padrões de oscilação de ondas cerebrais

Uma analogia interessante para enfatizar a importância dos diferentes tipos de ondas cerebrais é compará-las às marchas de um carro: as ondas cerebrais mais lentas (delta e teta) representam as marchas de “marchas lenta” e de “partida”, alfa atua como a principal “marcha de trabalho", e beta funciona como a marcha mais rápida de "hipervelocidade", na qual você pode estar girando as rodas em falso em vez de chegar a algum lugar. Assim como você usa diferentes marchas no carro para diferentes condições de direção, seu cérebro gera diferentes padrões de ondas quando está envolvido em diferentes atividades. Por exemplo, poucas ondas teta e delta significam que é provável que você sofra de insônia, enquanto muitas ondas o fariam tropeçar em uma constante névoa de sonolência. A melhor situação é experimentar um processo ordenado de um padrão de ondas cerebrais para o seguinte: do sono tranquilo (delta/theta) ao estado de alerta concentrado (alfa) e de volta ao sono tranquilo (teta/delta) – em um período de 24 horas. Você notará que o beta foi deixado de fora do ciclo ideal, pois não precisamos sentir raiva ou agitação se pudermos evitar.

Infelizmente, nosso estilo de vida moderno e altamente estressante faz com que a maioria de nós pule a segunda e a terceira "engrenagens" cerebrais (teta e alfa). Muitas pessoas acordam repentinamente de um sono profundo (delta) ao som de um despertador, o que induz imediatamente ao estresse e à ansiedade (beta), por estarem atrasadas ou sob pressão de tempo. Depois de um sono insuficiente, usamos estimulantes (cafeína) para nos forçar a uma vigília artificial que promove ondas beta (e níveis mais altos de cortisol) e, ao mesmo tempo, suprime as ondas teta e alfa (e inibe a redução do cortisol). Durante a maior parte do dia, os efeitos combinados do estresse do trabalho e da urgência do tempo nos fazem nadar em ondas beta e altos níveis de cortisol. Quando finalmente vamos para a cama à noite, estamos tão exaustos que ignoramos completamente os benefícios de relaxamento do sono teta (quando os níveis de cortisol caem) e, em vez disso, caímos inconscientes nos estágios mais profundos (delta) do sono, mas raramente por tempo suficiente.

Por que toda essa conversa sobre ondas cerebrais é importante? Porque essa constante oscilação entre as ondas delta e beta tende a manter os níveis de cortisol elevados durante o dia (o que é ruim) e, ao mesmo tempo, não permite que esses níveis diminuam durante a noite (o que é *muito* ruim). Em termos de desempenho físico e mental, a falta constante de ondas teta e alfa significa que não podemos nos concentrar (alfa) quando precisamos e não podemos relaxar (teta) quando queremos.

E é aí que entra a teanina. Ao aumentar a produção de ondas alfa no cérebro, a teanina pode nos ajudar a "reequilibrar" nossos padrões de ondas cerebrais, além de ajudar a controlar a ansiedade, aumentar o foco e a concentração, promover a criatividade e melhorar o desempenho físico e mental em geral. Os estudos de pesquisa são bastante claros quanto ao fato de que as pessoas que produzem mais ondas cerebrais alfa também têm menos ansiedade, que as pessoas altamente criativas geram mais ondas alfa quando se deparam com um problema a ser resolvido, e que os atletas de elite tendem a produzir uma explosão de ondas alfa no lado esquerdo do cérebro durante seus melhores desempenhos.

Muito bom – e a melhor maneira de aumentar sua produção de ondas alfa é por meio do consumo de teanina. Isso pode ser feito facilmente consumindo de três a quatro xícaras de chá verde por dia (a teanina neutraliza uma boa parte do efeito estimulante adverso da cafeína) ou tomando um suplemento diário de teanina (50-200 mg por dia). Antes de decidir usar o chá verde descafeinado como fonte de teanina, saiba que a maior parte da teanina é perdida durante o processo de descafeinação, portanto, se quiser evitar totalmente a cafeína, um suplemento pode ser a fonte mais confiável. Os suplementos de teanina estão disponíveis em cápsulas ou comprimidos na forma de teanina pura (sintética) e como extrato natural do chá verde (enriquecido com até 20-35% de teanina). Como a teanina atinge seus níveis máximos no sangue entre trinta minutos e duas horas após a ingestão, ela pode ser usada como um regime diário de controle do cortisol e "conforme necessário" durante eventos estressantes.

Epimedium

O uso do *Epimedium* como erva medicinal remonta, pelo menos, ao ano 400 d.C. Ele tem sido usado como um tônico para o sistema reprodutivo (aumentando a libido e tratando a impotência) e como um tônico rejuvenescedor (para aliviar a fadiga). Estudos em animais mostraram que o *Epimedium* pode funcionar um pouco como um adaptógeno (mais sobre adaptógenos adiante no capítulo), aumentando os níveis de epinefrina, norepinefrina, serotonina e dopamina quando estão baixos (um efeito de promoção de energia) e reduzindo os níveis de cortisol quando estão elevados (um efeito antiestresse). Também há evidências de que o *Epimedium* pode restaurar os níveis baixos de testosterona e do hormônio da tireoide para seus níveis normais; isso pode explicar alguns dos benefícios do *Epimedium* na melhora da libido (desejo sexual). Estudos em animais usando *Epimedium* mostraram uma redução na degradação óssea, um aumento na massa muscular e uma perda de gordura corporal – cada um dos quais pode estar ligado à redução observada do cortisol elevado para níveis normais.

Em uma série de estudos realizados em humanos e animais por pesquisadores chineses, a função do sistema imunológico foi diretamente suprimida e a perda óssea foi acelerada pelo uso de altas doses de cortisol sintético (medicamentos glicocorticoides). A administração subsequente de extrato de *Epimedium* reduziu os níveis sanguíneos de cortisol e melhorou a função do sistema imunológico (em humanos), bem como diminuiu a perda óssea e fortaleceu os ossos (em animais).

É interessante observar que, embora pelo menos quinze compostos ativos tenham sido identificados nos extratos de *Epimedium* (luteolina, icariina, quercetina e várias epimedinas), muitas empresas de suplementos usam atualmente extratos padronizados apenas para a icariina. O uso tradicional do *Epimedium* é como uma decocção (chá), o que resultaria em um perfil muito diferente de constituintes ativos em comparação com os extratos alcoólicos com alto teor de icariina que são mais comumente usados em produtos comerciais. Embora pelo menos um estudo em tubo de ensaio tenha demonstrado que a icariina protege as células do fígado contra danos causados por vários compostos tóxicos, outros estudos de alimentação (em roedores) sugeriram que a icariina em altas doses pode estar associada à toxicidade renal e hepática.

Como todas as evidências científicas existentes sobre o efeito antiestresse e de controle de cortisol do *Epimedium* foram demonstradas para o *Epimedium* extraído com água (ou seja, como chá), e como essa forma de extração pode resultar em uma forma mais segura de *Epimedium* (em comparação com o extrato alcoólico com alto teor de icariina), pode ser prudente selecionar suplementos que usem especificamente uma formulação mais tradicional. As preparações comerciais da forma extraída com água do *Epimedium* indicarão em seus rótulos que são extraídas com água, enquanto os extratos alcoólicos mais concentrados (com alto teor de icariina) tendem a enfatizar seu conteúdo de icariina (geralmente 20% ou mais). Não há relatos de efeitos colaterais adversos associados à preparação tradicional de *Epimedium* extraída com água na dosagem sugerida (250-1.000 mg por dia para controle do cortisol).

Talvez você se lembre de *Holly* e *Alan* como os jovens recém-casados mencionados no Capítulo 6, cuja vida de alto desempenho e estresse excessivo resultaram em uma desconcertante perda de libido. Ambos se exercitavam religiosamente (quatro a cinco vezes por semana), mas suas dietas precisavam de alguns ajustes; especificamente, cada um precisava de um melhor equilíbrio de carboidratos com proteínas, mais frutas e vegetais frescos, e adotar padrões alimentares mais regulares. Além dessas recomendações nutricionais, ambos começaram a tomar suplementos de *Epimedium* (300 mg por dia) e DHEA (25 mg por dia para Holly, e 50 mg por dia para Alan).

Após cerca de uma semana de uso dos suplementos, Holly e Alan estavam com um sorriso de orelha a orelha (não precisamos entrar em detalhes sobre o motivo). A combinação de *Epimedium* e DHEA ajudou a normalizar a proporção de cortisol para DHEA, bem como a libido, devolvendo o brilho à vida sexual.

Fitosteróis

Os fitosteróis incluem centenas de compostos de esteróis derivados de plantas (inclusive esteróis e esterolinas) que apresentam semelhança estrutural com o colesterol produzido em nosso corpo, mas sem nenhum dos efeitos de obstrução das artérias. Os fitosteróis mais predominantes na dieta são o beta-sitosterol (BS), o campesterol e o estigmasterol. Os óleos vegetais contêm a maior concentração de fitosteróis, portanto nozes e sementes têm níveis razoavelmente altos, e todas as frutas e vegetais em geral contêm um pouco. Talvez a melhor maneira de obter fitosteróis seja uma dieta rica em frutas, legumes, nozes e sementes – o que, obviamente, também traria inúmeros outros benefícios.

Os fitosteróis parecem ajudar a modular a função imunológica, a inflamação e os níveis de dor por meio de seus efeitos no controle da produção de citocinas inflamatórias. Essa modulação da produção e da atividade das citocinas também pode ajudar a controlar alergias e reduzir o aumento da próstata. Em atletas que competem em maratonas e outros eventos estressantes de resistência, sabe-se que os fitosteróis reduzem os níveis de cortisol, mantêm os níveis de DHEA e evitam a supressão típica da função do sistema imunológico observada após esses eventos. A partir de estudos em tubos de ensaio e em animais, parece que os fitosteróis, como o beta-sitosterol, podem influenciar a estrutura e a função das membranas celulares em tecidos saudáveis e cancerosos. Esse efeito é conhecido por alterar as vias de sinalização celular que regulam o crescimento do tumor e a apoptose (morte celular); ele fornece uma possível explicação para a estimulação da função imunológica observada após a suplementação com beta-sitosterol.

Em vários estudos que examinaram em animais o efeito do consumo de beta-sitosterol no câncer de mama induzido experimentalmente, os animais alimentados com fitosteróis (inclusive beta-sitosterol) apresentaram uma redução drástica no tamanho do tumor (30-80%) e uma incidência 10-30% menor de metástases nos linfonodos e pulmões em comparação com um grupo de controle. Com base nesses estudos em animais, há fortes evidências preliminares de que os fitosteróis da dieta realmente retardam o crescimento e a disseminação das células do câncer de mama.

Em termos de função imunológica geral, o beta-sitosterol demonstrou, em humanos, normalizar a função dos linfócitos T-helper e das células assassinas naturais (*natural killer*) após eventos estressantes, como a maratona, que normalmente suprimem a função do sistema imunológico. Além de aliviar grande parte da supressão imunológica pós-exercício que ocorre após competições de resistência, o beta-sitosterol também demonstrou normalizar a proporção de hormônios catabólicos do estresse (ou seja, aqueles que decompõem o tecido, como o cortisol) em relação aos hormônios anabólicos (de reconstrução), como o DHEA.

Em um pequeno estudo, dezessete maratonistas completaram uma corrida de 68 quilômetros e depois receberam 60 mg de beta-sitosterol (nove corredores) ou um placebo (oito corredores), por quatro semanas. Os corredores que receberam os suplementos de beta-sitosterol apresentaram uma queda significativa na proporção de cortisol para DHEA (indicando menos estresse), bem como uma redução da inflamação e uma imunossupressão nitidamente menor. Usando a ultramaratona como modelo para o estresse geral, os pesquisadores concluíram que o beta-sitosterol é eficaz na modulação da resposta ao estresse, controlando os níveis de cortisol dentro de uma faixa mais normal.

Os fitosteróis são geralmente considerados bastante seguros, por sua ampla distribuição em frutas e vegetais. Não foram relatados efeitos colaterais significativos ou interações medicamentosas em nenhum dos estudos que investigaram o beta-sitosterol. A dosagem típica recomendada para obter os melhores benefícios de controle do cortisol e da função imunológica é de 100-300 mg por dia de uma combinação mista de fitosteróis, incluindo 60-120 mg por dia de beta-sitosterol. Um punhado de amendoim torrado ou algumas colheres de sopa de manteiga de amendoim contêm cerca de 10-30 mg de beta-sitosterol, portanto alguns punhados de frutos secos ou uma colher de manteiga de amendoim fornecerão uma dose eficaz de reforço imunológico após o exercício (mas também uma dose enorme de calorias).

Como os fitosteróis proporcionam outros benefícios à saúde, além de seu papel no controle do cortisol, eles são frequentemente encontrados em suplementos comerciais destinados a reduzir o colesterol, estimular a função imunológica e manter a saúde da próstata. Quase sempre, os fitosteróis são combinados com outros ingredientes para aumentar o efeito primário (por exemplo, podem ser misturados com equinácea em produtos que aumentam o sistema imunológico).

Fosfatidilserina

A fosfatidilserina (PS) é um fosfolipídio, ou seja, é composta de ácidos graxos (lipídios) e fosfato. A PS está concentrada nas células cerebrais, onde se acredita que esteja relacionada à função dessas células, mas também é encontrada em *todas* as membranas celulares, onde se acredita que desempenhe papéis importantes no metabolismo muscular e na função do sistema imunológico. Também foi demonstrado que a PS modula muitos aspectos da superprodução de cortisol, especialmente após exercícios intensos.

Há ampla evidência científica de que a suplementação com PS, em uma dose de 100-300 mg por dia, pode ajudar a melhorar a função mental e diminuir a sensação de depressão, mesmo em casos tão graves como a doença de Alzheimer e outras formas de declínio mental relacionadas à idade. Estudos mais recentes realizados na Itália demonstraram que doses muito maiores de PS (400-800 mg por dia) reduzem os níveis de cortisol em 15-30% após exercícios pesados. Como o cortisol é catabólico para o tecido muscular (ou seja, leva à quebra de proteínas e à perda muscular), os atletas frequentemente usam suplementos de PS para ajudar a promover a recuperação do exercício e diminuir a perda muscular lenta. E devido aos seus benefícios na melhoria da função cognitiva, a PS também pode ser considerada um nutriente antiestresse geral, proporcionando benefícios não apenas para atletas submetidos ao estresse físico do exercício, mas também para indivíduos que estão sob estresse emocional crônico devido à vida agitada, prazos de trabalho e muitos outros estresses de um estilo de vida moderno do Tipo C.

Não parece haver nenhum efeito colateral significativo associado aos suplementos dietéticos que contêm fosfatidilserina, mas, em razão das preocupações com a doença da vaca louca, geralmente recomenda-se escolher suplementos de PS derivados da soja em vez daqueles extraídos do cérebro de vacas.

Os suplementos concentrados de PS estão disponíveis em doses de 50-100 mg por dia e são bastante caros. Para suporte cerebral e mental, recomenda-se a ingestão de 100-500 mg de PS por dia durante um mês ou mais, seguida de uma dose de manutenção mais baixa de aproximadamente 50-100 mg por dia. Os atletas podem precisar de até 800 mg por dia imediatamente antes ou depois de um treinamento intenso para ajudar a suprimir a secreção de cortisol e promover a recuperação muscular. Essa quantidade de PS custaria várias centenas de dólares por mês, tornando esses níveis menos viáveis para o consumidor médio.

Ken era um corredor ávido, competindo regularmente em corridas de 10 km e, ocasionalmente, em maratonas. Frustrado com sua aparente incapacidade de se recuperar totalmente entre treinos extenuantes e competições intensas, apesar de um regime de descanso ativo e nutrição balanceada, Ken recorreu a uma combinação de suplementos que incluía fosfatidilserina (PS) e beta-sitosterol (BS). Foi demonstrado que tanto a PS quanto o BS ajudam os atletas a reduzir o aumento do cortisol observado durante exercícios intensos. Como os níveis elevados de cortisol são catabólicos para os tecidos conjuntivos, como músculos, tendões e ligamentos – ou seja, aceleram a degradação desses tecidos –, evitar que os níveis de cortisol aumentem muito durante o exercício pode ser uma estratégia eficaz para reduzir a degradação dos tecidos e melhorar o processo de reparo.

A combinação de PS (50 mg por dia) com BS (200 mg por dia), tomada imediatamente após cada treino, ajudou o corpo de Ken a controlar os níveis de cortisol e a acelerar sua recuperação pós-exercício. O principal benefício final para Ken foi uma maior capacidade de treinar intensamente sem se lesionar e, portanto, melhorar seu desempenho geral nas corridas.

Tirosina

A tirosina é um aminoácido que foi estudado pelo Exército dos EUA como um potencial nutriente antiestresse para ajudar os soldados a lidarem com o estresse da batalha. Os resultados de vários estudos sugerem que os suplementos dietéticos de tirosina podem ajudar a reduzir os efeitos agudos do estresse e da fadiga no desempenho físico e mental. O estresse crônico pode reduzir os níveis cerebrais de neurotransmissores como epinefrina, norepinefrina e dopamina, um fenômeno que se acredita estar relacionado a parte do declínio no desempenho físico e mental durante eventos estressantes. Como o cérebro utiliza a tirosina para sintetizar esses neurotransmissores, os suplementos dietéticos de tirosina podem ajudar a retardar sua depleção e reduzir as quedas no desempenho que geralmente são observadas durante eventos estressantes. E como os neurotransmissores desempenham um papel na função cerebral geral, inclusive na depressão e em outros transtornos do humor, a suplementação de tirosina tem sido estudada quanto aos seus efeitos sobre o estresse, a função mental e a doença de Alzheimer.

Nos soldados, essa teoria foi comprovada em condições de treinamento de combate, privação de sono, exposição ao frio e exercícios físicos extremos. Estudos com cadetes militares submetidos a treinamento de combate mostraram que 2.000 mg de tirosina ajudaram a memória e a capacidade cognitiva durante o estresse. Em outros estudos (não realizados com soldados), os suplementos de tirosina (100-200 mg por dia) foram capazes de compensar os declínios no desempenho e na capacidade de concentração em voluntários expostos a situações estressantes, como trabalho em turnos, privação de sono e fadiga.

Em animais, foi demonstrado que a suplementação de tirosina na dieta melhora a capacidade de aprendizado e a memória (capacidade de andar em um labirinto), enquanto a depleção de tirosina levou à diminuição do desempenho, provavelmente por meio da supressão dos níveis de norepinefrina. Os níveis de tirosina e norepinefrina costumam ser reduzidos em pessoas com depressão ou sob condições de estresse e em algumas formas de obesidade. Em experimentos com animais, a suplementação de tirosina leva a uma ligeira elevação no consumo de oxigênio, sugerindo um efeito no aumento da taxa metabólica.

Em um estudo em humanos, 6-8 gramas de tirosina ou um placebo foram administrados a voluntários submetidos a um teste de estresse cardiovascular. Aqueles que receberam os suplementos de tirosina apresentaram melhorias na atenção e na função cognitiva em comparação com o grupo do placebo. Em outro estudo, os participantes receberam um placebo ou 6-7 gramas de tirosina, em ordem aleatória, em dois dias consecutivos. Uma hora depois, os participantes foram solicitados a realizar uma série de tarefas sensíveis ao estresse e, ao mesmo tempo, foram expostos a um fator de estresse (ruído alto). Durante a suplementação com tirosina, os participantes apresentaram melhor desempenho e redução da pressão arterial durante todo o período do estudo. Em outro estudo cruzado, duplo-cego e controlado por placebo, os participantes que receberam de 6-7 gramas de tirosina apresentaram uma melhora significativa nos sintomas de estresse, nos distúrbios de humor e nas deficiências de desempenho durante a exposição ao estresse extremo (quatro horas e meia de frio e pouco oxigênio). De modo geral, esses estudos sugerem que a tirosina é eficaz na modulação da resposta ao estresse em diversas condições estressantes.

Como a tirosina é relativamente abundante em alimentos que contêm proteínas, é improvável que a suplementação de tirosina nos níveis comumente disponíveis cause efeitos colaterais significativos. Estudos em humanos foram conduzidos com 6-8 gramas de tirosina por dia, sem nenhum efeito adverso observado (devido ao alto custo dos suplementos de tirosina, os produtos disponíveis comercialmente tendem a fornecer não mais do que algumas centenas de miligramas, ou seja, menos de 10% dos níveis que se mostraram eficazes contra o estresse em estudos clínicos). No entanto, doses extremamente altas de qualquer aminoácido isolado não são recomendadas, pois podem causar efeitos colaterais gastrointestinais desagradáveis, como diarreia, náusea e vômito, além de dores de cabeça e nervosismo.

Aminoácidos de cadeia ramificada

O grupo de aminoácidos conhecido como *aminoácidos de cadeia ramificada* (ACR) é composto por três aminoácidos essenciais: valina, leucina e isoleucina. A ingestão recomendada para os ACR é de cerca de 3 gramas por dia, uma quantidade que deve ser facilmente obtida de alimentos proteicos. Níveis suplementares têm sido usados em doses de 3 gramas a mais de 20 gramas por dia para aumentar a resistência, reduzir a fadiga, melhorar o desempenho mental, aumentar os níveis de energia, evitar a supressão do sistema imunológico e neutralizar o catabolismo muscular após exercícios intensos.

Em vários estudos com atletas, foi demonstrado que os ACR mantêm os níveis sanguíneos de glutamina, um aminoácido usado como combustível pelas células do sistema imunológico. Durante exercícios intensos, os níveis de glutamina normalmente caem drasticamente, removendo a principal fonte de combustível das células imunológicas e levando a uma supressão geral da atividade do sistema imunológico (e a um maior risco de infecções) após o exercício. Ao suplementar com glutamina ou ACR, a pessoa pode manter os níveis sanguíneos de glutamina e, assim, evitar a supressão da atividade das células imunológicas pela falta de combustível.

Em estudos relacionados, foi demonstrado que os suplementos de ACR têm um efeito benéfico na neutralização do aumento do cortisol e da queda da testosterona, frequentemente observados em atletas de resistência submetidos a treinamentos estressantes. Nesses estudos, o exercício intenso é usado como modelo de alto estresse, de modo que o aumento dos níveis de cortisol e a redução dos níveis de testosterona são exatamente o que acontece com todos nós quando passamos por uma situação estressante no trabalho, em casa ou enquanto estamos na fila do supermercado.

A ingestão de suplementos de ACR (3-20 gramas por dia) foi estudada na forma de comprimidos e líquidos, sem nenhum efeito colateral adverso relatado, com exceção de pequenas queixas gastrointestinais. Devem ser evitadas ingestões maiores devido à possibilidade de bloquear a absorção de outros aminoácidos da dieta e ao risco de distúrbios gastrointestinais mais graves. Infelizmente, como as fontes purificadas de ACR são muito caras, os produtos comerciais normalmente fornecem apenas uma pequena fração das doses de vários gramas que foram estudadas para desempenho e recuperação.

Resumo: controladores de cortisol

Os sete suplementos discutidos nesta seção - casca de magnólia, teanina, *Epimedium*, fitosteróis, fosfatidilserina, tirosina e ACR - representam os compostos naturais mais promissores para controlar diretamente o estresse e modular os níveis de cortisol. Mas qual deles você deve escolher? Um? Três? Todos os sete? Para restringir suas escolhas, pode ser útil consultar a Tabela 8.2.

Suplemento	Benefícios	Desvantagens	Classificação geral
Casca de magnólia	Controle do cortisol e efeitos gerais como agente antiansiedade e antiestresse	Uma quantidade excessiva pode causar sedação e sonolência	Primário
Teanina	Modula as ondas cerebrais para otimizar o desempenho físico e mental durante eventos estressantes	Nenhuma	Primário
Epimedium	Controle direto do cortisol, especialmente após estresse da dieta	O extrato alcoólico pode ser tóxico; escolha um extrato aquoso	Primário
Fitosteróis	Equilibra a proporção de cortisol para DHEA, especialmente após estresse causado por exercícios	Nenhuma	Primário
Fosfatidilserina (PS)	Efeito direto de redução do cortisol, especialmente após exercícios intensos	Alto custo em doses eficazes	Secundário
Tirosina	Mantém o desempenho mental e a concentração durante eventos estressantes	São necessárias altas doses	Secundário
Aminoácidos de cadeia ramificada (ACR)	Reduz o colapso muscular e a supressão imunológica durante o estresse pelo exercício	São necessárias altas doses	Secundário

Tabela 8.2: Suplementos dietéticos para controlar diretamente os níveis de cortisol: visão geral

SUPLEMENTOS BALANCEADORES DA HSD

Conforme discutido no Capítulo 4, a HSD (11 beta-hidroxiesteroide desidrogenase-1) é uma enzima dentro das células de gordura responsável pela conversão do cortisol inativo em cortisol ativo, que pode servir como um potente sinal de armazenamento de gordura. Portanto, você não quer ter uma enzima HSD hiperativa sabotando seus esforços de perda de peso. Lembre-se: excesso de HSD significa excesso de cortisol *dentro* das células de gordura e excesso de gordura armazenada na região da barriga.

Todas as grandes empresas farmacêuticas do mundo estão desenvolvendo freneticamente (e patenteando) produtos sintéticos para inibir a atividade da HSD e tratar a obesidade e o diabetes, mas esses medicamentos ainda estão a cinco ou dez anos de chegar ao mercado. Felizmente, sabe-se que vários flavonoides naturais inibem a HSD, inclusive os do suco de toranja (naringenina), alcaçuz (glicirrizina), soja (daidzeína e genisteína), maçã (quercetina) e de ervas medicinais chinesas (magnólia/magnolol, *Perillae frutescens, Zizyphus vulgaris* e *Scutellaria baicalensis*).

Uma classe muito exclusiva de flavonoides, conhecida como *flavonoides polimetoxilados* (FPM), particularmente a tangeritina, a sinensetina e a nobilitina, representa uma classe de "superflavonoides", extraídos de cascas de frutas cítricas, que exibem aproximadamente o triplo da potência em comparação com outros flavonoides. As flavonas polimetoxiladas são exatamente o que parecem: compostos flavonoides com grupos metoxi extras em comparação com as flavonas "normais". Como todos os flavonoides, os FPM proporcionam uma potente atividade antioxidante e anti-inflamatória, mas a versão FPM é cerca de três vezes mais potente em sua capacidade de reduzir a atividade da HSD e os níveis de colesterol (estudos clínicos mostram uma redução de 20-30%).

Os FPM são maravilhosamente seguros, e, na dose eficaz de 300 mg por dia (veja a seguir), os usuários se beneficiarão dos efeitos antioxidantes e anti-inflamatórios, além dos efeitos de redução da HSD e do colesterol. Ao contrário de alguns flavonoides, como a naringina da toranja, não há riscos conhecidos de interações medicamentosas com os FPM derivados de frutas cítricas (certos flavonoides da toranja podem interferir nas enzimas hepáticas necessárias para metabolizar muitos medicamentos prescritos).

Suplemento	**Benefícios adicionais**	**Desvantagens**	**Eficácia**
Naringenina/ naringina (toranja)	Também tem efeitos antioxidantes	Pode interagir com muitos medicamentos	Baixa
Glicirrizina (alcaçuz)	Também tem efeitos antiulcerosos	Aumenta a pressão arterial	Baixa
Daidzeína/ genisteína (soja)	Também tem benefícios pós-menopausa	Nenhuma - não exceda 50 mg/dia	Moderada
Quercetina (maçãs, cebolas)	Também tem efeitos antioxidantes	Nenhuma	Moderada
Magnolol (casca de magnólia)	Também tem efeitos ansiolíticos	Pode induzir sonolência em doses mais altas	Alta
Perillae frutescens (manjericão chinês)	Também tem efeitos anti-inflamatórios	Pode ser tóxico/ alucinógeno em altas doses	Baixa
Zizyphus vulgaris (baga de jujuba)	Também tem efeitos antioxidantes	Nenhuma	Baixa

Scutellaria baicalensis	Também tem efeitos anti-inflamatórios	Nenhuma	Moderada
FPM (casca de frutas cítricas)	Também tem efeitos antioxidantes e anti-inflamatórios	Nenhuma	Alta

Tabela 8.3: Suplementos dietéticos para o equilíbrio da HSD

Nosso laboratório foi o primeiro no mundo a usar FPM para inibir a atividade da HSD e, assim, também reduzir as concentrações sistêmicas e locais de cortisol (no fígado e no tecido adiposo), além de promover o controle do açúcar no sangue e a perda de peso. Como parte do programa de estilo de vida SENSE, fornecemos suplementos de FPM (com extrato de raiz de *Eurycoma* – veja a seguir na seção sobre testosterona) a um grupo de indivíduos com sobrepeso moderado. Os FPM (300 mg de extrato de casca de frutas cítricas/dia) reduziram os níveis de cortisol em 20%, o peso corporal em 5%, a gordura corporal em 6% e a circunferência da cintura em 8% em um período de seis semanas. Um estudo mais longo, de doze semanas, mostrou resultados ainda melhores, com efeitos benéficos adicionais na redução do colesterol (-20%), no aumento do humor (+25%), na redução da fadiga (-48%) e na manutenção dos níveis normais de testosterona e da taxa metabólica de repouso.

SUPLEMENTOS PARA CONTROLE DA TESTOSTERONA

Por que a manutenção da testosterona é tão importante? Porque, conforme explicado no Capítulo 5, a testosterona é o "alter ego" do cortisol. Quando os níveis de cortisol aumentam, os níveis de testosterona diminuem – e vice-versa. Isso significa que manter a testosterona dentro das faixas normais (ou seja, evitar que ela caia, como seria comum com o estresse crônico, como o decorrente da tentativa de perder peso) é uma consideração importante para manter uma resposta normal ao estresse. Além disso, a testosterona também é importante para manter o humor, a função mental, o desejo sexual, a massa muscular e a taxa metabólica geral.

Além de nos ajudar a parecer (e nos sentir) magros, em forma e fortes (embora tudo isso seja importante), a manutenção dos níveis de testosterona e da massa muscular também significa que mantemos o gasto de energia (os músculos queimam a grande maioria das calorias), reduzimos o risco de osteoporose (mais músculos significam ossos mais densos) e nos protegemos de outras doenças crônicas, como doenças cardíacas, diabetes e síndrome X.

Então, quais suplementos são eficazes para manter os níveis de testosterona em um patamar ideal? Ao responder a essa pergunta, é importante distinguir entre a *manutenção* dos níveis de testosterona e da massa muscular e o *aprimoramento* dos níveis de testosterona e da massa muscular. Por um lado, há vários suplementos dietéticos que podem *manter* a massa muscular durante vários períodos de alto estresse, mas, por outro, há muito poucos (talvez nenhum) que podem *aumentar* a massa muscular. Somente esteroides anabolizantes em altas doses podem fazer isso de forma eficaz.

Diversos relatórios científicos e médicos mostram claramente que o estresse elevado (como exercícios extremos) e os níveis elevados de cortisol levam a uma queda na testosterona e a uma perda drástica de tecido muscular. O estresse elevado faz com que os músculos se rompam como resultado de vários fatores, incluindo o cortisol elevado e os níveis suprimidos de testosterona e de seu precursor, o DHEA (desidroepiandrosterona). Em casos de cortisol alto ou testosterona baixa, ou ambos, sabemos que a redução do cortisol para níveis normais e/ou o aumento da testosterona para níveis normais produz um efeito drástico na manutenção da massa muscular. No entanto, é importante ressaltar que não parece que a redução do cortisol para níveis abaixo do normal ou o aumento da testosterona para níveis acima do normal tenham qualquer efeito benéfico no aumento da massa muscular (uma pena para os fisiculturistas).

A variedade de suplementos que são comumente apresentados como *mantenedores musculares* ou *"anticatabólicos"* (porque retardam o catabolismo, ou decomposição, do tecido muscular) fornece apenas algumas substâncias que oferecem qualquer boa evidência de eficácia: DHEA, *Eurycoma*, zinco, *Cordyceps*, ácido linoleico conjugado (CLA) e HMB (hidroximetilbutirato). Eles são descritos a seguir.

DHEA

O DHEA (desidroepiandrosterona) é um hormônio produzido nas glândulas suprarrenais, as mesmas que produzem o cortisol. No corpo, o DHEA é convertido em outros hormônios, como testosterona, estrogênio, progesterona ou cortisol – portanto, excesso de cortisol geralmente significa falta de DHEA ou testosterona. Sabe-se que os níveis de DHEA diminuem com a idade, principalmente após os 40 anos, mas talvez já a partir dos 20 ou 30 anos; portanto, a suplementação dietética com DHEA é normalmente recomendada para retardar o envelhecimento, melhorar a memória, aumentar o desejo sexual, aliviar a depressão, aumentar a energia, promover a perda de peso e aumentar a massa muscular.

Foi demonstrado, em um grupo de indivíduos de 40-70 anos que tomaram os suplementos por seis meses, que a suplementação de DHEA, de 50-100 mg por dia, mantém os níveis normais de testosterona (elevando-os de níveis abaixo do ideal), aumenta a massa muscular e melhora a sensação geral de bem-estar. Outro pequeno estudo (envolvendo nove homens idosos) mostrou uma ligação entre cinco meses de suplementação de DHEA (50 mg por dia) e melhorias nos marcadores da função do sistema imunológico (linfócitos, células assassinas naturais e imunoglobulinas). É importante observar, no entanto, que os estudos nos quais o DHEA é eficaz no aumento da massa muscular e da função imunológica analisaram indivíduos com níveis baixos de DHEA e testosterona; isso significa que os suplementos de DHEA estavam restaurando-os aos níveis normais. Os estudos que analisaram homens jovens saudáveis, com níveis normais de DHEA e testosterona, não mostraram benefícios na manutenção dos músculos ou no aumento do sistema imunológico e, em vez disso, mostraram um aumento nos níveis de estrogênio – o que é ruim, devido ao risco de aumento das taxas de câncer.

Em pessoas com baixos níveis de DHEA ou de testosterona, ambos resultantes de estresse crônico, os suplementos de DHEA parecem ser eficazes em doses que variam de 50-100 mg por dia. Os suplementos de DHEA são um dos suplementos para construção muscular mais populares entre os entusiastas do condicionamento físico. Geralmente vendido na forma de comprimidos ou cápsulas, o DHEA às vezes também é adicionado a proteínas em pó e a outros produtos comercializados para aumentar a massa muscular. Também é um ingrediente comum em produtos comerciais voltados para o antienvelhecimento; sua inclusão nesses produtos tem o objetivo de neutralizar a conhecida queda nos níveis de DHEA que ocorre com a idade. Atletas competitivos devem estar cientes da possibilidade de a suplementação com DHEA resultar em um teste de drogas positivo (para uso de esteroides) em eventos sancionados pelo Comitê Olímpico Internacional (COI) e pela National Collegiate Athletic Association (NCAA).

Eurycoma

A *Eurycoma longifolia*, uma raiz da Malásia muitas vezes chamada de "ginseng da Malásia", em virtude dos seus efeitos de aumento de energia, oferece uma maneira natural de trazer os níveis de testosterona abaixo do ideal de volta às faixas normais. Também é provavelmente a melhor terapia de primeira linha (antes de tentar o DHEA sintético) para qualquer pessoa que sofra de estresse crônico. Na medicina tradicional da Malásia, a *Eurycoma* é usada como um remédio antienvelhecimento por causa dos seus efeitos positivos sobre os níveis de energia e a perspectiva mental (que provavelmente são o resultado da melhora dos níveis de testosterona).

A *Eurycoma* contém um grupo de pequenos peptídeos (cadeias curtas de proteínas), denominados "euripeptídeos", que são conhecidos por terem efeitos na melhora do estado energético e do desejo sexual. Os efeitos de "aumento da testosterona" da *Eurycoma* parecem não ter nada a ver com a estimulação da síntese de testosterona, mas, sim, com o aumento da taxa de liberação de testosterona "livre" de seu hormônio de ligação (SHBG, globulina de ligação ao hormônio sexual). Dessa forma, a *Eurycoma* não é tanto um "estimulante" da testosterona, mas, sim, um "mantenedor" dos níveis normais de testosterona (testosterona que o corpo já produziu e precisa liberar para se tornar ativo). Isso tornaria a *Eurycoma* particularmente benéfica para indivíduos com níveis de testosterona abaixo do ideal, incluindo aqueles que estão fazendo dieta para perda de peso, indivíduos de meia-idade (porque a testosterona cai depois dos 30 anos) e atletas que podem estar em risco de excesso de treinamento.

A maior parte do que sabemos sobre a *Eurycoma* vem de estudos com roedores, avaliações de ligação em tubos de ensaio e um punhado de estudos abertos de alimentação humana. Nos estudos de ligação em tubos de ensaio, descobrimos que os peptídeos de *Eurycoma* e os compostos relacionados realmente ajudam a liberar mais da forma "livre" da testosterona de suas proteínas de ligação. Nos estudos com roedores, temos mais de uma dúzia de relatos de aumento dos níveis de energia, melhora dos perfis hormonais e aumento do desejo sexual. No número limitado de testes em humanos, observamos uma clara indicação subjetiva de redução da fadiga, aumento da energia e do humor, bem como uma maior sensação de bem--estar, nos indivíduos que consumiram a *Eurycoma*.

Infelizmente, há pouquíssimos estudos específicos sobre alimentação realizados em atletas ou pessoas que fazem dieta, dois grupos que estão sob forte estresse e talvez sejam os principais clientes dos produtos à base de *Eurycoma*. Existem apenas dois estudos de pesquisa da *Eurycoma* nos EUA – um em ciclistas de *mountain bike*, apresentado na Reunião Científica Anual da International Society of Sports Nutrition, ISSN, em 2006; e outro em pessoas com sobrepeso moderado que fazem dieta, apresentado na North American Association for the Study of Obesity, NASSO, em 2006. Esses estudos usaram de 50-100 mg de *Eurycoma* e constataram a manutenção de níveis normais de testosterona em pessoas que estavam fazendo dieta com suplemento (em comparação com uma queda típica na testosterona entre pessoas que estavam fazendo dieta sem suplemento) e em ciclistas de *mountain bike* com suplemento (em comparação com uma queda típica em ciclistas sem suplemento).

Para quem está fazendo dieta, é de se esperar que o cortisol (um hormônio catabólico) aumente e a testosterona (um hormônio anabólico) diminua após várias semanas de estresse na dieta. Essa alteração no equilíbrio hormonal (aumento do cortisol e redução da testosterona) é uma causa importante do conhecido "platô" que muitas pessoas que fazem dieta atingem depois de seis a oito semanas em um regime de perda de peso (quando a perda de peso cessa). Ao manter os níveis normais de testosterona, a pessoa que está fazendo dieta pode esperar também manter sua massa muscular e sua taxa metabólica (em vez de uma queda em ambas após a redução dos níveis de testosterona) e, assim, continuar a perder peso sem atingir o temido platô de perda de peso.

Para um atleta, o mesmo aumento de cortisol e queda de testosterona é um sinal precoce de treinamento excessivo – uma síndrome caracterizada pela redução do desempenho, aumento das taxas de lesões, aumento do apetite, supressão da atividade do sistema imunológico, mau humor e ganho de peso. Obviamente, a manutenção de níveis normais de testosterona poderia evitar alguns desses sintomas de treinamento excessivo, além de ajudar o atleta a se recuperar mais rapidamente e de forma mais eficaz das sessões diárias de treinamento.

Não há efeitos colaterais relatados em estudos com a *Eurycoma* em animais ou humanos. É importante observar que a maioria desses estudos foi realizada com extratos de água quente de *Eurycoma* (que é a preparação tradicional da Malásia). Muitos dos extratos de *Eurycoma* atualmente no mercado dos EUA são extratos alcoólicos, que fornecem um perfil químico completamente diferente, que pode ser menos eficaz e menos seguro do que os extratos aquosos estudados.

As recomendações típicas de dosagem, com base no uso tradicional e nas evidências científicas disponíveis obtidas em estudos com pessoas que estão fazendo dieta e atletas de resistência, pedem de 50-100 mg por dia de raiz de *Eurycoma* extraída em água (padronizada para 22% de euripeptídeos).

Zinco

O zinco, que já deve fazer parte de seu suplemento multimineral abrangente, é um mineral essencial que atua na atividade de aproximadamente trezentas enzimas diferentes. Em termos de testosterona e manutenção muscular, 60% do suprimento de zinco do corpo é armazenado nos músculos, e o zinco está envolvido em várias reações metabólicas relacionadas à produção de testosterona, cicatrização de feridas, produção de energia, crescimento muscular, reparo celular e função reprodutiva (especialmente a fertilidade masculina). Até mesmo uma deficiência leve de zinco tem sido associada a níveis reduzidos de testosterona, supressão da libido (desejo sexual), diminuição da contagem de espermatozoides, queda da imunidade e diminuição da memória.

Felizmente, a suplementação dietética com zinco em níveis de 15-45 mg por dia demonstrou aumentar os níveis de testosterona de volta às faixas normais, melhorar a função imunológica e restaurar o desejo sexual. Esses níveis de suplementação de zinco não devem causar efeitos colaterais adversos significativos, mas a suplementação de zinco precisa ser equilibrada com a ingestão de cobre (2 mg de cobre para cada 15 mg de zinco) para evitar o aparecimento de deficiência de cobre causada por uma suplementação desequilibrada de zinco.

Cordyceps

O *Cordyceps* (*Cordyceps sinensis*) é um cogumelo chinês usado há séculos para reduzir a fadiga, aumentar a resistência e melhorar a função pulmonar. Tradicionalmente, ele era colhido na primavera em altitudes acima de catorze mil pés, o que restringia sua disponibilidade aos privilegiados. Talvez você se lembre das notícias sobre o *Cordyceps* de alguns anos atrás, quando um grupo de atletas chineses começou subitamente a quebrar recordes mundiais em provas de natação e corrida. Muitos dos atletas estavam suplementando suas dietas com um extrato do cogumelo *Cordyceps* (com sopa de sangue de tartaruga e esteroides anabolizantes).

Apesar do caso dos atletas chineses que usavam esteroides, vários estudos de pequena escala com *Cordyceps* mostraram melhorias na função pulmonar, sugerindo que os atletas podem se beneficiar de uma maior capacidade de absorver e usar o oxigênio. Alguns estudos realizados com chineses mostraram aumento da libido (desejo sexual) e restauração dos níveis de testosterona (de baixos para normais) após a suplementação com *Cordyceps*. Lembre-se de que, durante eventos estressantes, os níveis de cortisol aumentam e os níveis de testosterona caem. O uso do *Cordyceps* como forma de normalizar esses níveis suprimidos de testosterona pode ajudar a modular a proporção de cortisol para testosterona em uma faixa mais baixa (e mais saudável). Muitas das alegações sobre o *Cordyceps* são paralelas às do ginseng, pois também é relatado que o *Cordyceps* aumenta os níveis de energia, o desejo sexual e a resistência.

Os suplementos dietéticos de *Cordyceps* em níveis de 2-4 gramas por dia não estão associados a nenhum efeito colateral significativo, embora a possibilidade de um leve efeito de afinamento do sangue possa reduzir um pouco a coagulação sanguínea. Os suplementos de *Cordyceps* estão disponíveis principalmente nas formas de pó e cápsula nas principais lojas de suplementos, e o cogumelo seco pode ser encontrado ocasionalmente em farmácias de ervas e com praticantes da medicina tradicional chinesa (mas é muito caro nessa forma).

CLA

O ácido linoleico conjugado (CLA) é encontrado principalmente em carnes e laticínios, mas a forma de CLA mais comumente usada em suplementos dietéticos é fabricada a partir de óleos vegetais, como o óleo de girassol. Acredita-se que o CLA aumente a produção de prostaglandinas, que são derivadas de moléculas de ácidos graxos e têm sido associadas a uma síntese elevada do hormônio do crescimento e a vários efeitos anticatabólicos (prevenção da degradação muscular) durante períodos de alto estresse. Em atletas, o aumento dos níveis de hormônio do crescimento é visto como benéfico para promover o aumento do crescimento e da força musculares, mas o CLA não parece *aumentar o crescimento* muscular de forma tão eficaz quanto pode *suprimir a perda* muscular (pelo menos em humanos). O CLA, por meio de seu envolvimento no metabolismo das prostaglandinas, também pode ser capaz de aumentar a circulação sanguínea nos músculos e no tecido adiposo, um efeito que foi sugerido para melhorar a função muscular e a mobilização de gordura.

A maioria das pesquisas sobre a ingestão dietética de CLA foi realizada em animais, mas os estudos mais recentes em humanos são bastante positivos. Em toda a gama de estudos em roedores e em humanos, a suplementação com CLA demonstrou reduzir o apetite, diminuir o peso corporal e melhorar a manutenção muscular, especialmente durante a perda de peso ativa (vista pelo corpo como um poderoso fator de estresse).

As recomendações típicas de dosagem são de 3-6 gramas por dia. A maioria das pessoas ingere menos de 1 grama por dia de carne e laticínios. Como o CLA é um óleo (líquido), os suplementos são fornecidos quase exclusivamente na forma de cápsulas gelatinosas; é necessário tomar várias cápsulas grandes por dia para obter uma dose eficaz.

HMB

O HMB (hidroximetilbutirato) é um metabólito do aminoácido leucina (um dos aminoácidos de cadeia ramificada discutidos anteriormente) que desempenha um papel na regulação do metabolismo proteico. De fato, acredita-se que o HMB seja a forma ativa da leucina. O HMB é encontrado na dieta em pequenas quantidades, em alguns alimentos ricos em proteínas, como peixes e leite. Dependendo da ingestão total de proteína e leucina, a produção de HMB no corpo pode ser em média de ¼-1 grama por dia.

Há algumas evidências de que o HMB reduz o catabolismo muscular e pode proteger contra danos musculares. A NASA avaliou o HMB como uma abordagem dietética para evitar a perda de massa muscular associada a voos espaciais prolongados (uma situação estressante!). Estudos sobre exercícios demonstraram que 1,5-3 gramas de HMB diariamente durante o treinamento com pesos podem reduzir a perda e o dano muscular. Nenhum efeito colateral foi relatado em estudos sobre a suplementação de HMB, mas a ingestão de HMB nesses níveis pode ser bastante cara, tornando-o menos atraente para muitas pessoas como um suplemento geral de manutenção muscular. Assim como no caso do DHEA, as fontes comerciais de HMB são geralmente pós encapsulados comercializados para fisiculturistas e entusiastas do condicionamento físico, mas o HMB também é frequentemente adicionado a proteínas em pó e produtos relacionados à musculação.

Suplemento	Dose diária	Benefícios	Desvantagens	Classificação geral
Eurycoma	50-100 mg	Mantém os níveis de testosterona; aumenta os níveis de energia	Nenhuma	Primário
DHEA	50-100 mg	Mantém os níveis de testosterona	Altas doses podem aumentar os níveis de estrogênio	Secundário
Zinco	15-45 mg	Necessário para a síntese de testosterona	Nenhuma; deve ser balanceado com cobre	Primário

Cordyceps	1-3 gramas	Mantém os níveis de testosterona; melhora a resistência e o vigor	Nenhuma	Primário
CLA	3-6 gramas	Mantém os níveis de hormônio do crescimento	Necessidade de grandes doses	Secundário
HMB	1,5-3 gramas	Reduz o colapso muscular	Necessidade de grandes doses	Secundário

Tabela 8.4: Suplementos dietéticos para manutenção da testosterona e da massa muscular

ADAPTÓGENOS (SUPLEMENTOS GERAIS ANTIESTRESSE)

Uma das principais abordagens tradicionais para lidar com o estresse crônico envolve o uso de uma classe de ervas chamadas coletivamente de *adaptógenos* (um adaptógeno é uma substância que ajuda a pessoa a adaptar-se a situações de estresse). Essas ervas – principalmente o ginseng, *ashwagandha*, *Schisandra*, *Rhodiola*, astrágalo e suma – e vários cogumelos asiáticos (*reishi*, *maitake* e *shiitake*) são considerados capazes de aliviar muitos sintomas e efeitos colaterais do estresse crônico porque ajudam a trazer muitos sistemas metabólicos de volta às faixas normais. Embora os mecanismos de ação desses efeitos antiestresse não sejam completamente compreendidos para a maioria das ervas adaptógenas (e para a suma e os cogumelos asiáticos faltam evidências científicas ocidentais que apoiem seu uso secular no tratamento da fadiga, da ansiedade e do estresse), nos estudos realizados, está claro que pelo menos parte dessa resposta adaptógena se deve aos efeitos das ervas nas glândulas suprarrenais, o mesmo local onde o cortisol é produzido.

Diversos experimentos demonstraram semelhanças entre as várias ervas adaptógenas que afetam as glândulas suprarrenais e o eixo HHSR (lembre-se, de capítulos anteriores, que o eixo HHSR é o sistema de três glândulas hormonais que, juntas, medeiam nossa resposta ao estresse). Em experimentos com animais, a variedade de compostos isolados das ervas adaptógenas parece proporcionar uma ação de "amortecimento" ou "equilíbrio" que neutraliza uma resposta suprarrenal exagerada ao estresse e reduz a secreção de cortisol, além de estimular a atividade das glândulas suprarrenais durante períodos de fadiga e baixos níveis de energia.

Ginseng

O ginseng talvez seja o mais potente (ou pelo menos o mais conhecido) dos adaptógenos. Uma variedade de ginseng conhecida como *Panax ginseng* (também chamada de *ginseng coreano*) proporciona os efeitos mais bem comprovados. Outras formas, como o ginseng americano e o siberiano, contêm alguns dos mesmos compostos encontrados na espécie coreana, mas em proporções ligeiramente diferentes, que proporcionam efeitos um pouco diferenciados em termos de benefícios antiestresse. Diversos estudos em animais e humanos mostram que o ginseng pode aumentar a energia e a resistência, melhorar a função mental (testes de aprendizagem e de labirinto) e melhorar a resistência geral a vários fatores de estresse, inclusive vírus e bactérias, exercícios extremos e privação de sono. Estudos em humanos demonstraram melhora da função imunológica e redução da incidência de gripes e resfriados após um mês de suplementação com 100 mg por dia de *Panax ginseng*. Em alguns estudos, a suplementação com ginseng também proporcionou benefícios no funcionamento mental de voluntários expostos ao estresse: melhorias na capacidade de formar pensamentos abstratos, nos tempos de reação e nas pontuações em testes de memória e concentração. Em estudos que medem questões gerais de qualidade de vida, a suplementação de ginseng em doses de 100-200 mg por dia tende a resultar em melhorias no humor, nos níveis de energia, na resistência e no bem-estar geral.

Na medicina tradicional chinesa (MTC), o *Panax ginseng* é usado como uma erva tônica (uma substância usada para fortalecer e revigorar o corpo em geral) com propriedades adaptógenas. Alguns estudos sobre o ginseng demonstraram aumento dos níveis de energia em indivíduos fatigados, mas a maioria dos estudos sobre o ginseng (principalmente sobre o desempenho atlético) demonstrou pouco ou nenhum efeito. As diferenças entre os resultados dos estudos podem ser devidas ao fato de que muitos suplementos de ginseng disponíveis no mercado contêm pouco ou nenhum ginseng, porque a "matéria-prima real" é muito cara.

O ginseng siberiano (*Eleutherococcus senticosus, ou Eleuthero*) não é realmente ginseng, mas é um primo próximo o suficiente para proporcionar alguns dos mesmos benefícios energéticos. O *Eleuthero* também é conhecido como *ciwujia* em produtos esportivos/energéticos populares. A forma siberiana do ginseng é geralmente uma alternativa mais barata do que o ginseng asiático/coreano ou o *Panax ginseng*, embora possa ter mais um efeito estimulante do que um efeito adaptógeno – o que não é necessariamente ruim se você só precisa de um impulso. Frequentemente promovido como um aprimorador do desempenho atlético, o *Eleuthero* também pode proporcionar benefícios leves a moderados na promoção da recuperação após exercícios intensos, talvez, em parte, por um maior fornecimento de oxigênio aos músculos em recuperação.

Os compostos ativos do ginseng são conhecidos como *ginsenosídeos,* e a maioria dos suplementos de ginseng de alta qualidade é padronizada quanto ao teor de ginsenosídeos. Acredita-se que os ginsenosídeos interagem com o eixo hipotálamo-hipófise-suprarrenal (HHSR) para equilibrar a secreção do hormônio adrenocorticotrófico (ACTH) e do cortisol pelo organismo. O ACTH tem a capacidade de se ligar diretamente às células cerebrais e pode afetar uma série de processos relacionados ao estresse no corpo.

Em geral, 100-300 mg por dia de ginseng devidamente padronizado podem melhorar os índices gerais de estresse e reduzir a proporção de cortisol-testosterona, que é um indicador geral do estresse global. O ginseng é um dos muitos suplementos de ervas que podem ser comprados prontamente como raiz inteira, pó seco ou extrato padronizado. Como as raízes e os pós podem variar muito em seu conteúdo de compostos ativos, a abordagem mais precisa para garantir que você esteja obtendo um produto eficaz é usar um extrato padronizado. Também é muito importante escolher um suplemento de ginseng de um fabricante confiável, pois há vários exemplos de produtos comerciais que fornecem pouco ou nenhum ginseng real. Os produtos devem ser padronizados para conter de 4-5% de ginsenosídeos (para o *Panax ginseng*) ou de 0,5-1% de eleuterosídeos (para o ginseng siberiano). Recomenda-se uma ingestão diária de 100-300 mg por três a seis semanas para produzir benefícios adaptógenos e energéticos.

Na maioria das vezes, as plantas da família do ginseng são consideradas bastante seguras. Não há interações medicamentosas conhecidas, contraindicações, reações alérgicas comuns ou toxicidade associadas ao ginseng siberiano, ao *Panax ginseng* ou ao ginseng americano. No entanto, recomenda-se uma palavra de cautela para pessoas hipertensas, pois foi relatado que a natureza estimulante de algumas preparações de ginseng aumenta a pressão arterial. Além disso, indivíduos propensos à hipoglicemia (baixo nível de açúcar no sangue) devem usar o ginseng com cautela, em virtude dos efeitos relatados do ginseng na redução dos níveis de açúcar no sangue.

Ashwagandha

Ashwagandha (*Withania somnifera*) é uma erva da Índia que às vezes é chamada de *ginseng indiano* – não porque faça parte da família do ginseng, mas para sugerir benefícios de promoção de energia e antiestresse semelhantes aos atribuídos aos ginsengs asiáticos e siberianos mais conhecidos. Embora muito pouca pesquisa tenha sido feita sobre a *ashwagandha*, os herboristas e os praticantes de medicina natural geralmente recomendam a erva para combater o estresse e a fadiga. O uso tradicional da *ashwagandha* na medicina indiana (ayurvédica) é para "equilibrar as forças vitais" durante o estresse e o envelhecimento.

Os produtos comerciais de *ashwagandha* estão disponíveis em uma variedade de formas – de comprimidos e cápsulas a chás e líquidos. Os pós padronizados fornecidos em comprimidos ou cápsulas geralmente oferecem a forma mais estável e conveniente. As recomendações gerais de dosagem para a *ashwagandha* variam de 500-1.000 mg por dia de um extrato padronizado para 1-2% de vitanólidos, o principal componente ativo da erva. Acredita-se que os vitanólidos contribuem para os efeitos calmantes da *ashwagandha* durante períodos de estresse e podem ser responsáveis pelo uso da *ashwagandha*, tanto como tônico geral durante situações estressantes (em que é calmante e combate a fadiga) quanto como tratamento para insônia (em que promove o relaxamento).

Não foram realizados estudos de segurança de longo prazo com a *ashwagandha*, mas não houve relatos de efeitos colaterais adversos. Em razão dos efeitos da *ashwagandha* no relaxamento muscular e por ser um depressor leve do sistema nervoso central, a erva não deve ser combinada com álcool ou outros sedativos, soníferos ou ansiolíticos (medicamentos contra a ansiedade). As mulheres grávidas são aconselhadas a evitar a *ashwagandha*, em decorrência de seus efeitos abortivos relatados e ao potencial de induzir o parto prematuro.

> *Tracy* era enfermeira em uma unidade hospitalar de cuidados intensivos – e as longas horas de trabalho e o horário irregular de sono estavam começando a desgastá-la. Estranhamente, apesar de seu nível extremo de fadiga quando voltava para casa todas as noites, ela tinha muita dificuldade para relaxar e adormecer. Tracy experimentou vários remédios para dormir de venda livre, sem muito sucesso, e odiava a sensação de ressaca que eles lhe deixavam na manhã seguinte. Ao incorporar um suplemento diário de *ashwagandha* (150 mg de manhã e 300 mg à tarde), Tracy conseguiu controlar a sensação de estresse no trabalho sem sentir sono, além de induzir o relaxamento e o sono reparador à noite.

Suma

A suma (*Pfaffia paniculata*) é uma grande planta trepadeira nativa das Américas Central e do Sul; é mais conhecida no Brasil e frequentemente chamada de *ginseng brasileiro*. O uso tradicional da suma tem sido para melhorar a saúde geral e como tratamento para praticamente todas as doenças, o que levou ao seu nome nativo de "para tudo". As recomendações modernas para a suma incluem alegações de efeitos como adaptógeno, estimulante imunológico e tratamento para fadiga crônica e ansiedade.

De acordo com a maioria dos fitoterapeutas contemporâneos, a suma é mais bem compreendida como um adaptógeno, uma substância que ajuda a pessoa a se adaptar ao estresse e a combater infecções. Associada a outros adaptógenos, como o *Eleuthero*, os atletas olímpicos russos usaram a suma na crença de que ela melhoraria o desempenho esportivo. Nos Estados Unidos, a suma é frequentemente recomendada como um fortalecedor geral do corpo, bem como para o tratamento da síndrome da fadiga crônica, úlceras, ansiedade, impotência e baixa resistência a doenças – cada uma delas relacionada ao estresse. Poucos estudos foram realizados sobre a suma, mas os que estão disponíveis (em animais) mostram um efeito de fortalecimento imunológico e de estimulação sexual, fornecendo pelo menos uma pequena medida de apoio ao uso tradicional da planta.

A dosagem típica de suma é de 500-1.000 mg por dia durante períodos de estresse elevado, ansiedade ou fadiga. A suma raramente é encontrada como um produto comercial único, mas normalmente é combinada com outros ingredientes para tratar uma condição específica (por exemplo, a suma pode ser adicionada ao gengibre e às fibras para tratar úlceras induzidas pelo estresse).

Schisandra

O fruto da planta *Schisandra* (*Schisandra chinensis*), também conhecida como *wu-wei-wi* e às vezes grafada com um *z* (*schizandra*), tem um longo histórico de uso na medicina tradicional chinesa como uma erva capaz de promover o bem-estar geral e aumentar a vitalidade. Além de seus usos tradicionais para promover a energia e aliviar a exaustão e os distúrbios do sistema imunológico causados pelo estresse, a *Schisandra* tem sido usada historicamente para fortalecer os órgãos sexuais e promover a função mental.

A *Schisandra* é apontada como membro da família adaptógena, com o ginseng e outras ervas relacionadas, o que se deve à presença de compostos que se acredita equilibrarem as funções corporais relacionadas ao estresse. As lignanas são um dos principais componentes da *Schisandra* e podem ser responsáveis pelos efeitos da erva na estimulação do sistema imunológico, na proteção do fígado, no aumento da capacidade do corpo de lidar com o estresse e na indução de um efeito calmante (sedativo leve).

Alguns estudos científicos foram realizados para testar efeitos específicos resultantes da suplementação com *Schisandra*. Em um estudo, pacientes com determinada doença cardíaca (cardiomiopatia dilatada) receberam uma combinação de *Panax ginseng*, *radix ophiopogonis* e *Schisandra*. A melhora dos indivíduos foi medida por meio de um ecocardiograma e de um teste de tolerância em esteira. Depois de tomar a mistura de ervas por quarenta dias, a função cardíaca melhorou significativamente, e a tolerância ao exercício aumentou em mais de 67%. Estudos sobre exercícios demonstraram que a *Schisandra* aumenta a capacidade de trabalho (em camundongos correndo) e diminui o aumento do cortisol em atletas submetidos a treinamento pesado.

A *Schisandra* é geralmente considerada segura e não tóxica quando usada conforme as instruções. As recomendações típicas de dosagem estão na faixa de 100-500 mg por dia. Os suplementos comerciais de *Schisandra* podem ser encontrados como produtos únicos ou misturados com vários ingredientes (como ginseng e *Rhodiola*) que visam a energia e o desempenho. Os efeitos colaterais relatados resultantes da ingestão de *Schisandra* incluem indigestão leve e erupção cutânea. Como a *Schisandra* pode induzir contrações musculares uterinas (semelhantes aos efeitos da *ashwagandha*), mulheres grávidas não devem consumi-la.

Rhodiola

A *Rhodiola* (*Rhodiola rosea/Rhodiola crenulata*) compreende várias espécies de plantas das regiões montanhosas árticas da Sibéria. A raiz da planta é usada medicinalmente e também é conhecida como *raiz do Ártico* ou *raiz dourada* e, mais recentemente, como *crenulina*. A *Rhodiola* tem sido usada há séculos para tratar sintomas de resfriado e gripe, promover a longevidade e aumentar a resistência do corpo a estresses físicos e mentais. Normalmente, ela é considerada um adaptógeno (como o ginseng), e acredita-se que revigora o corpo e a mente para aumentar a resistência a uma série de estresses. Acredita-se que os principais componentes ativos da *Rhodiola* sejam a rosavina, a rosarina, a colofônia e o salidrosídeo.

Em um estudo clínico aberto, o extrato de *Rhodiola rosea* foi eficaz na redução ou remoção dos sintomas de depressão em 65% dos pacientes estudados. Em outro estudo aberto, 26 dos 35 homens que sofriam de ereções fracas ou ejaculação precoce relataram melhorias na função sexual após o tratamento com 100-150 mg de extrato de *Rhodiola rosea* por três meses. Em outro estudo, feito com médicos durante o plantão noturno no hospital, 175 mg por dia de *Rhodiola* (padronizado para 4,5 mg de salidrosídeo) durante duas semanas resultou em uma melhora significativa no pensamento associativo, na memória de curto prazo, na concentração e na velocidade de percepção audiovisual. Um estudo adicional com estudantes submetidos a um período estressante de vinte dias de exames mostrou que 50 mg por dia de *Rhodiola* aliviaram a fadiga mental e melhoraram o bem-estar.

De modo geral, o extrato de *Rhodiola rosea* parece ser valioso como adaptógeno, especificamente para aumentar a capacidade do corpo de lidar com vários estresses psicológicos e fisiológicos. Particularmente valioso é o papel teórico da *Rhodiola* de aumentar a capacidade do corpo de absorver e utilizar o oxigênio – um efeito semelhante ao do *Cordyceps* (já citado) –, o que pode explicar alguns dos efeitos "energizantes" não estimulantes atribuídos à planta. A *Rhodiola* é muitas vezes chamada de *Cordyceps* de pobre, por causa de histórias antigas em que os plebeus chineses usavam a *Rhodiola* para obter energia, porque as plantas cresciam selvagens em todo o campo, enquanto somente o imperador, sua família imediata e as concubinas tinham acesso ao raro cogumelo *Cordyceps*.

Acredita-se que o extrato de *Rhodiola rosea* seja bastante seguro. Não há contraindicações ou interações conhecidas com outros medicamentos ou ervas, mas existe a possibilidade de reações alérgicas leves (erupções cutâneas) em alguns indivíduos. As recomendações gerais de dosagem para o extrato de *Rhodiola rosea* geralmente estão na faixa de 300-600 mg por dia. Assim como a *Schisandra*, a *Rhodiola* pode ser adquirida como um produto único ou em combinação com outros ingredientes.

Astrágalo

O astrágalo é uma erva recomendada tanto pela estimulação do sistema imunológico quanto por suas propriedades de promoção de energia. Pelo fato de que o estresse crônico pode esgotar os níveis de energia e aumentar o risco de doenças e infecções, talvez o astrágalo possa ser particularmente benéfico para indivíduos que se sentem fatigados em decorrência dos altos níveis de estresse emocional e físico. Os atletas, em particular, podem se beneficiar da suplementação com astrágalo porque o treinamento e a competição intensos geralmente estão associados a uma maior incidência de resfriados e outras infecções do trato respiratório superior, condições para as quais se acredita que o astrágalo seja mais eficaz.

O astrágalo tem sido usado como tônico herbal há séculos na medicina tradicional chinesa (MTC) e na medicina popular dos nativos americanos. Como tônico, o astrágalo é usado principalmente como uma erva de "prevenção" durante toda a temporada de gripes e resfriados – um uso diferente daquele associado à popular erva equinácea, que é mais bem utilizada para o tratamento em estágio inicial, assim que se sente um resfriado ou uma gripe chegando. Na MTC, o astrágalo é frequentemente combinado com outras ervas tônicas, como ginseng, *Cordyceps* ou *ashwagandha*, para manter o sistema imunológico ativo durante períodos de alto estresse.

Foram realizados alguns testes clínicos do astrágalo em seres humanos, a maioria deles provenientes da China, em que a erva parece estimular o sistema imunológico em pacientes com infecções. Pelo menos um ensaio clínico nos Estados Unidos demonstrou que o astrágalo aumenta os níveis de células T (um tipo de glóbulo branco que combate infecções) para níveis próximos do normal em alguns pacientes com câncer, sugerindo a possibilidade de um efeito sinérgico do astrágalo com a quimioterapia. A maior parte do que sabemos sobre o astrágalo, entretanto, vem de experimentos em tubos de ensaio e em animais, que mostram que ele pode ajudar a combater bactérias e vírus ao melhorar vários aspectos da resposta imunológica normal do corpo; especificamente, ele melhora a função de células específicas do sistema imunológico, como células T, linfócitos e neutrófilos. Em estudos com animais, os extratos de astrágalo são eficazes na prevenção da infecção de camundongos pelo vírus da gripe, possivelmente por meio do aumento da atividade fagocitótica dos glóbulos brancos do sistema imunológico.

Quando usado conforme recomendado, o astrágalo não apresenta efeitos colaterais conhecidos, embora seja possível ocorrer diarreia e desconforto gastrointestinal em altas doses. Embora o astrágalo esteja disponível como suplemento de ingrediente único (250-500 mg por dia), ele pode ser ainda mais eficaz em doses menores (100-200 mg por dia) quando combinado com outras ervas e nutrientes que estimulam o sistema imunológico.

Suplemento	Dose (por dia)	Efeito primário
Ginseng (*Panax* e siberiano)	100-300 mg	Aumenta os níveis de energia
Ashwagandha	500-1.000 mg	Reduz a percepção do estresse
Suma	500-1.000 mg	Proteção geral contra estresse
Schisandra	100-500 mg	Efeitos antiestresse gerais
Rhodiola	300-600 mg	Aumenta a energia e a resistência
Astrágalo	250-500 mg	Efeitos antiestresse/ imunes gerais

Tabela 8.5: Visão geral dos adaptógenos

Resumo: adaptógenos

Como parte da hierarquia dos compostos naturais que controlam o cortisol, os adaptógenos certamente representam uma solução poderosa e eficaz para neutralizar muitos dos efeitos prejudiciais do estresse. Dentro dessa hierarquia, no entanto, as ervas adaptógenas provavelmente são mais bem consideradas como "reforços" durante períodos de estresse particularmente alto.

Nesse contexto:

- Uma *base* sólida de suplementação multivitamínica e multimineral (com vitamina C, cálcio, magnésio etc.) é a primeira etapa de um bom plano de combate ao estresse.
- A próxima etapa deve ser a modulação *direcionada* do cortisol, HSD e testosterona (por meio de FPM, *Eurycoma*, teanina etc.).
- Em seguida, devem vir os *reforços* contra episódios de estresse na forma de um regime adaptógeno equilibrado.

SUPLEMENTOS RELAXANTES E CALMANTES

Não é surpresa que os suplementos dietéticos comercializados para promover o relaxamento, reduzir a ansiedade e aliviar o estresse estejam entre os produtos mais vendidos no mercado. Milhões de pessoas cansadas e estressadas (muitas das quais podem estar lendo este livro) podem se identificar com as promessas de produtos naturais que melhorarão sua função cerebral e farão com que se sintam melhor.

Conforme discutido anteriormente, fisiologistas e nutricionistas documentam regularmente as melhorias drásticas no humor, nas emoções, na confiança e na autoeficácia que resultam de algumas modificações muito simples no estilo de vida. O exercício regular e a dieta adequada podem resultar em mudanças profundas na produção do próprio corpo de substâncias químicas que elevam o humor, como as endorfinas, que causam a "euforia do corredor", e os neurotransmissores, como a serotonina, que contribuem para o bem-estar emocional. Em termos gerais, *qualquer* quantidade de exercício pode ajudar a induzir sensações de relaxamento e calma. Caminhar por vinte minutos no maior número possível de dias da semana (mas pelo menos três vezes por semana) pode ser um bom ponto de partida.

No aspecto nutricional, provavelmente não será nenhuma surpresa o fato de que a dieta está intimamente ligada às emoções. Pense em seus sentimentos ao contemplar a possibilidade de se empanturrar com aquele *sundae* de chocolate (fraqueza), seguido de seus sentimentos quando você finalmente cede à tentação (culpa) e começa a comer (euforia), até chegar ao fundo da taça (decepção). Brincadeiras à parte, os alimentos que ingerimos influenciam *diretamente* nosso humor, pois os macronutrientes (carboidratos, proteínas, gorduras) e micronutrientes (vitaminas, minerais e fitonutrientes) que eles contêm acabam agindo como potentes neuroquímicos. Por exemplo, uma dieta rica em proteínas pode fazer com que algumas pessoas se sintam energizadas, enquanto uma dieta rica em carboidratos pode fazer com que outras se sintam famintas, letárgicas e deprimidas.

Para a maioria das pessoas, o melhor conselho para controlar seu equilíbrio emocional é tirar uma semana ou mais para analisar como sua dieta afeta seu humor. Preste atenção a cada pedacinho de alimento que você ingere e como ele faz você se sentir. Isso fica mais fácil se você mantiver um diário de "alimentação e humor" por sete a dez dias, registrando cada pedaço de alimento ingerido (incluindo as quantidades), a hora do dia em que foi ingerido e os níveis de humor e energia antes e depois. Os padrões revelados em um diário alimentar podem ser esclarecedores. Mas, se a ideia de adicionar essa tarefa à sua agenda lotada o deixa estressado, um período de observação menos formal também pode ser informativo. Quando você sentir que sabe um pouco sobre como determinados alimentos influenciam suas emoções, poderá decidir onde alguns dos suplementos dietéticos descritos a seguir podem (ou não) se encaixar em seu estilo de vida.

Em termos bem gerais, várias ervas populares são usadas para ajudar a "aliviar a tensão" após um dia particularmente estressante. Muitas das ervas dessa categoria são encontradas em chás de ervas relaxantes e incluem camomila, melissa, erva-cidreira, lúpulo, aveia, escutelária e passiflora. Embora essas ervas sejam amplamente usadas para ajudar a acalmar os nervos em frangalhos (mais uma vez, principalmente como chás de ervas), nenhuma delas tem qualquer evidência científica forte ou convincente que comprove sua eficácia contra o estresse, a ansiedade ou os níveis elevados de cortisol. Isso certamente não significa que sejam inúteis – afinal, uma xícara de chá quente pode, às vezes, ser a coisa certa para ajudar a reduzir o estresse e levá-lo de volta a um estado mais relaxado.

Alguns dos suplementos dietéticos mais específicos e eficazes para promover o relaxamento incluem os listados na Tabela 8.6, e são descritos em mais detalhes no restante desta seção. Muitos desses suplementos também são usados para tratar formas leves de depressão, ansiedade e insônia, mas todos eles têm uma qualidade calmante geral que pode contribuir para a sensação de relaxamento.

Suplemento	Dose (por dia)	Efeito primário
Kava kava	50-150 mg	Ansiolítico
Melatonina	1-10 mg	Ansiolítico/auxiliar do sono
Valeriana	250-500 mg	Ansiolítico/auxiliar do sono
Gotu kola	60-180 mg	Ansiolítico
Erva-de-são-joão	450-900 mg	Alivia a depressão leve
5-HTP	300-900 mg	Alivia a depressão leve
SAM-e	200-600 mg	Alivia a depressão leve

Tabela 8.6: Suplementos antiestresse populares usados com frequência para tratar depressão, ansiedade e insônia

Kava kava

A *kava* (*Piper methysticum*) é a raiz de uma planta de pimenta usada há séculos pelos habitantes das ilhas do Pacífico (por exemplo, fijianos e havaianos) como um intoxicante cerimonial para ajudar as pessoas a relaxar e socializar. O uso moderno da *kava* é como suplemento dietético para aliviar a ansiedade e a tensão. Os ingredientes ativos da *kava*, substâncias químicas chamadas *kavalactonas*, agem como um leve depressor do sistema nervoso central, mas normalmente não produzem os efeitos de ressaca associados ao álcool.

A preparação tradicional da raiz de *kava* envolve cortar raízes recém-cavadas, mastigá-las e cuspi-las em uma grande tigela comunitária contendo água ou leite de coco. Essa combinação nada apetitosa é então misturada, coada para remover quaisquer pedaços grandes restantes e passada para todos compartilharem. Tudo isso parece bastante nojento, mas os primeiros missionários cristãos das ilhas tentaram proibir as festas de *kava,* na verdade, porque as pessoas estavam se divertindo muito preparando e distribuindo essas bebidas. Se você não aguentar mastigar e cuspir a parte do preparo da *kava*, as raízes podem ser trituradas até ficarem macias e depois mergulhadas em um líquido antes de beber. A bebida tem um sabor um pouco amargo e causa uma sensação de dormência ou formigamento na língua.

Obviamente, a *kava* não é preparada ou consumida com muita frequência da maneira tradicional pelos usuários comuns de suplementos nos Estados Unidos. Em vez disso, as raízes da *kava* são secas e moídas em um pó por máquinas. O pó pode então ser embalado em cápsulas ou comprimidos, misturado em bebidas ou dissolvido em um extrato à base de álcool. Os americanos gastam cerca de US$ 30-US$ 50 milhões por ano em produtos que contêm *kava* – uma prova poderosa de nosso estilo de vida altamente estressante e de nossa necessidade de ajuda para relaxar.

Embora poucos estudos bem planejados tenham sido realizados nos Estados Unidos sobre a *kava* em seres humanos, vários projetos foram realizados na Europa. Esses estudos foram realizados principalmente na Alemanha e descobriram que a *kava* (em uma dose de 50-150 mg por dia de kavalactonas) é útil para aliviar a ansiedade e outros problemas emocionais relacionados ao estresse. Um estudo avaliou vários fatores de estresse psicológico e descobriu que, após quatro semanas, o grupo que tomou suplementos de *kava* apresentou reduções significativas no estresse em todas as categorias medidas, em contraste com o grupo placebo, que apresentou pouca variação em qualquer área.

Não foram observados efeitos colaterais ou sintomas de abstinência durante os estudos de suplementação com *kava* ou quando as pessoas pararam de tomar o suplemento, mas recentemente vários estudos de caso mostraram que a suplementação com *kava* pode estar associada a várias formas de danos ao fígado em algumas pessoas. Em função dessas descobertas, algumas empresas de suplementos estão retirando voluntariamente do mercado seus produtos que contêm *kava*. Além disso, a U.S. Food and Drug Administration emitiu, no início de 2002, um alerta de que a *kava* apresenta um "risco potencial" de causar danos graves ao fígado e recomendou que os usuários de *kava* e seus médicos ficassem atentos a sinais de lesão hepática. Portanto, até que saibamos mais sobre a possível toxicidade hepática associada aos suplementos de *kava*, seria prudente que as pessoas com lesão hepática evitassem a *kava* e que as pessoas saudáveis não consumissem mais do que 50 mg de *kavalactonas* por dia.

Como a *kava* deprime o sistema nervoso, ela não deve ser tomada com álcool ou em conjunto com medicamentos ansiolíticos. Além disso, embora a *kava* pareça ser útil para aliviar casos de ansiedade leve a moderada, a automedicação com *kava* provavelmente não é apropriada para indivíduos com problemas de ansiedade graves. Também é aconselhável evitar o uso de *kava* antes de dirigir. Um caso interessante ocorreu em Maryland há alguns anos, quando um policial parou um homem por dirigir de forma irregular. O homem tinha a fala arrastada e dificuldade para andar, então o policial presumiu que ele estava embriagado, apesar da insistência do homem em dizer que não havia bebido. Os testes de alcoolemia indicaram que não havia álcool no organismo do homem. Após mais perguntas, descobriu-se que o homem havia consumido recentemente várias xícaras de chá de *kava*.

Melatonina

A melatonina é um hormônio produzido na glândula pineal do cérebro a partir do aminoácido triptofano. Ela é usada no corpo para ajudar a regular os ciclos de sono e vigília. Os níveis de melatonina são mais baixos durante o meio-dia e mais altos à noite. Sabe-se que a luz do dia retarda a produção de melatonina, enquanto a escuridão aumenta sua produção.

Os suplementos dietéticos que contêm melatonina promovem o relaxamento e o sono, mas a melhor evidência de sua eficácia vem de estudos com pessoas que têm ciclos de sono/vigília perturbados, como os causados por *jet lag* e trabalho em turnos. Vários estudos mostram que suplementos de melatonina em baixas doses (1-5 mg tomados de trinta a sessenta minutos antes de dormir) podem ajudar as pessoas a dormir melhor, adormecer mais rapidamente e ter níveis mais altos de energia e atenção ao acordar. Também existem razões teóricas para os benefícios aparentes da melatonina no alívio da depressão, sobretudo o tipo de depressão causada pela falta de luz solar durante os meses de inverno e geralmente chamada de *transtorno afetivo sazonal* (TAS, também conhecido como depressão sazonal ou "depressão de inverno"). Por outro lado, alguns estudos sugerem que a melatonina pode induzir ou agravar a depressão em indivíduos suscetíveis.

A interação da melatonina com outros suplementos ou medicamentos é desconhecida, mas os suplementos de melatonina podem ser perigosos para pessoas com riscos cardiovasculares, em virtude da possibilidade de vasoconstrição e aumento da pressão arterial. Além disso, o National Institutes of Health alertou sobre os possíveis perigos da suplementação de melatonina, incluindo infertilidade, redução do desejo sexual em homens, hipotermia, danos à retina e interferência na terapia de reposição hormonal. Não há informações disponíveis sobre os efeitos a longo prazo dos suplementos de melatonina.

A melatonina pode ser vista como uma alternativa relativamente barata e não viciante aos soníferos químicos de venda livre. Ela pode ser particularmente útil como regulador de curto prazo dos ciclos de sono/vigília em casos como o retorno do relógio biológico ao horário normal depois de cruzar vários fusos horários (*jet lag*). Estudos sobre a melatonina como auxílio para o sono ou para o alívio dos sintomas associados ao *jet lag* mostraram que 1-10 mg são eficazes, dependendo do grau de distúrbio do sono. Entretanto, tenha cuidado, pois o limite superior dessa faixa de dosagem pode fazer com que algumas pessoas tenham pesadelos vívidos. Suplementos de melatonina em altas doses (em torno de 50 mg) podem causar distúrbios na fertilidade feminina e nos padrões menstruais e devem ser evitados, exceto sob a supervisão de um médico especialista em reprodução.

Valeriana

A valeriana (*Valeriana officinalis*) tem sido usada como erva medicinal ansiolítica e auxílio para dormir desde os tempos dos romanos. As raízes secas da planta são usadas em chás, tinturas, cápsulas e comprimidos para promover o relaxamento, induzir o sono, acalmar os nervos e reduzir a ansiedade. Não se sabe ao certo qual dos inúmeros compostos da valeriana é o verdadeiro ingrediente ativo, mas a combinação de compostos parece atuar em conjunto no cérebro de maneira semelhante à ação de tranquilizantes prescritos, como o Valium e o Halcion. Um problema, entretanto, é que a valeriana é notoriamente instável; ela perde sua atividade muito rápido se não for processada, embalada e armazenada exatamente da maneira correta.

Diversos estudos em animais e seres humanos apoiam o efeito da valeriana como sedativo leve e auxílio para dormir. Em vários estudos, 400-600 mg de extrato de valeriana, tomados aproximadamente uma hora antes de dormir, proporcionam benefícios em termos de relaxamento geral, redução da tensão e capacidade de adormecer. Alguns produtos combinam a valeriana com ervas de apoio, como lúpulo ou melissa (erva-cidreira), que oferecem seus próprios benefícios adicionais de relaxamento sem o odor característico de meia suada da valeriana.

Tomada antes de dormir, a valeriana parece reduzir o tempo necessário para adormecer. Não se sabe, entretanto, se a qualidade do sono é afetada pelo seu consumo. A valeriana é geralmente considerada um tranquilizante leve e foi avaliada como segura pela German Commission E (órgão regulador alemão para medicamentos fitoterápicos) para o tratamento de "inquietação e distúrbios do sono causados por condições nervosas".

Como a atuação e a força das preparações de valeriana podem variar significativamente de um produto para outro, recomenda-se, sempre que possível, selecionar uma preparação padronizada contendo 0,5-1,0% de ácidos valerênicos e seguir as instruções da embalagem do produto específico. Como diretriz geral, aproximadamente 250-500 mg de um extrato na proporção de 5 para 1 ou 6 para 1 podem ser tomados antes de dormir (como auxílio para o sono), ou, conforme necessário, como um tranquilizante leve.

Embora a valeriana não pareça criar hábitos nem resultar em sonolência matinal semelhante à ressaca, ela parece prejudicar a capacidade de concentração por algumas horas após a ingestão. Há relatos ocasionais de dores de cabeça e náusea leve, mas é improvável que haja habituação ou dependência quando o produto é usado conforme indicado. A valeriana deve ser evitada por mulheres grávidas e lactantes e por crianças. Indivíduos que estejam tomando medicamentos sedativos ou antidepressivos devem consultar seu médico antes de tomar valeriana, e ninguém deve tomar a erva em associação com álcool ou outros tranquilizantes, ou por um período superior a duas semanas.

Mark, o empreiteiro de obras que conhecemos anteriormente, lutava contra a insônia relacionada ao estresse. Mark já praticava muita atividade física no trabalho e, como sua esposa (instrutora de condicionamento físico) entendia muito de nutrição, ele tinha ajuda para manter uma dieta muito equilibrada. Ele começou a tomar um suplemento para controlar seus níveis de cortisol e ajudá-lo a relaxar e dormir melhor. O programa de Mark incluía teanina (100 mg tomados com uma garrafa de água quando ele saía do local de trabalho no final da tarde) e valeriana (250 mg tomados trinta minutos antes de dormir). A teanina o ajudou a relaxar sem ficar sonolento no caminho para casa após o trabalho, e a valeriana o ajudou a relaxar um pouco mais e a cair no sono mais rápido. Depois de apenas alguns dias de uso desse tratamento, Mark relatou um sono mais profundo e reparador do que havia experimentado em meses. Como resultado da melhor qualidade do sono, os níveis de energia de Mark aumentaram, e sua capacidade de concentração no trabalho melhorou muito.

Gotu kola

A *gotu kola* (*Centella asiatica*) é uma erva indiana usada há séculos na medicina ayurvédica (indiana) e na medicina tradicional chinesa para aliviar os sintomas de depressão e ansiedade. Vários estudos em animais demonstraram que a *gotu kola* melhora o desempenho em testes de labirinto (que avaliam a memória e a capacidade de aprendizado, bem como o grau de ansiedade) e reduz vários sintomas de estresse. Os resultados de estudos em humanos também sugerem um efeito benéfico da *gotu kola* na redução da ansiedade e das respostas ao estresse induzido em laboratório. É interessante observar que vários estudos laboratoriais também demonstraram que a *gotu kola* se liga a receptores celulares especializados no trato gastrointestinal chamados *receptores de colecistocinina* (CCK). Os receptores de CCK ajudam a regular o apetite, a ingestão de alimentos e o comportamento alimentar, e a ligação da *gotu kola* a eles pode ajudar a modular a fome e os desejos de comer ao longo do dia, especialmente os desejos e a vontade de comer demais que podem ser provocados pelo estresse. É importante ter em mente que a *gotu kola* não deve ser confundida com a noz-de-cola, que não tem nenhuma relação e é frequentemente usada em suplementos energéticos e para perda de peso como fonte natural de cafeína.

Em uma pesquisa sobre os efeitos ansiolíticos (contra a ansiedade) da *gotu kola*, vinte voluntários saudáveis receberam uma dose única de 12 gramas de *gotu kola* ou um placebo semelhante. Os resultados mostraram que, em comparação com o placebo, a *gotu kola* reduziu significativamente a resposta dos indivíduos a uma série de fatores estressantes de laboratório (ruídos altos e outros eventos assustadores) administrados nos trinta a sessenta minutos seguintes. Agora, 12 gramas é uma dose bastante grande de *gotu kola*, mas o efeito foi bastante rápido e muito poderoso. Sabe-se que doses menores são eficazes na redução da resposta ao estresse durante a presença de fatores estressantes normais e cotidianos, do tipo que a maioria de nós encontra regularmente.

A atividade da *gotu kola* também foi estudada em outra forma de estresse: o de lesões. Em estudos com animais, foi demonstrado que os extratos de *gotu kola* aumentam a produção de hidroxiprolina e colágeno, os componentes estruturais necessários para a cicatrização de feridas, em 50-60%. Outros estudos demonstraram que a *gotu kola* tem efeitos antioxidantes que podem ser benéficos na cicatrização de feridas, na proteção da pele e no suporte ao sistema imunológico. Nesses estudos, os efeitos antioxidantes da *gotu kola*, administrados duas vezes ao dia durante sete dias, melhoraram a capacidade antioxidante do tecido em 35-75% e reduziram os danos causados pelos radicais livres em quase 70%.

A *gotu kola* é frequentemente encontrada em preparações tópicas para a pele por seus benefícios na aceleração da cicatrização de feridas; as formas dietéticas da erva são geralmente fornecidas em cápsulas ou comprimidos. A ingestão dietética de *gotu kola* parece não ser tóxica, mas há algumas evidências baseadas em observações de que a *gotu kola* pode resultar em níveis elevados de açúcar no sangue, um efeito que pode ser preocupante para pessoas com diabetes. As recomendações típicas de dosagem estão na faixa de 60-180 mg por dia de um extrato padronizado para conter de 30-40% dos compostos triterpênicos ativos (asiaticosídeo, ácido asiático e compostos relacionados).

Erva-de-são-joão

A erva-de-são-joão (*Hypericum perforatum*) é normalmente recomendada como uma alternativa fitoterápica aos medicamentos antidepressivos. Ela é eficaz para equilibrar o humor e elevar o ânimo e, em muitas pessoas, também é bastante benéfica para aliviar a fadiga que geralmente está associada à depressão leve a moderada e ao estresse elevado. Pessoas deprimidas ou sob estresse constante geralmente não têm energia nem para sair da cama pela manhã, e seu dia é uma batalha interminável contra a fadiga. Ao corrigir os desequilíbrios dos neurotransmissores no cérebro, a erva-de-são-joão pode trazer os níveis de energia de volta ao normal e ajudar a aliviar a fadiga esmagadora que acompanha o humor deprimido e o estresse crônico.

Os ingredientes ativos exatos da erva-de-são-joão são desconhecidos, mas os extratos padronizados para conter 0,3% de hipericina e 3% de hiperforina, em doses de 900 mg por dia, são conhecidos por serem eficazes no alívio de sintomas depressivos leves a moderados. A erva-de-são-joão está prontamente disponível em cápsulas que contêm o extrato padronizado. Usando esses extratos de hipericina/

hiperforina, vários estudos clínicos demonstraram que as pessoas com depressão leve ou moderada tendem a responder à erva-de-são-joão mais ou menos da mesma forma que responderiam a alguns dos medicamentos antidepressivos prescritos mais antigos, com menos efeitos colaterais. Vários estudos bem controlados que compararam o extrato de erva-de-são-joão a antidepressivos prescritos, como fluoxetina (Prozac), sertralina (Zoloft) e paroxetina (Paxil), constataram que a erva-de-são-joão é comparável em termos de eficácia, mas superior aos medicamentos prescritos em relação à tolerabilidade. De modo geral, foram realizados mais de uma dúzia de estudos duplo-cegos controlados por placebo – embora a maioria seja de pequeno porte –, e a maioria defende a eficácia da erva-de-são-joão no alívio da depressão leve a moderada, mas não da depressão grave.

A erva-de-são-joão é bastante segura em termos de efeitos colaterais observados, sendo os mais comuns distúrbios gastrointestinais leves, reações alérgicas leves (erupção cutânea) e insônia/ansiedade, geralmente quando tomada perto da hora de dormir. Não há relatos publicados de efeitos colaterais adversos graves decorrentes da ingestão da erva isoladamente, e estudos em animais usando grandes doses de erva-de-são-joão não mostraram nenhum problema grave. O efeito adverso mais comumente estudado da erva-de-são-joão é sua capacidade de causar fotossensibilidade em pessoas de pele clara, aumentando o risco de queimaduras solares.

Embora os efeitos colaterais diretos do consumo da erva-de-são-joão pareçam ser bastante raros, vários relatórios recentes levantaram a possibilidade de que a erva possa interagir com vários medicamentos e diminuir a eficácia deles, inclusive medicamentos para HIV (inibidores de protease), imunossupressores (como a ciclosporina, para transplantes de órgãos), digoxina (para insuficiência cardíaca congestiva), anticoagulantes (Coumadin/warfarina), quimioterápicos (olanzapina/clozapina) e medicamentos para asma (teofilina). Se estiver tomando qualquer um desses medicamentos ou outros medicamentos prescritos, *descontinue o uso ou não comece a tomar a erva-de-são-joão* sem antes consultar seu médico. A retirada abrupta da erva pode aumentar os níveis sanguíneos de vários medicamentos, o que pode ser perigoso em alguns casos.

A erva-de-são-joão parece ser útil em cerca de 50-60% dos casos, mas, como ocorre com os antidepressivos prescritos, o efeito completo leva cerca de quatro a seis semanas para se desenvolver. É importante observar que a erva-de-são-joão *nunca* deve ser usada para o tratamento de depressão grave (sentimentos de suicídio, extrema incapacidade de lidar com a vida diária, ansiedade grave ou fadiga extrema); nesses casos, a terapia medicamentosa orientada por um médico pode significar a diferença entre a vida e a morte.

5-HTP

O 5-HTP (5-hidroxitriptofano) é um derivado do aminoácido triptofano. No corpo, o triptofano é convertido em 5-HTP, que pode então ser convertido em serotonina, um potente neurotransmissor no cérebro. Embora o 5-HTP não seja encontrado em um nível significativo em uma dieta normal, o triptofano é encontrado em uma grande variedade de alimentos proteicos. O 5-HTP usado em suplementos dietéticos é derivado das sementes de uma planta africana, a *Griffonia simplicifolia,* e é normalmente usado como tratamento para aliviar a depressão leve, combater a insônia, promover a perda de peso e reduzir as sensações gerais de estresse e dor, como enxaquecas, fibromialgia e dores musculares em geral.

O 5-HTP é normalmente usado para tratar a depressão leve e combater o estresse, e isso é feito com base na teoria de que, como precursor da serotonina, os suplementos de 5-HTP podem aumentar os níveis de serotonina e influenciar o humor, os padrões de sono e o controle da dor. Em alguns estudos pequenos, o 5-HTP demonstrou ser tão eficaz quanto os medicamentos antidepressivos prescritos – e com menos efeitos colaterais. Em outros estudos, doses de 5-HTP na faixa de 300-900 mg por dia resultaram em benefícios na redução da dor associada a enxaquecas e fibromialgia, redução do apetite e promoção do sono, possivelmente pelo aumento dos níveis sanguíneos e cerebrais de serotonina. Parece que há "respondedores", indivíduos que experimentam uma elevação nos níveis de 5-HTP no sangue, bem como "não respondedores", que não observam esse aumento.

A preocupação de segurança mais significativa relacionada aos suplementos de 5-HTP é a possibilidade remota de contaminação com um composto ligado a um distúrbio conhecido como *síndrome da mialgia eosinofílica* (SME), que resulta em dor e fraqueza muscular, vômito, dor de cabeça e, em casos raros, morte. Em 1989, um surto de SME foi associado a suplementos de triptofano contaminados – não ao triptofano em si, mas a um contaminante presente nos suplementos. Como resultado, a FDA proibiu a venda de todos os suplementos de triptofano, uma medida que foi amplamente criticada por pessoas de ambos os lados do debate sobre suplementos. Os suplementos de triptofano proibidos foram fabricados a partir de uma fonte bacteriana em um processo de fermentação, enquanto o 5-HTP é extraído das sementes de uma planta – portanto, é menos provável (embora não impossível) que o contaminante associado ao SME, comumente conhecido como *pico X*, esteja presente nos suplementos de 5-HTP. Alguns fabricantes de suplementos e fornecedores de matérias-primas realizam testes de controle de qualidade para confirmar a ausência do pico X em seus suplementos de 5-HTP. Se você decidir experimentar o 5-HTP, sugerimos que entre em contato com o fabricante do suplemento para confirmar se os produtos passaram por esse tipo de análise. As formas suplementares de 5-HTP estão disponíveis em cápsulas ou comprimidos, como extratos de sementes de *Griffonia* (fornecendo de 15-20% de 5-HTP), e na forma sintética (99% de pureza).

Além das considerações de segurança citadas, os suplementos de 5-HTP não são recomendados para crianças ou para mulheres grávidas ou lactantes. As pessoas que atualmente tomam antidepressivos prescritos, medicamentos para controle de peso ou remédios fitoterápicos para depressão (como a erva-de-são-joão) não devem combinar esses tratamentos com os suplementos de 5-HTP, exceto por recomendação e orientação de um médico nutrólogo.

SAM-e

A S-adenosilmetionina (SAM-e) é uma forma do aminoácido contendo enxofre, a metionina, combinada com a adenosina (parte do composto energético ATP). Assim como a metionina, a SAM-e está envolvida em vários processos metabólicos do corpo que exigem enxofre, como as reações de metilação. Normalmente, o corpo fabrica toda a SAM-e necessária a partir da metionina consumida em alimentos proteicos, mas acredita-se que um defeito na metilação ou uma deficiência em qualquer um dos cofatores necessários para a produção de SAM-e (como metionina, colina ou vitaminas do complexo B) reduz a capacidade do corpo de produzir SAM-e.

Foi levantada a hipótese de que um defeito no processo de metilação do corpo é fundamental para a base bioquímica de determinados distúrbios neuropsiquiátricos e que o estresse crônico pode interferir na capacidade do corpo de conduzir essas reações de metilação. Verificou-se que os níveis teciduais de SAM-e são baixos em idosos e em pacientes que sofrem de depressão e estresse crônico. A SAM-e teve um desempenho tão bom quanto os medicamentos antidepressivos convencionais em estudos sobre depressão, provavelmente devido a um aumento nos níveis cerebrais de neurotransmissores como a serotonina e a dopamina.

A SAM-e é bastante segura nas doses recomendadas e tem a vantagem distinta sobre alguns outros medicamentos fitoterápicos de ser um composto que ocorre de forma natural no corpo, o que sugere que a suplementação com SAM-e simplesmente fornece uma fonte dietética adicional desse nutriente. Outros compostos antidepressivos disponíveis como suplementos dietéticos, como a erva-de-são-joão, podem ser vistos como uma abordagem mais farmacológica para aliviar a depressão, pois não são encontrados naturalmente no corpo. O problema dos suplementos dietéticos que contêm SAM-e é o custo, pois é um ingrediente caro. A boa notícia, entretanto, é que os benefícios da SAM-e para o humor são mais acessíveis (fornecidos na dose de 200-600 mg por dia) do que os benefícios do suplemento para a saúde das articulações (para os quais você precisaria de 1.200-1.400 mg por dia). No entanto, mesmo com 200-600 mg por dia, os comprimidos de SAM-e (a forma mais estável) geralmente custam de US$ 20-US$ 30 para um suprimento de dez dias.

Resumo: suplementos de relaxamento

Então, onde essas ervas calmantes se encaixam? Elas certamente podem representar uma abordagem eficaz para promover o relaxamento e desestressar a pessoa durante períodos de estresse particularmente elevado. No entanto, quando se trata de elaborar seu tratamento específico de controle do cortisol, pode ser útil seguir passo a passo (consulte o texto do quadro seguinte). Dessa forma, a maioria dos suplementos abordados nesta seção deve ser considerada como opções secundárias a serem usadas em casos específicos de depressão, insônia, ou quando for necessário algo para aliviar a tensão após um dia particularmente estressante.

Abordamos agora as cinco etapas mais importantes para controlar o estresse e modular os níveis de cortisol tomando suplementos:

1. Evite doses excessivas de suplementos que possam aumentar os níveis de cortisol (estimulantes como éfedra e cafeína)
2. Tome um suplemento multivitamínico/multimineral como base para o controle do cortisol
3. Foque a modulação direcionada de cortisol, testosterona e HSD, especialmente durante períodos de alto estresse
4. Considere adicionar suplementos de "reforço" contra o estresse na forma de adaptógenos
5. Use suplementos calmantes para combater a depressão, a insônia e os nervos em frangalhos

A *Jess Estressada* terá de seguir cada uma dessas cinco etapas para obter o controle ideal do cortisol, com ênfase especial na terceira etapa.

A *Jane Tensa* pode conseguir se safar seguindo apenas as etapas 1-3; ela pode nunca ter a necessidade de avançar para as etapas 4 e 5.

O *Jack Relaxado*, por mais descontraído que pareça, também pode se beneficiar ao seguir as duas primeiras etapas regularmente, mas talvez precise avançar para a etapa 3 durante seus períodos ocasionais de alto estresse.

Diante de todas essas recomendações, é lógico que você pode se sentir um pouco confuso sobre como colocá-las em prática – mas não se estresse com isso! O próximo, e último, capítulo reúne todos os capítulos anteriores em um plano simples, resumido no Capítulo 7, chamado programa de estilo de vida SENSE.

CAPÍTULO 9

JUNTANDO TUDO: O PROGRAMA DE ESTILO DE VIDA SENSE

Você já ouviu isto antes – a mensagem familiar que os especialistas em saúde (inclusive sua querida avó) vêm repetindo há anos: durma o suficiente, alimente-se bem e faça exercícios. Sim, é um mantra antigo e batido, mas essas três etapas são provavelmente as ferramentas mais eficazes disponíveis para combater o estresse e evitar que os níveis de cortisol nos dominem. Pesquisadores de estresse, de Yale à University of California, demonstraram repetidamente que a melhor maneira de gerenciar o estresse, tanto do ponto de vista físico quanto psicológico, é aderir aos princípios básicos da promoção da boa saúde – comer bem, dormir e fazer exercícios (viu como sua avó era esperta?). Não fazer isso, como já sabemos, causa uma elevação nos níveis de cortisol e prepara o terreno para doenças crônicas.

Infelizmente, quando somos expostos a períodos de estresse elevado, o que fazemos? Fazemos exatamente o *oposto* do que deveríamos fazer. Em vez de nos exercitarmos, interrompemos nosso programa de exercícios, porque o estresse nos faz sentir como se simplesmente não tivéssemos tempo suficiente. Em vez de nos alimentarmos de forma sensata, permitimos que nossos níveis de cortisol se elevem, o que nos deixa com fome e, portanto, mais propensos a pegar algo na janela do *drive thru*. E, em vez de dormir o suficiente para ajudar nosso corpo a combater os efeitos debilitantes do estresse, ficamos acordados até tarde, levantamos cedo e sofremos de inquietação e insônia.

Como nutricionista, fisiologista e treinador de estilo de vida há mais de uma década, tenho usado os conceitos descritos em *Nação cortisol* para ajudar milhares de clientes a otimizar seus próprios perfis metabólicos – e a conseguir a perda de peso duradoura que estavam procurando. Na maioria das vezes, são pessoas que tentaram outras dietas e perderam peso, mas que ganharam esse peso de volta (muitas vezes com um pouco mais, como um "bônus" adicional). Como muitos dos meus clientes, você pode já estar seguindo o que poderia ser considerado uma excelente dieta e um plano de exercícios, mas, não importa quantas calorias você corte ou quantos minutos de exercícios pratique, você simplesmente não consegue perder os últimos quilos. Isso lhe parece familiar?

SEJA O BALÃO: A ABORDAGEM DOS "3S" PARA GERENCIAR A ADAPTAÇÃO METABÓLICA

Quando ensino conceitos metabólicos aos participantes de nosso programa de estilo de vida SENSE, geralmente uso um balão para ilustrar o conceito de *adaptação metabólica*. Ressalto que os balões têm várias formas e tamanhos (assim como nosso corpo), e quando influenciamos um aspecto do metabolismo (como ilustrado ao apertar o lado direito do balão), obtemos uma reação oposta em outro aspecto do metabolismo (o balão estufa do lado esquerdo). Os físicos se refeririam a esse conceito como a Terceira Lei do Movimento de Newton (toda ação tem uma reação igual e oposta), mas os nutricionistas se referem a ele como adaptação metabólica, e esse é um dos principais motivos pelos quais a perda de peso duradoura é tão difícil de ser alcançada – a menos que você saiba exatamente como usar a dieta e os exercícios para orientar seu metabolismo na direção certa.

O exemplo clássico de como a adaptação metabólica se aplica à perda de peso é o que discutimos ao longo deste livro, em que você corta calorias para perder peso, mas, ao mesmo tempo, sua taxa metabólica de repouso (TMR, o número de calorias que seu corpo queima em repouso) também cai – portanto, a perda de peso continua por alguns dias ou semanas e depois para (o temido "platô" de perda de peso). O peso pode até começar a voltar para os quadris e a barriga. Esse é um exemplo de adaptação do metabolismo do corpo (queimando menos calorias) ao novo ambiente (menos calorias sendo consumidas, níveis mais altos de cortisol, níveis mais baixos de testosterona etc.), e embora esse processo possa ter sido vantajoso para a sobrevivência de nossos ancestrais quando enfrentaram a fome, ele não ajuda exatamente nossos esforços de perda de peso no século 21.

A chave para o sucesso duradouro na perda de peso é "superar" o processo de adaptação metabólica do próprio corpo. Em outras palavras, você não precisa apenas *pensar* no balão, você precisa *ser* o balão! Você precisa usar o que chamo de abordagem "3S", que exige mudanças pequenas (***s**mall*), simultâneas (***s**imultaneous*) e sustentadas (***s**ustained*) no metabolismo para ajudá-lo a obter sucesso na perda de peso em longo prazo. A abordagem 3S está totalmente incorporada ao SENSE e significa que você controla o metabolismo *apenas o suficiente* para obter o efeito desejado (perda de peso), mas não tanto a ponto de cruzar a linha da adaptação metabólica.

Por *pequenas,* quero dizer que evitamos mudanças extremas ou "grandes" no metabolismo, porque mudanças extremas desencadeiam uma adaptação quase imediata que faz com que nosso corpo conserve energia e retarde a perda de peso. Pequenas mudanças nos ajudam a continuar "encolhendo nosso balão" – e a maioria de nós quer ser um balão menor.

Quando digo *simultâneas,* quero dizer que precisamos influenciar vários aspectos diferentes do metabolismo ao mesmo tempo, incluindo cortisol, testosterona e HSD – que, por sua vez, ajudam a modular outros hormônios e outros aspectos do sistema enzimático, como insulina/açúcar no sangue, hormônio do crescimento, hormônios da tireoide, serotonina, norepinefrina e outros que chamo coletivamente de *pontos de controle metabólico* (PCM). Um problema significativo de muitas dietas populares é o foco inadequado em um único aspecto do metabolismo, como o controle do apetite ou a ingestão de calorias. Ambos são, sem dúvida, aspectos importantes de qualquer regime de perda de peso bem-sucedido, mas, quando sua dieta se concentra demais em um único aspecto do metabolismo, é muito fácil para seu corpo se adaptar para manter o peso existente. Por outro lado, é muito mais difícil para seu corpo se adaptar totalmente a pequenas mudanças feitas de forma simultânea em várias áreas do metabolismo.

Por fim, quando digo *sustentadas*, quero dizer que precisamos continuar. Às vezes, isso implica mudar um pouco o plano de tempos em tempos para ficar um passo à frente de nossa própria adaptação metabólica. A boa notícia é que a abordagem pequena/simultânea do controle metabólico é muito fácil de manter – por toda a vida. Na verdade, a maioria dos meus clientes não voltaria às suas "antigas" abordagens de manutenção de peso nem que eu lhes pagasse para isso. Por quê? Simples. Porque, ao seguir os princípios descritos no SENSE, eles têm uma ótima aparência e se sentem bem – e quem gostaria de mudar isso?

Pesquisadores do National Institutes of Health (NIH) vêm estudando os efeitos comportamentais do estresse elevado há mais de trinta anos. O trabalho deles mostra claramente que o estresse faz com que não comamos durante os estágios iniciais de nossa resposta ao estresse (talvez até uma hora), enquanto nossa resposta de longo prazo ao estresse crônico, que dura de horas a dias, é comer demais. Esse efeito foi confirmado em centros de perda de peso em todo o país e no mundo após os ataques terroristas de 11 de setembro de 2001 ao World Trade Center e ao Pentágono. O estresse resultante levou muitas pessoas que estavam fazendo dieta a relatar a supressão do apetite induzida pelo estresse, causada pela sensação de mal-estar no estômago, seguida, algumas horas mais tarde, por excessos alimentares induzidos pelo estresse, causados por um apetite estimulado pelo cortisol. Os pesquisadores do NIH estimaram que pelo menos um quarto de todos os americanos – mais de sessenta milhões de pessoas – sofrerá (ou já sofreu) uma resposta anormal ao estresse causado pelos eventos de 11 de setembro, o que faz com que muitos de nós corram um risco maior de doenças crônicas, como obesidade, diabetes, doenças cardíacas e outras.

Chega de desgraça e tristeza. Sabemos que o estresse é "ruim" e sabemos que níveis cronicamente elevados de cortisol são "ruins" – mas o que podemos fazer a respeito? É aí que o programa SENSE entra em ação. SENSE, como você já sabe, significa gerenciamento de estresse, exercícios, nutrição, suplementação e avaliação. Com o SENSE, você comerá todos os alimentos que adora, mas aprenderá a usar o consumo de alimentos para controlar os efeitos do cortisol, da testosterona, da HSD e de outros PCM em seu corpo e, por fim, controlar quantas calorias você queima ou armazena como gordura. Uma característica especial deste capítulo final é a abordagem prática para ajudá-lo a tornar o SENSE parte de sua vida cotidiana.

GERENCIAMENTO DO ESTRESSE

Conforme mencionado ao longo do livro, existem várias técnicas eficazes de controle do estresse que podem ser muito úteis para controlar as respostas corporais a situações estressantes. No entanto, o foco deste livro não é destacar nenhuma técnica específica de gerenciamento de estresse – para isso, há muitas fontes excelentes, algumas das quais estão listadas na seção Recursos. Para obter algumas dicas rápidas de gerenciamento do estresse que não exigem grandes mudanças no estilo de vida e que são fáceis o suficiente para começar a incorporar à sua vida hoje mesmo, você também pode consultar a lista fornecida no Capítulo 7.

Dividi toda a categoria de gerenciamento do estresse em três grupos simples: (1) evitar o estresse, (2) gerenciar o estresse e (3) dormir o suficiente. Para alguns leitores, essa pode parecer uma abordagem excessivamente simplista para um tópico tão complexo como o gerenciamento do estresse. Esses leitores estão corretos – *é* simplista –, mas, para a grande maioria das pessoas (inclusive para o autor), essas três etapas simples proporcionarão o melhor retorno para o tempo que elas estão aptas a dedicar à prática específica do gerenciamento do estresse (que não é muito tempo). Neste ponto, vamos recapitular algumas ideias apresentadas no Capítulo 7 para o gerenciamento do estresse, bem como acrescentar algumas novas.

Evite o estresse (sempre que puder)

Provavelmente não é nenhuma surpresa que a técnica mais eficaz de controle do estresse seja apenas evitar todas as situações estressantes que encontrar. Se fizer isso, não haverá exposição ao estresse, nem resposta hiperativa ao estresse, nem aumento nos níveis de cortisol. Obviamente, a meta de evitar *todas* as situações estressantes não é realista, mas, com o planejamento adequado, pode ser possível evitar *algumas* delas ou, pelo menos, planejar estratégias eficazes para lidar com as situações que causam mais estresse.

Por exemplo, uma das coisas que me causam muito estresse é ficar parado no trânsito. Minha estratégia pessoal para evitar essa fonte de estresse é garantir que eu fique à frente do trânsito, saindo de casa o mais cedo possível pela manhã e saindo do escritório o mais cedo possível à noite. É claro que, com duas crianças pequenas em casa, muitas vezes é impossível sair de casa tão cedo quanto planejado, e a pilha de trabalho na minha mesa nem sempre permite que eu saia do escritório tão cedo quanto gostaria. Nesses dias, quando minha estratégia de primeira linha para evitar o estresse, que é sair mais cedo, falha, sei que ficarei parado no trânsito e que precisarei usar meu plano reserva, que é ouvir um audiolivro. O audiolivro possibilita que eu evite uma fonte pessoal de estresse, porque me permite aprender algo novo ou me entreter com uma história, em vez de ficar parado em um engarrafamento que me faz perder tempo.

É importante entender que cada pessoa terá uma estratégia diferente para evitar seus próprios estressores pessoais; o segredo é encontrar o plano (e um plano reserva) que funcione melhor para você.

Gerencie o estresse (da forma mais eficaz possível)

Obviamente, se não é possível evitar o estresse, então é preciso gerenciá-lo da forma mais eficaz possível. Pode ser instrutivo rever a discussão no Capítulo 7 sobre os três fatores mediadores da resposta do corpo ao estresse: se há alguma *saída* para o estresse, se o estressor é *previsível* e se o indivíduo acha que tem algum *controle* sobre o estressor.

Meditação, ioga ou entrar em contato com seu "eu interior" podem ser saídas perfeitamente aceitáveis e benéficas para o estresse, mas o seu gerenciamento é um conceito muito individualizado, e uma técnica que o reduz para uma pessoa pode muito bem aumentá-lo para outra. Os leitores que quiserem ir além das abordagens de gerenciamento do estresse apresentadas neste livro devem consultar a seção Recursos para obter uma lista de livros que se concentram em uma abordagem mais emocional ou psicológica do gerenciamento.

Durma um pouco!

Sim, você diz, faz todo o sentido que você precise passar tempo suficiente na cama quando está estressado; infelizmente, o estresse também prejudica muito os seus padrões normais de sono. Sem mencionar o fato de que nosso estilo de vida moderno, Tipo C, nos faz viver em cronogramas de compromissos de "24 horas por dia, 7 dias por semana" – então, quem tem tempo para dormir? O principal problema com essa situação é que, além do conhecido mau humor e da incapacidade de concentração que todos nós já experimentamos por causa de poucas horas de sono, os pesquisadores do sono recentemente associaram a falta crônica de sono a problemas com o controle do açúcar no sangue, aumento do apetite e maior risco de diabetes e obesidade – e o cortisol cronicamente elevado é o culpado óbvio. Pesquisadores da University of Pennsylvania e da University of Chicago demonstraram que, embora dormir pouco (seis horas por noite durante uma semana) aumente uma resposta ao estresse já acelerada e mantenha os níveis de cortisol elevados, voltar a um padrão de sono mais normal (oito horas por noite) pode reverter muitas dessas alterações prejudiciais e trazer os níveis de cortisol de volta ao normal.

Dormir mais, é claro, é algo mais fácil de falar do que de fazer, por isso os especialistas da National Sleep Foundation recomendam algumas etapas simples, como as listadas a seguir, para ajudar a colocar uma pessoa de volta no caminho certo para obter as oito horas de sono de que a maioria de nós precisa todas as noites:

- Estabeleça um horário regular para dormir e um horário regular para acordar – e cumpra-os por uma semana, mesmo nos finais de semana (não importa o quanto seja difícil nos primeiros dias). Os pesquisadores do sono dizem que, no período de uma semana, o relógio do nosso corpo se ajustará à nova programação.
- Faça algo calmante cerca de uma hora antes de dormir – como relaxar com um livro e uma xícara de chá de camomila quente, fazer palavras cruzadas ou qualquer outra coisa que lhe proporcione alguns momentos de reflexão pacífica. Meu próprio ritual de preparação para dormir geralmente inclui uma dose de 100 mg de teanina (trinta a sessenta minutos antes de eu entrar debaixo das cobertas), uma leitura leve e um fundo de música jazz suave da estação de rádio local.

- Evite fazer exercícios três horas antes de dormir. Os exercícios causam um aumento nos hormônios, na temperatura corporal e no estado de alerta, o que prejudica os esforços para adormecer. Para a maioria das pessoas, exercitar-se depois do trabalho ou mesmo logo após o jantar (entre 17h e 19h) provavelmente não faz mal (supondo que a hora de dormir será de três a quatro horas depois), porque ainda há tempo suficiente para permitir que o corpo se acalme e volte aos níveis de repouso.

EXERCÍCIO

Assim como dormir o suficiente durante períodos estressantes, exercitar-se o suficiente é mais uma daquelas coisas que não exigem esforço, mas poucos de nós seguem o que sabem que deve ser feito. Idealmente, todos nós já experimentamos aquela sensação de relaxamento pós-exercício que vem do aumento das endorfinas e da redução dos hormônios do estresse. No entanto, além dos efeitos de bem-estar e de limpeza da mente proporcionados pelo exercício, há os benefícios óbvios para a saúde geral do coração e dos músculos, e também os benefícios gerais antiestresse que ajudam a controlar o apetite, regular o açúcar no sangue, reduzir o excesso de comida e melhorar o sono.

O ciclo de alto estresse, pouco sono e falta de exercícios é vicioso; mas quebrá-lo, mesmo que seja com uma pequena quantidade de exercícios vários dias por semana, pode trazer benefícios significativos. O ponto principal aqui é que você não precisa se tornar um triatleta Ironman ou começar a treinar para uma maratona. Um simples jogo de raquetebol, uma caminhada ao redor do quarteirão ou um rápido circuito de abdominais e flexões antes de sair para o trabalho já ajudam bastante a colocar os níveis de cortisol de volta em uma faixa saudável. Até mesmo uma atividade física leve, em doses pequenas e controláveis, desencadeará uma cascata de benefícios para acabar com o estresse, desde a redução da pressão arterial até a melhora do humor.

Exercício e dieta como fonte da juventude

À medida que envelhecemos, nossa taxa metabólica cai, e a maioria de nós começa a engordar. Se, em resposta ao estresse, adicionarmos gordura na área abdominal, o formato do nosso corpo mudará de uma ampulheta para um mais parecido com um barril – e dietas repetidas apenas agravam o problema.

Lembre-se, do Capítulo 6, que a maioria de nós sofrerá uma queda no metabolismo de cerca de 0,5% ao ano após os 20 anos de idade. Esse fenômeno se deve, em grande parte, a uma perda de cerca de 2-4,5 quilos de tecido muscular a cada década – e isso geralmente se traduz em seu corpo de 50 anos carregando cerca de 13,5 quilos extras de gordura em comparação com seu peso quando você tinha 20 anos! E esse resultado vem especificamente de um leve declínio em sua taxa metabólica.

Muitas pessoas tentam comer "direito" e seguir um programa regular de exercícios e, ainda assim, parecem ganhar peso. Um dos motivos para isso pode ser uma alteração no potencial termogênico (sua capacidade de queimar calorias suficientes) decorrente de algumas pequenas (mas importantes) escolhas alimentares. Por exemplo, pesquisadores da University of Massachusetts demonstraram que determinados padrões alimentares, como comer um ou mais lanches ao meio-dia, estão associados a um risco reduzido de obesidade (redução de 39% no caso de lanches saudáveis), enquanto outros hábitos alimentares, como pular o café da manhã, podem aumentar o risco de obesidade (aumento de 450% no risco de obesidade por pular o café da manhã). A diferença drástica aqui se deve, em grande parte, a uma mudança na taxa metabólica (comer lanches a aumenta, enquanto pular o café da manhã a reduz) – portanto, os padrões alimentares que incentivam um maior gasto de calorias também são aqueles que tendem a resultar em um peso corporal menor ao longo do tempo. No caso do café da manhã, até mesmo nossas avós nos disseram que é a "refeição mais importante do dia", e quando se trata de fazer dieta, você deve considerar o café da manhã uma refeição "grátis"! Isso ocorre porque tomar o café da manhã aumenta a taxa metabólica em 100-200 calorias, ao passo que pular o café da manhã desacelera o metabolismo aproximadamente na mesma proporção. Isso significa que, ao pular o café da manhã (em comparação com a ingestão dele), a diferença geral se equilibra em 200-400 calorias de perda de queima de calorias (por isso o aumento colossal de 450% no risco de obesidade observado pelos pesquisadores da University of Massachusetts).

Antes de continuarmos com nossa discussão sobre as formas de aumentar a termogênese, vamos considerar algumas diretrizes que todos que estão tentando perder peso devem conhecer:

Cuidado: a restrição calórica reduzirá sua taxa metabólica geral.

A restrição calórica aguda normalmente causa um declínio acentuado na temperatura corporal e no número de calorias que você queima em determinado dia. Ao espaçar as refeições e os lanches apropriados ao longo do dia e comê-los nas proporções corretas (veja a seguir), você equilibrará os níveis de calorias para neutralizar essa queda na taxa metabólica.

Cuidado: a desidratação reduzirá seu potencial termogênico.

Beba bastante água! A água é um importante catalisador para a perda de peso, porque a hidratação adequada é essencial para queima de gordura, manutenção da massa muscular e aumento do metabolismo geral. Se você estiver desidratado, mesmo que levemente, seus níveis de cortisol aumentarão, e sua taxa metabólica cairá. Suas necessidades de hidratação variam de acordo com as condições ambientais e os níveis de exercício, mas a regra básica de beber oito copos de água por dia é uma boa regra. Ela é baseada em uma estimativa química da quantidade de água necessária para metabolizar de 1.500-2.000 calorias de uma dieta mista.

Onde o exercício se encaixa?

Lembre-se, das seções anteriores, que o principal benefício do exercício para o controle de peso *não* é que ele queima um número significativo de calorias. O exercício certamente queima algumas calorias, mas muito menos do que você imagina. Em vez disso, o principal valor do exercício como parte de um regime de controle de peso está em seus profundos efeitos sobre a modulação dos níveis de cortisol, testosterona, hormônio do crescimento, serotonina e taxa metabólica (sendo o controle do cortisol e da serotonina responsável por muitos dos efeitos de "bem-estar" de um treino).

Os benefícios metabólicos do exercício são de longo alcance, mas, do ponto de vista do controle de peso, um programa regular de exercícios "ensina" nossos músculos a transportar a glicose com mais eficiência e a responder ao cortisol com mais eficácia. Os exercícios também melhoram a sensibilidade do nosso corpo à insulina e ao cortisol, de modo que podemos conviver com níveis muito mais baixos desses dois poderosos hormônios metabólicos e, portanto, evitar muitos dos problemas de saúde (como ganho de peso) associados a níveis cronicamente elevados.

Um efeito colateral interessante da otimização dos níveis de cortisol é um aumento tanto no gasto calórico geral quanto na queima específica de gordura (também conhecida como termogênese). Isso significa que o exercício *por si só* influenciará, até certo ponto, cada um dos principais pontos de controle metabólico (PCM) relacionados à regulação do peso corporal – então, vamos nos exercitar!

A prática regular de exercícios é frequentemente promovida como uma ferramenta para evitar o ganho de peso, e há boas evidências de que as pessoas mais ativas têm um risco reduzido de ganhar peso. Um estudo da Escola de Saúde Pública da Harvard University acompanhou um grande grupo de homens durante dois anos. No início do estudo, os homens mais ativos e os que assistiam a menos horas de televisão tinham menor probabilidade de estar acima do peso, e, depois de dois anos, os mais ativos e os que assistiam a menos horas de televisão ganharam menos peso. Dados de várias pesquisas nacionais (nos Estados Unidos e em outros países) mostram claramente que as pessoas que mantêm níveis mais altos de atividade física têm menos probabilidade de ganhar peso ou, pelo menos, tendem a ganhar menos peso do que suas contrapartes inativas.

De modo geral, portanto, é controverso se o exercício é uma boa ferramenta para promover a *perda* de peso. Várias revisões científicas recentes de estudos relacionados ao efeito da atividade física sobre a perda de peso concluíram que adicionar exercícios a uma dieta de calorias reduzidas só leva a uma perda de peso adicional modesta (2-3 quilos em vários meses), mas que o exercício regular está fortemente associado à *manutenção* da perda de peso. Portanto, embora o exercício possa ser uma ferramenta menos importante para a perda de peso inicial do que a redução de calorias, ele é um fator importante na prevenção do ganho de peso.

Assim, com a maioria das evidências disponíveis sugerindo que a atividade física desempenha um papel mais importante na redução do ganho de peso relacionado à idade do que na promoção da perda de peso, a pergunta óbvia é: "Por que o exercício não é mais eficaz na promoção da perda de peso?". A resposta é porque é simplesmente muito difícil promover um balanço energético negativo substancial com exercícios. O balanço energético negativo é o estado em que uma pessoa gasta mais energia (calorias) do que consome. Para atingir um estado de balanço energético negativo, é preciso consumir menos calorias ou gastar mais energia, ou ambos. Essa parece ser uma tarefa bastante simples, mas a realidade é que a maioria dos americanos adultos não tem um bom entendimento do valor energético de diferentes alimentos e exercícios. A maioria das pessoas, incluindo nutricionistas e fisiologistas profissionais, tende a subestimar o valor calórico dos alimentos e a superestimar o valor calórico dos exercícios. Considere alguns dos valores da tabela seguinte:

Energia (calorias)*	Exercício por 30 minutos	Equivalente dietético
100	Caminhada, ritmo tranquilo	¾ xícara de sorvete
150	Caminhada, ritmo acelerado	6 biscoitos Oreo
200	Ciclismo estacionário, fácil	3 colheres de sopa de manteiga de amendoim
240	Natação, sem pressa	20 batatas fritas
240	Aula de exercícios aeróbicos	1 fatia de pizza
300	Natação, vigorosa	12 Hershey Kisses
300	Ciclismo estacionário, vigoroso	1 coxa de frango frita
300	Corrida, ritmo lento	1 cheeseburger do Burger King
500	Corrida, ritmo acelerado	Burrito de feijão com queijo do Taco Bell

* Estimativa com base em uma pessoa que pesa cerca de 80 quilos. Para uma pessoa que pesa mais de 80 quilos, o gasto energético estimado é um pouco maior, e para alguém que pesa menos de 80 quilos, é um pouco menor.

Tabela 9.1. O custo energético do exercício *versus* a dieta

Como você pode ver, é fácil eliminar as calorias queimadas pelo exercício com algumas mordidas nos alimentos errados. Com um déficit calórico de 3.500 calorias necessárias para perder meio quilo de gordura e uma meta geral de perder cerca de meio quilo de gordura pura por semana (sem perda de músculos), isso exigiria um déficit calórico de 500-1.000 calorias *por dia*. Para a maioria das pessoas, isso significaria de trinta a sessenta minutos de exercícios *intensos* diariamente (o que eu adoraria ver mais pessoas fazendo) – mas, como a maioria dos adultos americanos é extremamente sedentária e cerca de 40% não praticam *nenhuma* atividade física, esse nível de exercício seria difícil de ser cumprido pela maioria das pessoas.

Em um estudo da University of Pennsylvania, mulheres que perderam peso foram acompanhadas durante os doze meses seguintes. O nível mínimo de exercício necessário para evitar a recuperação do peso correspondeu a aproximadamente oitenta minutos de caminhada rápida por dia. As pessoas inscritas no National Weight Control Registry (NWCR) relatam um nível de atividade semelhante (o NWCR é um grande banco de dados de indivíduos que mantiveram uma perda de peso de no mínimo 13,5 quilos por pelo menos um ano). Além disso, dados recentes de pesquisadores do Japão, Colorado e Massachusetts sugerem que o acúmulo de 12 mil a 16 mil passos por dia (medidos com pedômetros) pode realmente ajudar a evitar a recuperação de peso.

Que tipo de exercício você deve fazer?

Qualquer tipo de exercício funciona – desde que você o faça! Basta sair de casa e movimentar o corpo por pelo menos três a seis horas por semana (trinta a sessenta minutos por dia, seis dias por semana). Se nossa meta fosse simplesmente queimar o máximo de calorias possível com exercícios, então estaríamos buscando o máximo de intensidade que pudéssemos suportar (exercitando-nos o mais intensamente possível durante o máximo de minutos que pudéssemos).

Se você está "muito ocupado" para se exercitar (a desculpa mais comum para não se exercitar), então precisa aceitar o fato de que nunca perderá os últimos 9 quilos, pois sem exercícios o controle metabólico do açúcar no sangue e do cortisol nunca será otimizado. Pense em todas as coisas nas quais você investe de trinta a sessenta minutos por dia – televisão, jornais, navegação na internet etc. – e depois pergunte a si mesmo se vale a pena investir esse mesmo tempo em sua saúde, em seu corpo e em si mesmo. Acho que nós dois sabemos qual será a resposta.

As recomendações de exercícios que seguimos como parte do programa SENSE tentam maximizar o máximo de benefícios metabólicos no menor tempo possível. Isso ocorre porque a maioria das pessoas não tem muito tempo em sua vida estressante para se dedicar aos exercícios. Por esse motivo, utilizamos um regime de treinamento intervalado (corrida ou caminhada) três vezes por semana. Depois de um aquecimento de cinco a dez minutos, o exercício alterna entre níveis de alta e baixa intensidade, como segue:

1 minuto de alta intensidade / 1 minuto de baixa intensidade*
2 minutos de alta intensidade / 2 minutos de baixa intensidade
3 minutos de alta intensidade / 3 minutos de baixa intensidade
2 minutos de alta intensidade / 2 minutos de baixa intensidade
1 minuto de alta intensidade / 1 minuto de baixa intensidade

* Observe que os níveis de intensidade serão relativos ao seu nível de condicionamento físico individual. Uma diretriz geral é que a intensidade "alta" não é um "esforço total", mas, sim, um nível que o deixa com a respiração suficientemente forte para que você tenha dificuldade de conversar com seu colega de exercício. Os intervalos de "baixa" intensidade são fáceis o suficiente para permitir a recuperação total antes do próximo intervalo difícil – e também fáceis o suficiente para que você possa conversar sem ficar sem fôlego.

Esses dezoito minutos de treinamento intervalado são seguidos por cinco a dez minutos de exercícios fáceis de esfriamento, em uma duração total de cerca de trinta minutos. Em comparação com o exercício em ritmo "moderado constante" durante esse mesmo período de trinta minutos, a abordagem intervalada queimará mais do que o dobro de calorias (401 *versus* 189) e resultará em melhor controle do cortisol, da testosterona e do hormônio do crescimento.

Muitos de nossos participantes usam a caminhada como principal forma de exercício – e nós os incentivamos a caminhar o mais rápido que puderem. Quanto mais rápido você caminha, mais calorias queima. Por exemplo, uma caminhada de sessenta minutos a cerca de 5 quilômetros por hora (vinte minutos para percorrer cerca de 1,5 quilômetro) queima cerca de 240 calorias (para uma pessoa de 68 quilos) – mas acelerar para 6,5 quilômetros por hora (quinze minutos/1,5 quilômetro) queima essa quantidade de calorias em cerca de quarenta minutos. Caminhar a 8 quilômetros por hora (que corresponde a 1,5 quilômetro bem rápido de doze minutos) queima ainda mais calorias.

Siga esse sistema de três a cinco dias por semana durante um ano e você queimará cerca de 5 quilos de gordura pura. Em nosso programa SENSE, incentivamos a caminhada sempre que possível. Se você achar difícil manter um ritmo de caminhada rápido, tente fazer intervalos curtos de caminhada mais rápida (talvez por um minuto) seguidos por períodos de caminhada mais lenta. Um exercício popular para nossos participantes (semelhante ao sistema de intervalos citado anteriormente) é caminhar por trinta minutos e alternar um minuto de caminhada rápida com quatro minutos de caminhada moderada durante toda a meia hora (por exemplo, caminhe em um ritmo moderado por quatro minutos, depois acelere por um minuto, depois volte ao ritmo moderado por quatro minutos e depois volte ao ritmo mais rápido por um minuto – repita).

Consulte a seção Recursos a fim de obter algumas ideias excelentes para iniciar um programa regular de exercícios voltado a acabar com o estresse; e analise também a lista a seguir para começar a pensar em maneiras de incluir pequenos incrementos de exercícios em sua rotina diária:

- No shopping ou no supermercado, acrescente algumas centenas de metros de caminhada à sua contagem de atividades diárias estacionando no meio ou no fundo do estacionamento, em vez de estacionar na frente.
- Se você usa transporte público, tente ir de bicicleta até a estação de trem ou ponto de ônibus, ou estacione o carro a alguns quarteirões de distância e caminhe o resto do percurso para pegar sua carona.
- No aeroporto, seja rebelde e pegue as escadas em vez da escada rolante (não se esqueça de sorrir para as pessoas na escada rolante; você se sentirá melhor só de fazer isso).
- Coloque uma cesta na frente de sua bicicleta. Você pode se parecer com a Mary Poppins, mas agora pode usar a bicicleta para fazer pequenas compras.
- Em vez de pedir a alguém (ou a seus próprios filhos) que faça tarefas para você, saia você mesmo para cortar a grama, varrer os degraus, varrer as folhas e limpar a entrada da garagem.

Kristen era do Tipo C (alto nível de cortisol), como você poderia imaginar. Estudante com desempenho acima da média e campeã de corrida de longa distância durante seus anos de faculdade, ela agora trabalhava em um grande grupo hospitalar como diretora de enfermagem. Entre seus colegas enfermeiros, Kristen era conhecida por realizar longas horas de trabalho, levar a papelada para casa e ficar de plantão a qualquer hora do dia e da noite. Kristen se considerava uma pessoa de "alta energia"; ela achava que funcionava bem com as demandas e o estresse decorrentes do gerenciamento de um grande departamento.

Durante seis anos, Kristen se saiu muito bem. Apesar do trabalho altamente estressante que a acompanhava em casa, e apesar de ter níveis cronicamente elevados de cortisol em decorrência desse alto estresse – bem como do sono inadequado e de uma dieta pobre –, ela parecia ser capaz de lidar perfeitamente bem com sua carga de estresse. Ela foi promovida várias vezes no trabalho, manteve sua figura atlética e seu peso corporal saudável da época da faculdade e teve um relacionamento amoroso com seu ex-namorado da faculdade, e agora marido, Jim.

Tudo na vida de Kristen estava indo de acordo com o planejado – tudo era perfeito –, e então o inferno começou. A gota d'água, por assim dizer, foi o nascimento do seu primeiro filho. Ter um bebê era algo que Kristen e Jim planejavam e esperavam ansiosamente desde antes de se casarem, portanto ambos estavam bem preparados mentalmente para a chegada de seu novo pacote de alegria. O problema, no entanto, era que Kristen estava tentando manter sua agenda de trabalho anterior ao bebê com os deveres da nova maternidade. Jim ajudava com o bebê na medida do possível, mas sua agenda de viagens como gerente distrital de vendas significava que ele estava fora da cidade a negócios pelo menos algumas vezes por mês, deixando Kristen para fazer malabarismos com o trabalho, a creche e as mamadas noturnas do bebê. A combinação do fato de ser o primeiro bebê de Kristen e sua tendência autodenominada de ser uma "pessoa preocupada" (com o bebê, com o trabalho e com Jim quando ele viajava) fez com que ela experimentasse alguns dos mais altos níveis de estresse – e os mais altos níveis de cortisol – de toda a sua vida. Juntando esses altos níveis de estresse com mudanças em seu programa de exercícios (raramente tinha tempo) e em sua dieta (pegando qualquer comida não saudável que fosse mais conveniente), Kristen estava em uma rota de colisão com o cortisol.

Os níveis elevados de cortisol de Kristen se manifestaram principalmente na forma de uma incapacidade de perder o "peso do bebê" que ela havia ganhado durante a gravidez, uma luta crescente para manter o foco nas tarefas complexas que lhe eram exigidas no trabalho e uma grande dificuldade para adormecer à noite e voltar a dormir depois de acordar com o bebê.

Kristen começou a seguir o programa SENSE com o objetivo principal de usá-lo como uma estrutura para controlar sua dieta e perder o excesso de peso da gravidez. Como ex-atleta de competição, ela sabia da importância da prática regular de exercícios para a saúde em geral, mas, com as demandas impostas a ela em casa e no trabalho, simplesmente não havia horas suficientes no dia para programar o que Kristen considerava uma quantidade de exercícios que valesse a pena. Sua ideia de exercício que valesse a pena era dirigir quinze minutos até a academia, participar de uma aula de dança aeróbica de alta intensidade de 45 minutos, fazer alongamento, tomar banho e depois dirigir para casa. Esse programa de exercícios ideal tomaria quase duas horas de seu dia. Não é de se admirar que ela não tivesse tempo para se exercitar.

O primeiro passo, quando se tratava de incorporar algum exercício (o primeiro E em SENSE) em sua rotina diária, era fazer com que ela pensasse em exercício de uma maneira diferente. Nas semanas seguintes, Kristen começou a praticar pequenas quantidades de exercícios ao longo do dia – subindo as escadas sempre que possível no trabalho, empurrando o bebê no carrinho quando o tempo estava bom, estacionando o carro no fundo do estacionamento e caminhando cem metros até a porta da frente do supermercado. Kristen chegou a levar ao extremo sua dose de exercícios, fazendo uma série de agachamentos, enquanto seu bebê engolia, entre cada colherada de papinha. Basta dizer que Kristen abraçou o conceito de incluir exercícios em seu dia – e, embora preferisse correr 8 quilômetros ou suar na academia, ela aceitou o fato de que isso era o melhor que poderia acontecer a essa altura de sua vida.

Em termos de nutrição, o maior desafio de Kristen era fazer lanches constantes. Como ela tinha dificuldade de planejar as refeições balanceadas que sabia que deveria estar comendo, ela estava em um estado constante de "pegar e levar" – e não parecia haver nenhuma solução para mudar esse padrão. Em vez disso, a estratégia mais prática para Kristen era fazer com que cada uma das refeições do tipo "pegar e levar" fosse uma mistura mais equilibrada de carboidratos, proteínas, gorduras, fibras, vitaminas e minerais. Uma maneira lógica de fazer isso foi incorporar substitutos de refeição, ou seja, *shakes* e barras energéticas. Para Kristen, tomar um *shake* no café da manhã ou comer uma barra no caminho para o trabalho oferecia a quantidade certa de estrutura. Isso permitiu que ela obtivesse o combustível de que precisava para manter o metabolismo acelerado, ajudou a controlar o açúcar no sangue e eliminou o desejo de comer doces no final da tarde, além de lhe dar a força de vontade necessária para resistir a ir até a geladeira para fazer um lanche no final da noite, depois de colocar o bebê na cama.

Talvez o aspecto do SENSE que tenha causado o impacto mais significativo nos níveis de estresse e cortisol de Kristen tenha sido a incorporação de suplementos dietéticos em sua rotina diária. Durante a gravidez, ela já havia se acostumado a tomar um multivitamínico diariamente, por isso foi fácil para ela continuar com esse hábito positivo. Além do multivitamínico, Kristen também adicionou um suplemento de teanina duas vezes ao dia (50 mg no café da manhã e 100 mg antes de dormir) e uma dose ao meio-dia de *Cordyceps sinensis* e ginseng americano. A combinação de *Cordyceps* e ginseng proporcionou os benefícios duplos da regulação do açúcar no sangue (e maior controle do apetite) e um aumento de energia, sem os efeitos colaterais dos estimulantes. A teanina ajudou Kristen a manter a calma e a concentração durante o dia (sem sonolência), além de ajudá-la a dormir profundamente e a *voltar* a dormir depois de acordar no meio da noite com o bebê. A melhor qualidade do sono, combinada com o aumento da energia e do foco mental durante o dia, ajudou Kristen a recuperar seu senso de relaxamento e equilíbrio emocional.

Além desses aspectos mentais do controle do cortisol, os exercícios, a nutrição e os suplementos do plano SENSE personalizado de Kristen ajudaram-na a modular os níveis de açúcar no sangue, controlar o apetite, acelerar o metabolismo da gordura e perder o peso que havia ganhado durante a gravidez. Em resumo, o SENSE forneceu uma estrutura simples e fácil de seguir para Kristen usar e colocar sua vida novamente sob controle – e de volta ao lugar onde ela achava que deveria estar.

NUTRIÇÃO

Qual é a primeira coisa que muitos de nós fazemos quando o estresse começa a se acumular? Empilhamos nossos pratos – e geralmente fazemos isso com comida não saudável. Nada estimula nosso desejo por açúcar, sal e gordura como um evento estressante, mas tentar "comer como saída" *não* é a abordagem correta. Um livro inteiro poderia ser dedicado a ajudar pessoas a criarem sua própria dieta antiestresse (e muitos já o fizeram; consulte a seção Recursos para obter algumas recomendações de leitura), mas é possível obter os benefícios mais significativos fazendo algumas pequenas mudanças.

Primeiro, tome o café da manhã! Lembra que sua mãe lhe disse que o café da manhã era a refeição mais importante do dia? Bem, ela estava certa – mas nem todos os cafés da manhã são iguais. O café da manhã, assim como todas as refeições e lanches ao longo do dia, deve ser uma mistura de carboidratos e proteínas, com um pouco de gordura. Uma boa regra geral é compor cada refeição ou lanche usando o tamanho da "mão fechada". É assim que funciona: cada refeição (café da manhã, almoço e jantar) é composta de uma porção de carboidratos do tamanho de uma mão fechada (macarrão, pão, cereal), uma porção de proteína do tamanho de uma mão fechada (ovos, carne, aves, peixe, tofu) e outra mão fechada ou duas de frutas e vegetais (uma maçã, uma banana, uma salada). Cada lanche (entre o café da manhã e o almoço, entre o almoço e o jantar e entre o jantar e a hora de dormir) deve ser feito da mesma forma, mas o tamanho total de um lanche não deve ser maior do que uma mão fechada.

O uso desse método simples de "mão fechada" faz algumas coisas importantes para sua dieta. Comer dessa forma ajuda a controlar os níveis de açúcar no sangue, a regular o apetite e a manter uma alta taxa metabólica de repouso durante o dia. Comer dessa forma também o obriga a consumir mais frutas e verduras, algo que o National Cancer Institute vem nos orientando a fazer há muito tempo (eles recomendam um mínimo de cinco porções diárias de frutas e verduras). As frutas e os legumes também são ricos em vitaminas e minerais de que nosso corpo precisa em níveis mais altos durante períodos de estresse.

Ao longo dos anos em que conduzimos o programa SENSE, refinamos essa diretriz geral da "mão fechada" em uma estrutura mais precisa para a alimentação que chamamos de abordagem Helping Hand.

Ela ainda usa as mãos como um dispositivo de controle de porções (ajudando-o a medir a *quantidade* que come), mas também enfatiza a *qualidade* dos alimentos em sua dieta (para otimizar o metabolismo).

Alimentação para qualidade e quantidade

Centenas de estudos clínicos mostram que, se você se alimentar de uma maneira "X", perderá peso – mas esse peso geralmente volta logo, e volta com mais frequência do que desaparece. Há também milhões de depoimentos pessoais que apoiam os benefícios da perda de peso das várias dietas milagrosas, por mais bizarras que possam parecer (incluindo todos os tipos de adesivos, poções e pílulas). Sem muito esforço, é fácil encontrar dietas que prometem a perda de peso restringindo a ingestão de determinado alimento (como os carboidratos "ruins") e outras que restringem a ingestão de todos os alimentos, exceto os que estão em determinada "lista de alimentos aprovados" (que invariavelmente tende a ser uma lista arbitrária com pouca base em evidências científicas confiáveis).

Todas as dietas funcionam – por algum tempo

Vamos enfatizar um fato muito importante logo no início: praticamente *qualquer* programa de dieta o ajudará a perder peso. Quer estejamos falando de Atkins, Protein Power, Zone, Ornish, Pritikin, South Beach, Paleo ou qualquer uma das inúmeras outras opções existentes, *todas* elas o ajudarão a perder peso. Por quê? Porque todas elas restringem a ingestão total de energia a cerca de 1.500 calorias por dia. Se você fizer isso (restringir calorias) de forma consistente por qualquer período de tempo (mais do que alguns dias), perderá quilos com muito pouco esforço.

É quando você chega aos 4,5 ou 9 quilos finais da perda de peso desejada que a maioria das dietas se torna menos eficaz e, em alguns casos, se torna contraproducente para seus esforços de perda de peso. Por quê? Porque a maioria delas visa apenas um único aspecto do seu metabolismo para ajudá-lo a perder peso. E, embora o controle de um aspecto do metabolismo possa ser suficiente durante os estágios iniciais (fáceis) da perda de peso, ele se torna terrivelmente inadequado nos estágios posteriores (mais difíceis) – quando a perda de peso começa a estagnar, eventualmente para e, muitas vezes, começa a se reverter em direção à recuperação do peso.

Esses "últimos nove quilos"

Não é preciso dizer que os últimos estágios (aqueles últimos quilos) são os mais difíceis da perda de peso – e os que nos causam mais dificuldade física e angústia mental. Como a perda de peso fica cada vez mais difícil de ser alcançada à medida que nos aproximamos de nossa meta de peso, precisamos *atingir simultaneamente vários sistemas metabólicos* para chegar à nossa meta final (lembre-se da abordagem 3S descrita anteriormente neste capítulo). Para a grande maioria de nós, os sistemas metabólicos que estão mais intimamente associados aos últimos 5-9 quilos envolvem o cortisol (o principal hormônio catabólico do estresse), a testosterona (o principal hormônio anabólico) e a HSD (a amplificadora do cortisol nas células adiposas que leva a um maior armazenamento de gordura).

Comendo com sensibilidade

A abordagem SENSE para alimentação não significa seguir um regime rigoroso de planejamento de refeições, nem restringir qualquer alimento ou categoria de alimentos. De fato, não se trata de uma "dieta". A maioria das pessoas que experimentaram o programa pode confirmar que muitas vezes comem *mais* alimentos enquanto o seguem – e ainda assim perdem peso. O SENSE ensina como equilibrar a ingestão de carboidratos, proteínas, gorduras e fibras de uma forma que considera tanto a quantidade de alimentos (como todas as dietas para perda de peso devem fazer) quanto, ainda mais importante, a qualidade desses alimentos. Especificamente, a *qualidade* se refere ao que você come, e a *quantidade* se refere a quanto você come. Não se preocupe em tentar se ater a comer apenas determinados itens de uma longa lista de alimentos "aprovados" (porque todos os alimentos são permitidos) ou evitar outros alimentos de alguma lista de "proibidos" (porque nenhum alimento é proibido).

Qualidade: o que comer

Etapa 1 – Considere os carboidratos

Regra geral: os alimentos que são mais "integrais" (em seu estado natural, não processado) são as escolhas preferidas.

Os carboidratos, por si sós, não são "ruins", mas a forma de carboidrato que você escolher determinará a resposta metabólica do seu corpo e a probabilidade de armazenar esse alimento como gordura. Aqui estão alguns exemplos desse princípio em ação:

- Uma maçã inteira é menos processada do que a compota de maçã, que é menos processada do que o suco de maçã – portanto, a maçã é a melhor opção, a compota de maçã é moderada, e o suco de maçã é a menos preferida.

- Todas as frutas e vegetais são uma boa opção e, portanto, podem ser usados para "equilibrar" um alimento menos preferido (como um suculento sanduíche de linguiça italiana no piquenique da empresa – veja a seguir).
- As formas de grãos integrais de alimentos ricos em carboidratos são sempre preferíveis às formas que utilizam grãos altamente refinados. Ao escolher pães, massas e biscoitos, sempre procure no rótulo por "farinha integral" ou "farinha de trigo integral" e escolha esses produtos em vez daqueles que simplesmente indicam "farinha de trigo", o que designa uma farinha altamente refinada em vez de uma farinha integral.
- Quando não puder examinar o rótulo (por exemplo, ao comer fora de casa), escolha produtos de grãos que sejam mais espessos, mais firmes e que exijam mais mastigação – como os "pães rústicos", com adição de sementes, nozes e frutas – em vez de pães "mais fofos" e "mais macios", que indicam grãos altamente refinados.
- A escolha de frutas, legumes e grãos integrais e não refinados em vez das versões processadas desses alimentos aumentará naturalmente a ingestão de fibras, outra parte importante da abordagem SENSE para a alimentação (consulte a Etapa 4, mais adiante).

Etapa 2 – Fornecer proteína

Regra geral: qualquer forma de proteína magra pode ser usada para "completar" um carboidrato refinado.

- As proteínas e os carboidratos são o "yin e yang" da nutrição: eles precisam ser consumidos juntos para o equilíbrio adequado da dieta (que se desfaz quando um deles é excluído ou restringido de forma inadequada).

- Fontes mais magras de proteína são sempre uma escolha melhor do que cortes mais gordurosos (escolha carne moída 97% magra em vez de 85% magra).
- Um pãozinho no café da manhã não é necessariamente um carboidrato "ruim", mas não é a melhor opção (especialmente se for feito com farinha branca refinada em vez de farinha de trigo integral). Seu pãozinho pode ficar "melhor" do ponto de vista metabólico com a adição de alguma proteína – talvez na forma de salmão defumado ou de um ovo mexido. A combinação de praticamente qualquer proteína com um alimento com carboidrato refinado equilibra a refeição em um perfil metabólico geral melhor, o que significa que seu corpo lidará com as calorias de forma mais adequada.
- Alguns alimentos podem se disfarçar de proteína – como toucinho defumado, salsicha, cachorro-quente, queijo, nozes e manteiga de amendoim –, mas seu alto teor de gordura significa que devemos tratá-los como "gordura adicionada" e considerar como eles afetam nossa ingestão geral (discutida na Etapa 3).

Etapa 3 – Finalizar com gordura

Regra geral: uma pequena quantidade de gordura adicionada em cada refeição é um "regulador metabólico".

- Um pouco de gordura adicional – na forma de uma porção de manteiga, um fio de azeite de oliva, uma fatia de queijo ou um punhado de nozes – ajuda a retardar o aumento do cortisol e do açúcar no sangue após as refeições, o que, por sua vez, ajuda a controlar o apetite e aumenta a queima de gordura ao longo do dia.

- Sua escolha de macarrão como acompanhamento (mas não como refeição principal – veja a discussão sobre quantidade na próxima seção) é uma escolha "aceitável", mas você pode torná-la uma escolha melhor selecionando macarrão integral (em vez das formas típicas altamente refinadas) e/ou cobrindo-o com um delicioso molho de azeite de oliva, alho e manjericão. Melhor ainda, misture alguns vegetais frescos ao molho para aumentar ainda mais o conteúdo nutricional de toda a refeição.
- O lanche de seu filho com pão branco e geleia de uva é um desastre metabólico (é como se você injetasse açúcar diretamente nas veias dele e gordura no tecido adiposo), mas você pode aumentar o conteúdo nutricional e a capacidade do corpo de metabolizar o sanduíche adicionando um pouco de manteiga de amendoim, insistindo para que ele o coma com um copo de leite semidesnatado e mudando para pão integral (uma mudança difícil para muitas crianças, mas que vale a pena tentar).

Etapa 4 – Preencher com fibra

Regra geral: a escolha de formas "integrais" de grãos, frutas e vegetais (conforme recomendado na Etapa 1) satisfará automaticamente suas necessidades de fibras.

Assim como a gordura, a fibra ajuda a retardar a absorção de açúcar do trato digestivo para a corrente sanguínea. Dessa forma, a fibra também pode ser considerada um "regulador metabólico" para ajudar a equilibrar os níveis de cortisol e açúcar no sangue em cada refeição ou lanche. O conteúdo de fibras dos alimentos integrais também proporciona uma grande dose de "saciedade", ou seja, os alimentos ricos em fibras nos fazem sentir saciados por mais tempo, de modo que é menos provável que sintamos fome e procuremos lanches.

Quantidade: quanto comer – a abordagem "Helping Hand" (mão amiga) para comer

Ao mesmo tempo que avalia os aspectos de qualidade de suas escolhas alimentares, você também deve considerar a segunda parte da equação nutricional: a quantidade (também conhecida como "controle de porções"). Quando falamos em seleção de alimentos para controle de peso, sabemos sem dúvida que o tamanho é importante! Felizmente, a Mãe Natureza estava cuidando da sua cintura quando o equipou com um prático par de dispositivos integrados de controle de porções. Você provavelmente os conhece como suas mãos. Essa feliz virada de eventos significa que não temos desculpa para comer demais, pois podemos usar nossas mãos para nos orientar na parte de quantidade do programa SENSE. Funciona assim:

Carboidratos

Regra geral: sempre que possível, escolha fontes de carboidratos "integrais" e "menos processados" – mas coma apenas certa quantidade deles.

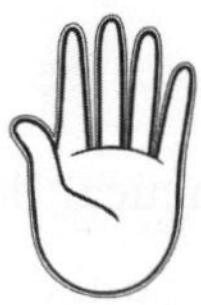

Frutas e legumes (exceto batatas, que contam como carboidratos concentrados) - Escolha uma quantidade de frutas e legumes que corresponda aproximadamente ao tamanho de sua mão aberta. Selecione frutas e vegetais de cores vivas para obter os níveis mais altos de carotenoides (laranja, vermelho, amarelo) e flavonoides (verde, azul e roxo), que combatem doenças.

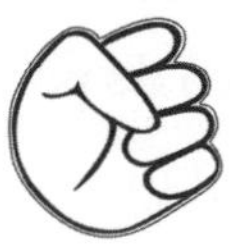

Amidos, ou seja, pão, cereais, massas e outras fontes concentradas de carboidratos (incluindo batatas cozidas ou fritas) - Escolha uma quantidade que não seja maior do que sua mão bem fechada (um pequeno prato de massa, salada de batata, um pãozinho etc.).

Proteína

Regra geral: sempre que possível, evite consumir qualquer carboidrato (seja integral ou refinado) sem a adição de proteína e gordura.

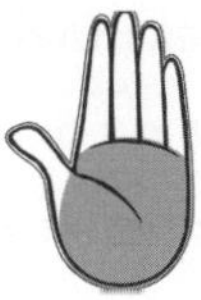

Proteínas magras, como ovos, iogurte com baixo teor de gordura, leite com baixo teor de gordura, carne moída magra, bife (com a gordura visível cortada), peixe (qualquer um), frango, costeletas de porco etc.

Escolha uma quantidade que corresponda aproximadamente ao tamanho da palma de sua mão (observe que estou me referindo à *palma*, não à mão inteira aberta). Tenha em mente que essa porção provavelmente terá apenas metade do tamanho das porções padrão servidas em muitos restaurantes – portanto, esteja preparado para comer metade e levar a outra metade para casa como sobra.

Gordura

Regra geral: sempre que possível, evite consumir carboidratos (integrais ou refinados) sem adição de proteína e gordura.

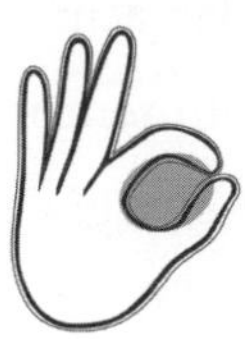

Qualquer fonte de gordura serve. Isso significa que manteiga, azeite de oliva, óleo de linhaça, óleo de canola, queijo e nozes são bons. Faça um sinal de "ok" com o polegar e o indicador e escolha uma quantidade de gordura aproximadamente do tamanho do círculo feito pelo dedo indicador e o polegar.

A abordagem Helping Hand para a alimentação considera tanto a qualidade quanto a quantidade de cada refeição e lanche – e a melhor parte é que ela *não requer* contagem de calorias, gramas de gordura ou de carboidratos. Por quê? Porque o controle de calorias já está embutido, com base no tamanho de suas mãos (o controle automático de porções da Mãe Natureza). Portanto, uma pessoa com mãos de tamanho médio (e provavelmente um corpo e metabolismo de tamanho médio) consumirá cerca de 500 calorias de cada refeição planejada usando a abordagem da mão como fator de equilíbrio. Indivíduos menores (com mãos menores e taxas metabólicas mais baixas) comerão refeições um pouco menores, totalizando aproximadamente 400 calorias cada, enquanto pessoas maiores (com mãos maiores e taxas metabólicas mais altas) comerão refeições um pouco maiores, totalizando cerca de 600 calorias cada. Coma dessa forma no café da manhã, almoço e jantar e você consumirá cerca de 1.200-1.800 calorias por dia – exatamente a mesma faixa de calorias associada ao melhor sucesso de perda de peso a longo prazo.

Horário: quando comer

O último aspecto da alimentação "com sensibilidade" que precisamos discutir é o horário, ou seja, quando comer – e a abordagem SENSE representa um desvio sutil, mas importante, de muitas dietas populares. Como muitos programas existentes, o programa SENSE incentiva você a fazer várias pequenas refeições e lanches ao longo do dia. Essa abordagem de alimentação pode fazer maravilhas para ajudar a modular as respostas do açúcar no sangue e do cortisol aos alimentos, ajudando assim a controlar o apetite, aumentar os níveis de energia e estimular a queima de gordura ao longo do dia.

O SENSE otimiza essa abordagem espaçando três refeições e três lanches ao longo do dia, de acordo com o seguinte padrão:

7h: Lanche (antes de sair para o trabalho)

9h: Café da manhã (no trabalho)

Meio-dia: Lanche (mais exercícios, se você conseguir encaixá-los)

14h: Almoço (pós-exercício)

17h: Lanche (antes de sair do trabalho ou no caminho para casa)

19h: Jantar (com um pequeno coquetel ou uma pequena sobremesa como seu quarto "lanche" opcional do dia)

Um "lanche" consiste em uma porção de tamanho adequado do grupo de frutas/vegetais, mais uma porção de tamanho adequado de gordura (por exemplo, uma maçã e um pedaço de queijo). Uma "refeição" consiste em uma porção de tamanho adequado de cada um dos grupos de carboidratos/amido, proteína e gordura, além de uma ou duas porções de tamanho adequado do grupo de frutas/vegetais.

Observação: do ponto de vista da perda de peso, um lanche pode consistir em uma porção de qualquer um dos grupos, mas, do ponto de vista da saúde em geral, é melhor que o lanche consista em uma porção do grupo de frutas/vegetais mais uma porção de gordura. Essa combinação fornece mais fibras e fitonutrientes importantes que são menos prováveis de serem encontrados em uma porção de proteína ou amido (embora os amidos integrais não sejam uma segunda opção ruim, pois também contêm fitonutrientes, como lignanas).

Você perceberá que cada lanche "dura" duas horas, até chegar a hora de uma refeição, que "dura" três horas. Os lanches e as refeições são espaçados dessa maneira porque descobri que isso funciona melhor para a maioria dos profissionais ocupados que me procuram para consultoria nutricional e elaboração de dietas. Poucos de nós conseguem se sentar para tomar um café da manhã relaxante antes de sair para o trabalho; o café da manhã geralmente é algo obtido em um *drive-thru* e engolido no caminho para o trânsito da hora do *rush*. Da mesma forma, a maioria de nós não consegue chegar em casa depois do trabalho com tempo suficiente para assistir ao noticiário noturno, preparar o jantar e saborear uma refeição antes das sete da noite. Essa programação também funciona muito bem para os participantes de nossos estudos de pesquisa do programa de estilo de vida SENSE. Muitos participantes comentam no site que se sentem como se estivessem "sempre" comendo e "nunca" com fome, e ainda assim perdem gordura e centímetros. Nesse cenário, seus lanches atuam como "pontes" entre as refeições e como controladores significativos do cortisol, do açúcar no sangue e da taxa metabólica geral. Não os negligencie!

É isso – e é difícil ficar mais simples do que a abordagem do Helping Hand para a alimentação. A essa altura, você pode ver como esse método pode ser fácil de seguir, prático de usar no seu dia a dia e eficaz como forma de controlar os principais aspectos do metabolismo que impedem muitos de nós de perder os últimos 4,5-9 quilos.

Se havia uma coisa no mundo que causava um alto nível de estresse em *Marta* era sua angústia por não conseguir perder aqueles "4,5 quilos" de gordura corporal ao redor dos quadris e das nádegas. Marta era veterana de praticamente todas as dietas da moda, mas nada parecia funcionar. Como um autodenominado "monstro do estresse", Marta se sentiu atraída pelo programa SENSE, porque ele combinava os aspectos físicos e mentais da saúde. Marta sentia que precisava de ajuda para equilibrar seus hábitos alimentares com seu regime de exercícios (não é o caso de todos nós), mas se sentia intimidada pela mentalidade "sem dor, sem ganho" que encontrava em sua academia local. Como alguém que também era propensa a ataques de ansiedade, a última coisa de que Marta, do Tipo C, precisava era de um instrutor de condicionamento físico do tipo A que a obrigasse a seguir um programa de exercícios agressivo. Em vez disso, Marta optou por uma abordagem de exercícios que a ajudasse a se sentir mais relaxada, menos estressada e mais concentrada.

A abordagem de Marta em relação ao problema dos exercícios foi, em grande parte, "esquecê-lo" e concentrar-se simplesmente em fazer o maior número possível de quilômetros de caminhada em determinada semana. Marta comprou um pequeno pedômetro para registrar o número de passos que dava a cada dia – e estabeleceu como meta registrar o maior número possível de passos. Ao adotar a abordagem "esqueça isso" para se exercitar, Marta removeu uma fonte primária de estresse (e excesso de cortisol) de sua vida. O controle recém-descoberto do cortisol permitiu que seu corpo reajustasse o perfil metabólico, e o controle mais rígido do açúcar no sangue, o melhor controle do apetite e a aceleração do metabolismo da gordura foram os principais resultados que levaram Marta a atingir seu objetivo final de dizer adeus aos "últimos 4,5 quilos" para sempre.

Em vez de se concentrar na parte de exercícios do programa SENSE, Marta optou por concentrar seus esforços nos aspectos de nutrição (N), suplementos (S) e avaliação (E) do plano. Em termos de nutrição, Marta adotou um regime agressivo de substitutos de refeição (além de um suplemento multivitamínico/multimineral diário). Os *shakes* e barras substituíram o café da manhã, o almoço e dois lanches durante quatro semanas; um jantar saudável foi a única refeição "de verdade" que Marta preparou durante todo o mês. Após esse período inicial de quatro semanas, Marta reavaliou seus esforços e suas metas. Ela havia perdido um pouco mais de 2 quilos de peso corporal – e uma análise da gordura corporal indicou que 80% da perda de peso até aquele momento era proveniente da gordura –, portanto Marta estava na metade do caminho para atingir sua meta e certamente no caminho certo.

A única queixa que ela observou durante as primeiras quatro semanas foi o desejo de comer doces no final da tarde e à noite, antes de dormir, por isso ela sentiu que talvez precisasse aumentar um pouco o consumo total de calorias na fase seguinte (seis semanas). Esse pequeno aumento no consumo de calorias veio da incorporação de mais alimentos "reais" em sua dieta. O jantar continuou sendo a mesma refeição balanceada de um pedaço de proteína do tamanho de uma mão fechada (como salmão), uma porção de carboidratos do tamanho de uma mão fechada (como arroz) e duas porções de salada ou legumes cozidos no vapor do tamanho de uma mão fechada. Mas Marta agora seguia as mesmas diretrizes de equilíbrio (enquanto cortava as porções do tamanho de uma mão fechada pela metade) quando fazia o sanduíche do almoço (pão integral, peru, alface, tomate, brotos e maionese com baixo teor de gordura).

Durante esse período de seis semanas, Marta notou que seu desejo por doces havia desaparecido. Porém, ainda mais importante foi a perda contínua de peso, que chegou a 5,5 quilos perdidos (90% da gordura corporal) em apenas dez semanas. Marta superou suas metas de perda de peso – um objetivo que ela não havia conseguido atingir em várias ocasiões no passado –, e a principal diferença entre aquela época e agora era a abordagem mais relaxada e equilibrada que ela havia adotado.

Agora era hora de outro período de avaliação. Dessa vez, Marta precisava decidir se tentaria continuar com a perda de peso adicional ou se simplesmente tentaria manter o que já havia conseguido. Sabendo que a *manutenção* do peso pode ser muito mais difícil para muitas pessoas do que a *perda* de peso inicial, Marta estava se sentindo um pouco apreensiva com a possibilidade de recuperar todo o peso perdido. Como forma de neutralizar sua ansiedade crescente (que poderia aumentar seus níveis de cortisol e preparar o terreno para o ganho de peso), ela continuou com um programa de nutrição diária parecido com este:

Café da manhã: *shake* de substituição de refeição mais suplemento multivitamínico/mineral (250 calorias)
Lanche da manhã: barra energética (160 calorias)
Almoço: sanduíche de peru (380 calorias)
Lanche da tarde: um punhado de nozes e um copo de água (180 calorias)
Jantar: frango grelhado com arroz e legumes cozidos no vapor (520 calorias)
Lanche da noite: leite com chocolate e um pedaço de fruta (240 calorias)
TOTAL DE CALORIAS: 1.730

Além de seu regime nutricional equilibrado, Marta adicionou um suplemento duas vezes ao dia de extrato de casca de magnólia a seus lanches matinais e noturnos. Os leves efeitos ansiolíticos da magnólia ajudaram Marta a manter o foco e a calma em relação à sua mudança para um regime de manutenção de peso ligeiramente mais calórico, fazendo com que ela não ficasse estressada e seus níveis de cortisol permanecessem em suas faixas normais.

Para muitos de seus amigos, Marta é agora uma daquelas pessoas "sortudas" que conseguem manter "sem esforço" sua nova figura mais esbelta sem dar muita atenção a dietas ou exercícios. Mais de uma vez, disseram-lhe que ela devia ter "bons genes" para poder comer do jeito que come (para alguns, parece que ela come o tempo todo), adotar uma atitude liberal em relação a exercícios de alta intensidade e, de modo geral, parecer despreocupada e relaxada em relação a todo o furor público sobre o peso corporal.

Exemplo de plano de cardápio para refeições e lanches

Lembre-se de que precisamos espaçar nossas refeições e lanches ao longo do dia para ajudar a regular o metabolismo do cortisol. Siga o plano geral descrito na tabela seguinte e na seção "Orientações adicionais", mas substitua os alimentos que preferir (por exemplo, peru por rosbife no sanduíche, ou *sushi* em vez de salmão no jantar) ou alimentos aos quais tenha acesso imediato (como quando comer fora de casa).

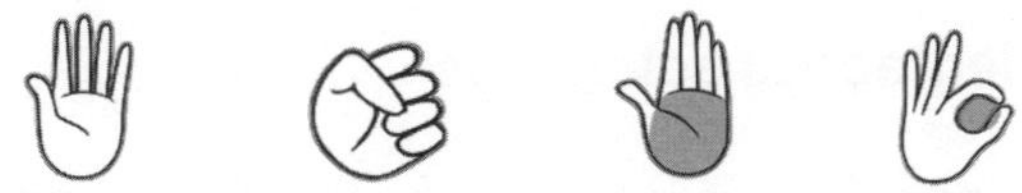

Horário	Refeição	Frutas/ vegetais	Amido	**Proteína**	**Gordura**
7h	Lanche	Banana	N/A	N/A	Manteiga de amendoim
9h	Café da manhã	Toranja (+2 colheres de chá de açúcar adicionado, opcional)	Cereal de trigo integral (tipo *shredded wheat*)[2]	Leite 1%	Café com uma mistura meio a meio (*half & half*)[3]
Meio-dia	Lanche	Maçã	N/A	N/A	Fatia de queijo
14h	Almoço	3 fatias de tomate, 1 folha de alface romana, 1 pera	2 fatias de pão integral	Rosbife magro	Queijo suíço e mostarda a gosto
17h	Lanche	Cenouras *baby*	N/A	N/A	Molho para salada
19h	Jantar	½ xícara de vagem e ½ xícara de cenoura temperadas com azeite de oliva e alho	1 pãozinho integral	Filé de salmão	Azeite de oliva com alho (para o pãozinho e o peixe)
21h	Sobremesa (consulte Orientações adicionais mais adiante)	Pipoca estourada sem óleo ou manteiga	N/A	N/A	Manteiga derretida

Tabela 9.2: Exemplo de plano de cardápio para refeições e lanches

2. N. R.: *Shredded wheat* é um cereal feito de trigo integral que é moldado em biscoitos em formato de travesseiro.

3. N. R.: Half & half é uma mistura de partes iguais de leite integral e creme de leite fresco, geralmente utilizada para adicionar cremosidade a bebidas como café e também em diversas receitas.

Orientações adicionais

Número de porções: um *lanche* consiste em **uma** porção de tamanho adequado do grupo de frutas/vegetais, mais **uma** porção de tamanho adequado de gordura. Uma *refeição* consiste em **uma** porção de tamanho adequado de **cada** um dos grupos de amido, proteína e gordura, mais **uma ou duas** porções de tamanho adequado do grupo de frutas/vegetais.

Líquidos: sugere-se um copo de água de 240 ml a cada refeição e lanche.

Prescrição de sono: das 22h30 às 6h – ou seja, durma pelo menos 7,5 horas por noite para um controle ideal do cortisol.

Prescrição de exercícios: trinta a sessenta minutos de atividade, três a cinco vezes por semana, para o controle ideal do cortisol, da testosterona e do hormônio do crescimento.

Orientação para frutas/vegetais: lembre-se de "escolher se for brilhante e de esquecer se for branco". Isso o guiará para opções de cores vivas, que são melhores fontes de antioxidantes e fitonutrientes essenciais.

Orientação sobre amido (carboidrato concentrado): selecione formas de grãos minimamente processadas, escuras, grossas, ásperas e mastigáveis em vez de suas contrapartes altamente refinadas (brancas, claras, suaves, inchadas e fofas).

Orientação sobre proteína: escolha cortes magros de carne, aves, carne de porco e peixe.

Orientação sobre gordura: não ignore a gordura para economizar algumas calorias; em vez disso, adicione-a às refeições e lanches como um regulador metabólico. Evite gorduras trans na forma de óleos hidrogenados em alimentos processados.

Orientação para a sobremesa (bônus!): se você se exercitou por trinta a sessenta minutos em determinado dia, como quarto lanche opcional do dia, adicione um coquetel ou uma taça de vinho ou cerveja ao jantar, ou uma sobremesa do tamanho de uma mão fechada após o jantar. Se não tiver se exercitado, ignore o álcool e termine o jantar com um pedaço de fruta fresca.

Seguir a abordagem Helping Hand ajuda a equilibrar a *qualidade* de suas escolhas alimentares com a *quantidade* dessas escolhas, de modo a regular as calorias para aproximadamente 1.500 por dia (faixa típica = 1.200-1.800 calorias), que são obtidas de uma ingestão equilibrada de cerca de 55% de carboidratos, 20% de proteínas e 25% de gorduras. Lembre-se de que esses são exatamente os níveis associados à perda de peso mais drástica e à manutenção de peso mais duradoura nos maiores estudos de pesquisa.

SUPLEMENTAÇÃO

Embora este livro se concentre bastante no controle da resposta ao estresse e dos níveis de cortisol usando suplementos dietéticos, é importante enfatizar de novo que os suplementos ficam em *quarto* lugar no esquema geral das coisas – atrás do controle do estresse, dos exercícios regulares e da nutrição ideal. De um ponto de vista prático, no entanto, muitos de nós simplesmente não têm a capacidade, o tempo ou a inclinação para levar um estilo de vida antiestresse "perfeito", e, nessas situações, os suplementos desempenham um papel mais importante.

Portanto, *depois* de fazer o que for possível em termos de evitar/gerenciar o estresse, dormir e se exercitar adequadamente e ter uma dieta balanceada, volte sua atenção para o uso de suplementos dietéticos a fim de ajudar a controlar o cortisol. Quando você começa a se concentrar na questão dos suplementos, faz sentido abordá-los passo a passo, como segue:

Etapa 1

Evite doses excessivas de suplementos que possam aumentar os níveis de cortisol. Eles tendem a ser ingredientes que se enquadram na categoria de estimulantes à base de ervas e são frequentemente encontrados em produtos para perda de peso e inibidores de apetite. Esses suplementos, *quando usados em doses adequadas*, certamente parecem oferecer um pequeno benefício para promover a perda de peso por meio do controle do apetite, do aumento dos níveis de energia e do estímulo à termogênese (queima de calorias). No entanto, quando usados em doses excessivas ou por períodos prolongados, eles aumentam os níveis de cortisol, alteram os níveis de açúcar no sangue, aumentam o apetite e sabotam os esforços de controle de peso a longo prazo.

Etapa 2

Tome um suplemento multivitamínico/multimineral abrangente. Em especial, o suplemento escolhido deve fornecer quantidades adequadas dos nutrientes antiestresse mais importantes que são necessários em níveis mais elevados durante períodos de alto estresse: vitamina C, magnésio, cálcio e vitaminas do complexo B. Seu suplemento multivitamínico/multimineral será a base do seu regime de suplementos para controle do cortisol, portanto, quanto mais abrangente ele for, fornecendo toda a gama de nutrientes essenciais, melhor.

Etapa 3

Concentre-se em suplementos direcionados para a modulação do cortisol. É nesse ponto que você poderá obter os ganhos mais significativos para manter níveis saudáveis de cortisol usando os suplementos. Dos muitos suplementos que podem desempenhar um papel na modulação da resposta ao estresse e no controle dos níveis de cortisol, os benefícios mais diretos e promissores provavelmente virão da *Eurycoma*, dos FPM, da casca de magnólia e da teanina.

Isso é o máximo que a maioria das pessoas precisará fazer em termos de uso de suplementos para ajudar a controlar os níveis de cortisol. Quando usados no contexto de todo o programa SENSE, eles ajudam a manter os níveis de cortisol em uma faixa ideal para que você colha os benefícios de longo prazo para a saúde. No entanto, durante períodos de estresse particularmente alto, suplementos adicionais podem ser usados para fornecer um "ponto de controle" temporário destinado a reequilibrar a resposta ao estresse. Os suplementos abordados no Capítulo 8 incluem uma variedade de adaptógenos, bem como suplementos de relaxamento e calmantes que podem ajudar a reforçar o seu corpo contra o estresse elevado, a depressão, a ansiedade e a insônia em curto prazo.

Depois de aprender sobre os efeitos prejudiciais à saúde do cortisol cronicamente elevado, *Mario* brincou que cortisol era seu nome do meio – mas ele estava falando sério sobre seu desejo de controlar seus níveis de cortisol. Como motorista de caminhão de longa distância, Mario vivenciou a ameaça quádrupla do alto estresse (pressão do tempo para entregar suas cargas no prazo), exercícios inadequados, má nutrição e padrões de sono irregulares. Como um caso clássico de níveis elevados de cortisol, Mario era certamente o mais extremo possível.

No que diz respeito ao gerenciamento do estresse, Mario tinha um longo caminho a percorrer. Como uma personalidade extrema do Tipo C, sua maior exposição ao cortisol geralmente ocorria durante os engarrafamentos, quando ele se sentava e praticamente fervia em seus próprios hormônios do estresse. O principal problema de Mario com o trânsito era que o impedia de cumprir sua agenda apertada, e, consequentemente, ele se sentia impotente e estressado sempre que o trânsito ficava lento. Depois de tentar várias abordagens de controle do estresse (exercícios de respiração, imagens positivas, música, audiolivros e outros), a solução que finalmente funcionou para Mario foi conversar com a família e os amigos pelo celular. Na verdade, parte do motivo pelo qual o trânsito causava tanto estresse em Mario era porque ele achava que esse era outro obstáculo que o impedia de passar tempo com seus entes queridos (e era um obstáculo que ele pouco podia fazer para influenciar). Como resultado, quando o trânsito ficava lento, o estresse de Mario aumentava, assim como o cortisol, o colesterol, o apetite e a cintura. O telefone celular, com minutos ilimitados de longa distância e um acessório viva-voz que lhe permitia manter as duas mãos no volante, possibilitou que Mario mantivesse contato com a esposa, os filhos e os amigos – e se tornou um importante mecanismo para desestressar sempre que ele sentia que poderia se atrasar. Mesmo uma conversa de poucos minutos era suficiente para Mario e sua família permanecerem mental e emocionalmente conectados durante suas frequentes viagens longas.

Agora que a principal fonte de estresse de Mario foi identificada e parcialmente controlada, nossa atenção se voltou para dar a ele uma "superalimentação" em termos de controle direcionado do cortisol. Como sua necessidade de ficar alerta durante o dia era literalmente uma questão de vida ou morte (não se quer um motorista sonolento ao volante de uma carreta de dezoito rodas viajando a 110 quilômetros por hora), alguns dos suplementos antiestresse tradicionais (*kava*, valeriana, melatonina) foram descartados por causa de seus efeitos sedativos. Em vez disso, Mario começou a usar a teanina à noite (200 mg tomados assim que ele encostava o caminhão para passar a noite) como forma de relaxá-lo e ajudá-lo a adormecer mais rapidamente e a permanecer dormindo durante toda a noite. Um benefício colateral significativo da teanina foi que ele não sentia nenhum efeito "matinal", como lentidão ou sonolência, de modo que acordava revigorado e pronto para enfrentar o longo dia que tinha pela frente. Além dos relatos de Mario de que estava se sentindo melhor (com mais energia e raciocínio mais claro), o aumento na quantidade e na qualidade do sono ajudou o corpo a regular melhor os próprios níveis de cortisol (eles caíam lentamente durante a noite).

A segunda fase da suplementação para Mario foi a incorporação de um multivitamínico/multimineral diário, associado com um suplemento de fosfatidilserina (PS) pela manhã e um suplemento de beta-sitosterol (BS) (também conhecidos como *fitosteróis*) à noite. O suplemento múltiplo forneceu uma base geral antiestresse sobre a qual a PS e o BS poderiam começar a controlar os níveis de cortisol. A dosagem matinal de PS aproveitou seus efeitos duplos no controle do cortisol e no aumento da capacidade cerebral e da concentração (bons efeitos colaterais para um motorista de caminhão em uma cidade desconhecida). A dosagem noturna de BS produziu os efeitos duplos de controle do cortisol e redução dos níveis de colesterol (a maior e mais gordurosa refeição do dia de Mario era quase sempre o jantar, que ele comia em uma lanchonete de beira de estrada). O efeito de redução do colesterol do BS ocorre em um nível muito mais alto (cerca de 3 gramas por dia) do que os efeitos de controle do cortisol (60-120 mg por dia), mas o BS é perfeitamente seguro, e quatro cápsulas grandes no jantar não foram um grande inconveniente para Mario, especialmente pelo fato de que o BS pode bloquear a absorção de uma grande quantidade de colesterol.

Mario obteve sucesso no controle de suas principais fontes de superexposição ao cortisol (estresse com atrasos no trânsito e sono inadequado), mas e quanto à sua dieta e padrões de exercícios? Talvez você se surpreenda com o fato de que a estratégia de Mario nessas áreas era fazer muito pouco. Descobrimos logo no início que uma dieta rigorosa e um regime de exercícios não só não eram realistas para o trabalho e a agenda de viagens de Mario, como também representariam uma fonte adicional de estresse diário com a qual ele teria de lidar. Em vez disso, a parte de exercícios do quebra-cabeça se limitou a caminhadas no maior número possível de dias da semana, quando ele estava em casa com família (as caminhadas pela vizinhança se tornaram uma espécie de evento familiar). A parte nutricional do SENSE também foi bastante limitada em seu escopo; ela se concentrou em neutralizar a tendência de Mario de comer alimentos de conveniência na cabine de seu caminhão. Para isso, Mario concordou em concentrar seus lanches em alimentos balanceados – assim, os *donuts* foram substituídos por pães integrais com manteiga de amendoim, os *cupcakes* foram substituídos por barras energéticas contendo carboidratos e proteínas, e as batatas fritas foram substituídas por um punhado de castanhas.

Depois de apenas alguns dias no programa SENSE, Mario notou uma mudança imediata em como se sentia; os principais benefícios foram um sono mais tranquilo, mais energia e uma mente mais clara. Em duas semanas, o apetite e os hábitos alimentares de

Mario voltaram ao equilíbrio, e ele pôde começar a se concentrar no controle do peso corporal. Mesmo sem uma dieta e um regime de exercícios "perfeitos", o fato de Mario ter recuperado o controle sobre a resposta ao estresse e os níveis de cortisol do seu corpo possibilitou que ele perdesse mais de doze centímetros de cintura em pouco menos de seis meses. Mario ainda tem um longo caminho a percorrer para chegar ao seu peso ideal, mas, com os problemas de controle do cortisol resolvidos, ele está na direção certa.

AVALIAÇÃO

É importante ter em mente que nem os níveis de estresse de uma pessoa nem a resposta do corpo ao estresse são constantes. Em vez disso, haverá períodos na vida de cada um de nós em que sentiremos mais estresse ou menos estresse, assim como haverá momentos em que sentiremos que podemos suportar o estresse melhor do que em outros. Assim, a última etapa do programa SENSE, a avaliação, lembra-nos de que precisamos ajustar nossos padrões de exercícios, ingestão de nutrientes e regime de suplementação de acordo com nossa exposição ao estresse. Por exemplo, exercícios regulares e uma dieta balanceada sempre serão importantes, mas se tornam ainda mais importantes em momentos de estresse. Pular o café da manhã durante um período de baixo estresse não é o ideal, mas não vai matá-lo. No entanto, se pular esse café da manhã balanceado durante um período de alto estresse, você estará se preparando para um controle deficiente do açúcar no sangue, picos de apetite e sensação de fadiga – cada um deles ainda mais acentuado em virtude do seu perfil de alto estresse.

Então, como avaliar seu perfil de estresse atual? Faça o autoteste do Tipo C incluído na Introdução para obter uma boa medida básica da sua exposição ao estresse e dos seus níveis de cortisol – e depois faça-o novamente a cada três meses, para reavaliar sua situação. Você está experimentando níveis de estresse mais altos do que o normal? Se sim, é provável que seus níveis de cortisol estejam elevados, e você precisa ser especialmente cuidadoso ao seguir cada etapa do programa SENSE para manter seus níveis de cortisol dentro de uma faixa saudável. Por outro lado, você está desfrutando de um intervalo relativamente livre de estresse e tranquilo? Se esse for o caso, talvez possa ser menos vigilante em relação a todos os aspectos do SENSE, relaxar e aproveitar os frutos bem-vindos do estilo de vida saudável que criou ao seguir os hábitos saudáveis de gerenciamento de estresse, sono, exercícios, nutrição e suplementação promovidos pelo plano SENSE. E quando chegar a esse ponto, depois de criar novos hábitos saudáveis e comprovar como eles o beneficiaram, você estará mais motivado do que nunca para mantê-los como parte de sua vida diária.

PALAVRAS FINAIS

Espero que este livro tenha deixado claro que o cortisol é um hormônio necessário, mas também que os níveis de cortisol elevados demais por muito tempo farão com que você se sinta mal e tenha uma aparência ruim, além de colocá-lo no caminho rápido para uma longa lista de doenças crônicas. Essas condições variam de simples sensações de fadiga e esquecimento a debilidades mais sérias, como obesidade, diabetes, câncer, doenças cardiovasculares e depressão.

A boa notícia, no entanto, é que seguir o programa de estilo de vida SENSE descrito neste livro pode ajudá-lo a controlar a resposta do seu corpo aos muitos fatores de estresse diários, de modo que os níveis de cortisol sejam mantidos em uma faixa mais saudável. O uso do SENSE o ajudará a perder peso, manter a massa muscular, aumentar os níveis de energia, melhorar o humor, reduzir a frequência de doenças, aumentar a capacidade cerebral e melhorar o desejo sexual.

À medida que as pesquisas científicas e médicas que ligam o cortisol às doenças continuarem a avançar, sem dúvida serão descobertas mais informações que todos nós poderemos incorporar aos nossos programas SENSE pessoais. Desejo a você o melhor para manter níveis saudáveis de cortisol e otimizar sua saúde a longo prazo.

APÊNDICE

COLOCANDO O PROGRAMA DE ESTILO DE VIDA SENSE À PROVA

Como sei que o programa de estilo de vida SENSE funcionará para você? Porque ele foi estudado e foi *comprovado* que funciona em grupos dos casos mais difíceis que pudemos encontrar. Esses casos difíceis eram pessoas que haviam experimentado todas as dietas populares e tipos de exercícios e, ainda assim, continuavam com peso extra para perder. Eram pessoas que haviam contado as calorias, os gramas de gordura e os gramas de carboidratos, mas o peso permanecia. Eram pessoas que estavam se exercitando religiosamente o tempo todo, algumas delas até mesmo contrataram um *personal trainer* em um esforço para "forçar" a perda de peso com exercícios extremos – mas, novamente, sem sucesso. Os quilos permaneceram. Foi somente quando essas pessoas seguiram o programa SENSE que encontraram a solução – e o sucesso – que estavam procurando.

Como cientista, acho que teorias e ideias são boas, mas é na evidência concreta e fria que a coisa fica séria. Nas palavras de muitos de meus colegas, quero "ver os dados" sobre determinado programa antes de acreditar que ele funciona. Com base nos dados, outros profissionais podem recomendar determinado programa com certo grau de confiança de que ele realmente funcionará para seus clientes e pacientes. Portanto, nos últimos anos, tive muita vontade de continuar testando o programa de estilo de vida SENSE para ver se essas ideias realmente resistiriam à dura realidade da perda de peso no mundo real. Tudo isso faz "sentido" no papel a partir de uma perspectiva bioquímica e fisiológica, mas já houve muitas ideias excelentes no papel que nunca fizeram a menor diferença para ninguém no mundo real.

Com o plano geral do SENSE desenvolvido e com a inestimável assistência de AnneMarie Christopulos e Wayne Larsen no Treehouse Athletic Club, em Draper, Utah, acompanhamos grupo após grupo de participantes (mais de mil clientes satisfeitos na última contagem) nos últimos cinco anos. O SENSE foi oferecido em versões de seis, oito e doze semanas – e sempre nos propusemos a recrutar o maior número possível de "casos difíceis". Por "casos difíceis", quero dizer pessoas que, no passado, tentaram reiteradas vezes perder peso com outros programas e que simplesmente não conseguiram. Por que recrutaríamos os casos mais difíceis e, aparentemente, nos prepararíamos para o fracasso? Simplesmente porque, com base em minha experiência na condução de testes de perda de peso na última década, em geral é fácil recrutar um grupo de pessoas extremamente acima do peso e fazer com que percam grandes quantidades de peso em um curto período de tempo; praticamente qualquer programa simplificado de dieta ou exercício é suficiente. Com o SENSE, estou tentando ajudar os milhões de americanos que lutam dia após dia com aqueles 5, 9 ou 13 quilos de peso que simplesmente não respondem a dietas simplificadas e regimes de exercícios. São essas pessoas que precisam de ajuda para decifrar o código de perda de peso – e o SENSE tem sido repetidamente testado para ajudá-las.

Como parte do acompanhamento do programa SENSE, nossos participantes se reuniam periodicamente para conversar sobre como o cortisol, a testosterona, a dieta, os exercícios e os suplementos poderiam ter impacto sobre o humor, a energia, o apetite e a perda de peso. Medimos o peso corporal, a gordura corporal, a circunferência da cintura, os níveis de cortisol e testosterona, os valores de colesterol e os níveis de estresse/ansiedade.

Os resultados foram nada menos que dramáticos. Além de praticamente todas as pessoas que participaram do programa terem perdido peso corporal, gordura corporal e centímetros ao redor da barriga, a maioria também relatou maior sensação de energia, redução do estresse/ansiedade, controle do apetite e dos desejos por comida e nenhuma sensação de privação. O comentário mais comum sobre o SENSE (e é um dos que mais ouvimos) é que ninguém sente que está fazendo "dieta" e, mesmo assim, continua a perder peso, gordura e medidas. Além disso, eles se sentem muito bem fazendo isso.

De particular interesse com o SENSE é o fato de que tomar um suplemento dietético para controlar o estresse, o cortisol, a testosterona e a HSD (além de seguir as prescrições de dieta e exercícios) pareceu ajudar os participantes a perder mais peso/gordura e mais centímetros na cintura em comparação com quando eles tentaram suas próprias versões de dieta e exercícios sozinhos. Isso não significa, de forma alguma, que o suplemento substituiu a dieta e os exercícios, mas sugere fortemente que, ao adicionar o suplemento à dieta e ao regime de exercícios, os participantes puderam obter um controle metabólico adicional e, assim, desfrutar de um maior grau de perda de peso. De muitas maneiras, os resultados fazem todo o sentido, pois tomar um suplemento significa que você tem fatores adicionais que o levam à perda de peso (em comparação com confiar apenas na dieta e nos exercícios). Os efeitos finais do SENSE nos mostram que ele ajuda as pessoas a perderem mais daqueles teimosos "últimos quilos" – mesmo que elas estejam lutando contra esses quilos há muito tempo.

RESULTADOS

O fato de uma nova dieta "popular" (ou seja, uma dieta escrita para o mundo real e para pessoas reais) ter sido estudada tão extensivamente por vários anos é uma surpresa para a maioria dos meus colegas. O curso típico dos eventos é algum "guru" de dieta escrever um livro com muitas alegações milagrosas (perca peso e coma tudo o que quiser!), o autor e a editora se associarem a uma empresa de marketing e o livro chegar ao topo das listas de mais vendidos até que as pessoas descubram que ele não funciona como prometido. No caso do SENSE, eu estava preparado para investir meu dinheiro em minha palavra para que, quando meus colegas dissessem "Mostre-me os dados", eu pudesse fazer exatamente isso.

Quando analisamos os últimos cinco anos de condução do programa SENSE em aproximadamente mil pacientes, geralmente encontramos os seguintes resultados:

- Os indivíduos perdem cerca de 250 gramas a meio quilo de *gordura* por semana. Digo "gordura" em vez de apenas "peso" porque é importante saber que nossos participantes estão perdendo a gordura e mantendo os músculos – o que significa que estão mais magros e saudáveis, mas conservam sua taxa metabólica, o que os ajuda a manter o peso.
- O nível de cortisol cai e o nível de testosterona aumenta, resultando em um reequilíbrio da relação cortisol-testosterona que favorece a perda de gordura e a manutenção dos músculos. Nossos participantes do SENSE geralmente observam uma

alteração nessa relação C:T de 15-20%, e esse é um dos principais efeitos bioquímicos que os fazem se sentir tão bem, com humor elevado, energia abundante e raciocínio claro.

- A taxa metabólica permanece exatamente a mesma, o que significa que o SENSE evita a queda no metabolismo que seria esperada com uma dieta padrão para perda de peso. Isso acontece porque os hormônios do participante estão equilibrados e sua massa muscular é preservada, ao passo que, em muitas outras dietas, os hormônios ficam desregulados e a pessoa perde músculos.
- O colesterol (tanto o colesterol total quanto o colesterol "ruim", ou LDL) cai em cerca de 20%. Isso se deve em parte a uma alimentação melhor, em parte à manutenção dos hormônios e em parte à perda gradual de gordura corporal.
- Os níveis de humor e energia aumentam e os níveis de depressão e tensão diminuem, muitas vezes em uma quantidade surpreendente (15-50%), em razão da manutenção dos perfis hormonais e do fato de que os participantes estão perdendo gordura sem se privar.

Talvez a estatística mais impressionante de nossos estudos sobre o SENSE – ainda mais empolgante do que a perda de gordura, a manutenção dos hormônios e do metabolismo, ou mesmo a queda significativa nos níveis de colesterol – seja a taxa de adesão extremamente alta (que indica quantas pessoas realmente terminam o SENSE e perdem peso). Nossa taxa de adesão de 91% é maior do que a de qualquer outro programa que já encontrei. A maioria dos programas populares de "livros de dieta", como o Atkins, o South Beach, o Zone e até mesmo o Vigilantes do Peso, tem taxas de adesão de cerca de 50%.

Os dados de nossas várias ofertas do SENSE foram apresentados em algumas das principais conferências de ciências da nutrição do mundo, incluindo o International Congress on Nutrition and Fitness, o American College of Nutrition, Experimental Biology, o American College of Sports Medicine, a International Society for Sports Nutrition e a North American Society for the Study of Obesity. Os participantes dessas conferências de pesquisa geralmente acham que a característica mais interessante do programa de estilo de vida SENSE não é nenhum aspecto isolado do programa, mas, sim, o fato de a sinergia entre as partes componentes ser tão eficaz quando combinada em uma única abordagem. Por exemplo, sabemos há anos que a prática regular de exercícios e uma dieta balanceada são a base de um programa de controle de peso saudável, mas o que o SENSE mostra é que, ao desenvolver a base de dieta/exercício com atenção ao metabolismo equilibrado (de cortisol, testosterona, HSD e o restante), os resultados "padrão" de perda de peso da dieta e dos exercícios podem ser otimizados, para grande satisfação dos adeptos do SENSE.

REFERÊNCIAS

Capítulos 1-3 e 6-7: Estresse, metabolismo do cortisol e doenças

Abelson, J. L. and G. C. Curtis. "Hypothalamic-Pituitary-Adrenal Axis Activity in Panic Disorder: 24-Hour Secretion of Corticotropin and Cortisol." *Archives of General Psychiatry*, Abril 1996, 53(4): 323-31.

Al'Alabsi, M., and D. K. Arnett. "Adrenocortical Responses to Psychological Stress and Risk for Hypertension." *Biomedical Pharmacotherapy*, Junho 2000, 54(5): 234-44.

Andrew, R., D. I. Phillips and B. R. Walker. "Obesity and Gender Influences on Cortisol Secretion and Metabolism in Man." *Journal of Clinical Endocrinology and Metabolism*, Maio 1998, 83(5): 1806-9.

Balestreri, R., G. E. Jacopino, E. Foppiani e N. Elicio. "Aspects of Cortisol Metabolism in Obesity." *Archives of the Maragliano Pathology Clinic*, Julho/Agosto 1968, 24(4): 431-41.

Balldin, J., K. Blennow, G. Brane, C. G. Gottfries, I. Karlsson, B. Regland and A. Wallin. "Relationship Between Mental Impairment and HPA Axis Activity in Dementia Disorders." *Dementia*, Setembro-Outubro 1994, 5(5): 252-56.

Biller, B. M., H. J. Federoff, J. I. Koenig e A. Klibanski. "Abnormal Cortisol Secretion and Responses to Corticotropin-Releasing Hormone in Women with Hypothalamic Amenorrhea." *Journal of Clinical Endocrinology and Metabolism*, Fevereiro 1990, 70(2): 311-17.

Bjorntorp, P., and R. Rosmond. "Hypothalamic Origin of the Metabolic Syndrome X." (*Annual of the New York Academy of Science*, 18 Novembro 1999, 892: 297-307.

Bjorntorp, P. and R. Rosmond. "The Metabolic Syndrome: A Neuroendocrine Disorder?" *British Journal of Nutrition*, Março 2000, 83(suppl. 1): S49-57.

Bjorntorp, P. and R. Rosmond. "Obesity and Cortisol." *Nutrition*, Outubro 2000, 16(10): 924-36.

Brillon, D. J., B. Zheng, R. G. Campbell and D. E. Matthews. "Effect of Cortisol on Energy Expenditure and Amino Acid Metabolism in Humans." *American Journal of Physiology*, Março 1995, 268(3 Pt 1):E501-13.

Brindley, D. N. "Neuroendocrine Regulation and Obesity." *International Journal of Obesity and Related Metabolic Disorders*, Dezembro 1992, 16(suppl. 3): S73-9.

Catley, D., A. T. Kaell, C. Kirschbaum and A. A. Stone. "A Naturalistic Evaluation of Cortisol Secretion in Persons with Fibromyalgia and Rheumatoid Arthritis." *Arthritis Care Resources*, Fevereiro 2000, 13(1): 51-61.

Cauffield, J. S. and H. J. Forbes. "Dietary Supplements Used in the Treatment of Depression, Anxiety, and Sleep Disorders." *Lippincotts Primary Care Practitioner*, Maio/Junho 1999, 3(3): 290-304.

Chalew, S., H. Nagel and S. Shore. "The Hypothalamic-Pituitary-Adrenal Axis in Obesity." *Obesity Resources*, Julho 1995, 3(4): 371-82.

Chrousos, G. P. "The Role of Stress and the Hypothalamic-Pituitary-Adrenal Axis in the Pathogenesis of the Metabolic Syndrome: Neuro-Endocrine and Target Tissue-Related Causes." *International Journal of Obesity and Related Metabolic Disorders*, Junho 2000, 24(suppl. 2): S50-55.

Dennison, E., P. Hindmarsh, C. Fall, et al. "Profiles of Endogenous Circulating Cortisol and Bone Mineral Density in Healthy Elderly Men." *Journal of Clinical Endocrinology and Metabolism*, Setembro 1999, 84(9): 3058-63.

Eichner, E. R. "Overtraining: Consequences and Prevention." *Journal of Sports Science*, Verão 1995, p. 13, spec. nº: S41-48.

Epel, E., R. Lapidus, B. McEwen and K. Brownell. "Stress Maio Add Bite to Appetite in Women: A Laboratory Study of Stress-Induced Cortisol and Eating Behavior." *Psychoneuroendocrinology*, Janeiro 2001, 26(1):37-49.

Epel, E. E., A. E. Moyer, C. D. Martin, S. Macary, N. Cummings, J. Rodin and M. Rebuffe-Scrive. "Stress-Induced Cortisol, Mood, and Fat Distribution in Men." *Obesity Resources*, Outubro 2000, 279(4): R1357-64.

Fry, A. C., W. J. Kraemer and L. T. Ramsey. "Pituitary-Adrenal-Gonadal Responses to High-Intensity Resistance Exercise Overtraining." *Journal of Applied Physiology*, Dezembro 1998, 85(6): 2352-59.

Fry, R. W., J. R. Grove, A. R. Morton, P. M. Zeroni, S. Gaudieri e D. Keast. "Psychological and Immunological Correlates of Acute Over-training." *British Journal of Sports Medicine*, Dezembro 1994, 28(4): 241-46.

Holmang, A., and P. Bjorntorp. "The Effects of Cortisol on Insulin Sensitivity in Muscle." *Acta Physiologica Scandinavia*, Abril 1992, 144(4):425-31.

Jefferies, W. M. "Cortisol and Immunity." *Medical Hypotheses*, Março 1991, 34(3): 198-208.

Kelly, G. S. "Nutritional and Botanical Interventions to Assist with the Adaptation to Stress." *Alternative Medicine Review*, Agosto 1999, 4(4): 249-65.

Landsberg, L. "The Sympathoadrenal System, Obesity and Hypertension: An Overview." *Journal of Neuroscience Methods*, Setembro 1990, 34(1-3): 179-86.

Leverenz, J. B., C. W. Wilkinson, M. Wamble, S. Corbin, J. E. Grabber, M. A. Raskind and E. R. Peskind. "Effect of Chronic High-Dose Exogenous Cortisol on Hippocampal Neuronal Number in Aged Non-human Primates." *Journal of Neuroscience*, 15 Março 1999, 19(6): 2356-61.

Lewicka, S., M. Nowicki e P. Vecsei. "Effect of Sodium Restriction on Urinary Excretion of Cortisol and Its Metabolites in Humans." *Steroids*, Julho/Agosto 1998, 63(7-8): 401-5.

Ljung, T., G. Holm, P. Friberg, B. Andersson, B. A. Bengtsson, J. Svensson, M. Dallman, B. McEwen and P. Bjorntorp. "The Activity of the Hypothalamic-Pituitary-Adrenal Axis and the Sympathetic Nervous System in Relation to Waist/Hip Circumference Ratio in Men." *Obesity Resources*, Outubro 2000, 8(7): 487-95.

Lottenberg, S. A., D. Giannella-Neto, H. Derendorf, et al. "Effect of Fat Distribution on the Pharmacokinetics of Cortisol in Obesity." *International Journal of Clinical Pharmacological Therapy*, Setembro 1998, 36(9):501-5.

Marin, P., N. Darin, T. Amemiya, B. Andersson, S. Jern and P. Bjorntorp. "Cortisol Secretion in Relation to Body-Fat Distribution in Obese Premenopausal Women." *Metabolism*, Agosto 1992, 41(8): 882-86.

Matthews, D. E., and A. Battezzati. "Regulation of Protein Metabolism During Stress." *Current Opinions in General Surgery*, 1993: 72-7.

McLean, J. A., S. I. Barr and J. C. Prior. "Cognitive Dietary Restraint Is Associated with Higher Urinary Cortisol Excretion in Healthy Pre-menopausal Women." *American Journal of Clinical Nutrition*, Janeiro 2001, 73(1):7-12.

Miller, T. P., J. Taylor, S. Rogerson, M. Mauricio, Q. Kennedy, A. Schatzberg, J. Tinklenberg and J. Yesavage. "Cognitive and Noncognitive Symptoms in Dementia Patients: Relationship to Cortisol and Dehydroepiandrosterone." *International Psychogeriatrics*, Março 1998, 10(1): 85-96.

Mills, F. J. "The Endocrinology of Stress" *Aviation and Space Environmental Medicine*, Julho 1985, 56(7): 642-50.

Nasman, B., T. Olsson, M. Viitanen e K. Carlstrom. "A Subtle Disturbance in the Feedback Regulation of the Hypothalamic-Pituitary-Adrenal Axis in the Early Phase of Alzheimer's Disease." *Psychoneuroendocrinology* 1995, 20(2): 211-20.

Piccirillo, G., F. L. Fimognari, V. Infantino, G. Monteleone, G. B. Fimognari, D. Falletti and V. Marigliano. "High Plasma Concentrations of Cortisol and Thromboxane B2 in Patients with Depression." *American Journal of Medical Science*, Março 1994, 307(3): 228-32.

Pirke, K. M., R. J. Tuschl, B. Spyra, et al. "Endocrine Findings in Restrained Eaters." *Physiology and Behavior*, Maio 1990, 47(5):903-6.

Plotsky, P. M., M. J. Owens and C. B. Nemeroff. "Psychoneuroendocrinology of Depression: Hypothalamic-Pituitary-Adrenal Axis." *Psychiatric Clinics of North America*, Junho 1998, 21(2): 293-307.

Raber, J. "Detrimental Effects of Chronic Hypothalamic-Pituitary-Adrenal Axis Activation: From Obesity to Memory Deficits." *Molecular Neurobiology*, Agosto 1998, 18(1): 1-22.

Raff, H., J. L. Raff, E. H. Duthie, et al. "Elevated Salivary Cortisol in the Evening in Healthy Elderly Men and Women: Correlation with Bone Mineral Density." *The Journals of Gerontology. (Series A, Biological Sciences and Medical Sciences)*, Setembro 1999, 54(9): M479-83.

Richdale, A. L., and M. R. Prior. "Urinary Cortisol Circadian Rhythm in a Group of High-Functioning Children with Autism." *Journal of Autism and Developmental Disorders*, Setembro 1992, 22(3): 433-47.

Rosmond, R. and P. Bjorntorp. "Blood Pressure in Relation to Obesity, Insulin and the Hypothalamic-Pituitary-Adrenal Axis in Swedish Men." *Journal of Hypertension*, Dezembro 1998, 16(12, pt. 1): 1721-26.

Rosmond, R., and P. Bjorntorp. "Occupational Status, Cortisol Secretory Pattern, and Visceral Obesity in Middle-Aged Men." *Obesity Resources*, Setembro 2000, 8(6): 445-50.

Rosmond, R., M. F. Dallman and P. Bjorntorp. "Stress-Related Cortisol Secretion in Men: Relationships with Abdominal Obesity and Endocrine, Metabolic and Hemodynamic Abnormalities." *Journal of Clinical Endocrinology and Metabolism*, Junho 1998, 83(6): 1853-59.

Rosmond, R., G. Holm and P. Bjorntorp. "Food-Induced Cortisol Secretion in Relation to Anthropometric, Metabolic and Haemodynamic Variables in Men." *International Journal of Obesity and Related Metabolic Disorders*, Abril 2000, 24(4): 416-22.

Sapolsky, R. M. and P. M. Plotsky. "Hypercortisolism and Its Possible Neural Bases." *Biological Psychiatry*, 1 Maio 1990, 27(9): 937-52.

Sapse, A. T. "Cortisol, High-Cortisol Diseases and Anti-Cortisol Therapy." *Psychoneuro-endocrinology*, 1997, 22(suppl. 1): S3-10.

Svec, F., and A. L. Shawar. "The Acute Effect of a Noontime Meal on the Serum Levels of Cortisol and DHEA in Lean and Obese Women." *Psychoneuroendocrinology*, 1997, 22(suppl. 1): S115-19.

Swaab, D. F., F. C. Raadsheer, E. Endert, M. A. Hofman, W. Kamphorst and R. Ravid. "Increased Cortisol Levels in Aging and Alzheimer's Disease in Postmortem Cerebrospinal Fluid." *Journal of Neuroendocrinology*, Dezembro 1994, 6(6): 681-87.

Takahara, J., H. Hosogi, S. Yunoki, K. Hashimoto and T. Uneki. "Hypothalamic Pituitary Adrenal Function in Patients with Anorexia Nervosa." *Endocrinology-Japan*, Dezembro 1976, 23(6): 451-56.

Tsigos, C., R. J. Young and A. White. "Diabetic Neuropathy Is Associated with Increased Activity of the Hypothalamic-Pituitary-Adrenal Axis." *Journal of Clinical Endocrinology and Metabolism*, Março 1993, 76(3): 554-58.

Varma, V. K., J. T. Rushing and W. H. Ettinger, Jr. "High Density Lipoprotein Cholesterol Is Associated with Serum Cortisol in Older People." *Journal of the American Geriatric Society*, Dezembro 1995, 43(12):1345-59.

Vicennati, V., and R. Pasquali. "Abnormalities of the HypothalamicPituitary-Adrenal Axis in Nondepressed Women with Abdominal Obesity and Relations with Insulin Resistance: Evidence for a Central and a Peripheral Alteration." *Journal of Clinical Endocrinology and Metabolism*, Novembro 2000, 85(11): 4093-98.

Walder, D. J., E. F. Walker and R. J. Lewine. "Cognitive Functioning, Cortisol Release, and Symptom Severity in Patients with Schizophrenia." *Biological Psychiatry*, 15 Dezembro 2000, 48(12): 1121-32.

Walker, B. R., S. Soderberg, B. Lindahl and T. Olsson. "Independent Effects of Obesity and Cortisol in Predicting Cardiovascular Risk Factors in Men and Women." *Journal of Internal Medicine*, Fevereiro 2000, 247(2): 198-204.

Weiner, M. F., S. Vobach, D. Svetlik and R. C. Risser. "Cortisol Secretion and Alzheimer's Disease Progression: A Preliminary Report." *Biological Psychiatry*, 1 Agosto 1993, 34(3): 158-61.

Capítulo 4: HSD

Ayachi, S. E., O. Paulmyer-Lacroix, M. Verdier, M. C. Alessi, A. Dutour and M. Grino. "11 Beta-Hydroxysteroid Dehydrogenase Type 1-Driven Cortisone Reactivation Regulates Plasminogen Activator Inhibitor Type 1 in Adipose Tissue of Obese Women." *Journal of Thrombosis and Haemostasis*, Março 2006, 4(3): 621-7.

Basu, R., R. Singh, A. Basu, C. M. Johnson and R. A. Rizza. "Effect of Nutrient Ingestion on Total-Body and Splanchnic Cortisol Production in Humans." *Diabetes*, Março 2006, 55(3): 667-74.

Black, P. H. "The Inflammatory Consequences of Psychologic Stress: Relationship to Insulin Resistance, Obesity, Atherosclerosis and Diabetes Mellitus, Type II." *Medical Hypotheses*, 2006, 67(4): 879-91, E-pub 15 Junho 2006.

Bobbert, T., L. Brechtel, K. Mai, B. Otto, C. Maser-Gluth, A. F. Pfeiffer, J. Spranger and S. Diederich. "Adaptation of the Hypothalamic-Pituitary Hormones During Intensive Endurance Training." *Clinical Endocrinology*, Novembro 2005, 63(5): 530-6.

Bujalska, I. J., M. Quinkler, J. W. Tomlinson, C. T. Montague, D. M. Smith and P. M. Stewart. "Expression Profiling of 11 Beta-Hydroxysteroid Dehydrogenase Type-1 and Glucocorticoid Target Genes in Subcutaneous and Omental Human Preadipocytes." *Journal of Molecular Endocrinology*, Outubro 2006, 37(2): 327-40.

Desbriere, R., V. Vuaroqueaux, V. Achard, S. Boullu-Ciocca, M. Labuhn, A. Dutour and M. Grino. "11 Beta-Hydroxysteroid Dehydrogenase Type 1 mRNA Is Increased in Both Visceral and Subcutaneous Adipose Tissue of Obese Patients." *Obesity*, Maio 2006, 14(5): 794-8.

Gambineri, A., V. Vicennati, S. Genghini, F. Tomassoni, U. Pagotto, R. Pasquali and B. R. Walker. "Genetic Variation in 11 Beta-Hydroxysteroid Dehydrogenase Type 1 Predicts Adrenal Hyperandrogenism among Lean Women with Polycystic Ovary Syndrome." *Journal of Clinical Endocrinology and Metabolism*, Junho 2006, 91(6): 2295-302, E-pub 21 Março 2006.

Koska, J., B. de Courten, D. J. Wake, S. Nair, B. R. Walker, J. C. Bunt, P. A. Permana, R. S. Lindsay and P. A. Tataranni. "11 Beta-Hydroxysteroid Dehydrogenase Type 1 in Adipose Tissue and Prospective Changes in Body Weight and Insulin Resistance." *Obesity*, Setembro 2006, 14(9): 1515-22.

Mariniello, B., V. Ronconi, S. Rilli, P. Bernante, M. Boscaro, F. Mantero and G. Giacchetti. "Adipose Tissue 11 Beta-Hydroxysteroid Dehydrogenase Type 1 Expression in Obesity and Cushing's Syndrome." *European Journal of Endocrinology*, Setembro 2006, 155(3): 435-41.

Oppermann, U. "Type 1 11 Beta-Hydroxysteroid Dehydrogenase as Universal Drug Target in Metabolic Diseases?" *Endocrine, Metabolic, and Immune Disorders Drug Targets*, Setembro 2006, 6(3): 259-69.

Paulsen, S. K., S. B. Pedersen, J. O. Jorgensen, S. Fisker, J. S. Christiansen, Flyvbjerg and B. Richelsen. "Growth Hormone (GH) Substitution in GH-Deficient Patients Inhibits 11 Beta-Hydroxysteroid Dehydrogenase Type 1 Messenger Ribonucleic Acid Expression in Adipose Tissue." *Journal of Clinical Endocrinology and Metabolism*, Março 2006, 91(3): 1093-8, E-pub 20 Dezembro 2005.

Pretorius, E., B. Wallner and J. Marx. "Cortisol Resistance in Conditions Such as Asthma and the Involvement of 11 Beta-HSD-2: A Hypothesis." *Hormone and Metabolic Research*, Junho 2006, 38(6): 368-76.

Schuster, D., E. M. Maurer, C. Laggner, L. G. Nashev, T. Wilckens, T. Langer and A. Odermatt. "The Discovery of New 11 Beta-Hydroxysteroid Dehydrogenase Type 1 Inhibitors by Common Feature Pharmacophore Modeling and Virtual Screening." *Journal of Medicinal Chemistry*, 15 Junho 2006, 49(12): 3454-66.

Seckl, J. R. and M. J. Meaney. "Glucocorticoid 'Programming' and PTSD Risk." *Annals of the New York Academy of Sciences*, Julho 2006, 1071: 351-78.

Su, X., N. Vicker, D. Ganeshapillai, A. Smith, A. Purohit, M. J. Reed and B. V. Potter. "Benzothiazole Derivatives as Novel Inhibitors of Human 11 Beta-Hydroxysteroid Dehydrogenase Type 1." *Molecular and Cellular Endocrinology*, 27 Março 2006, 248(1-2): 214-7.

Sukhija, R., P. Kakar, V. Mehta and J. L. Mehta. "Enhanced 11 BetaHydroxysteroid Dehydrogenase Activity, the Metabolic Syndrome, and Systemic Hypertension." *The American Journal of Cardiology*, 15 Agosto 2006, 98(4): 544-8, E-pub 28 Junho 2006.

Walker, B. R. and R. Andrew. "Tissue Production of Cortisol by 11 BetaHydroxysteroid Dehydrogenase Type 1 and Metabolic Disease." *Annals of the New York Academy of Sciences*, Novembro 2006, 1083: 165-84.

Wang, M. "Inhibitors of 11 Beta-Hydroxysteroid Dehydrogenase Type 1 for the Treatment of Metabolic Syndrome." *Current Opinion in Investigational Drugs*, Abril 2006, 7(4): 319-23.

Capítulo 5: Testosterona

Bell, R. J., S. Donath, S. L. Davison and S. R. Davis. "Endogenous Androgen Levels and Well-Being: Differences Between Premenopausal and Postmenopausal Women." *Menopause*, Janeiro-Fevereiro 2006, 13(1): 65-71.

Chen, R.Y., G. A. Wittert and G. R. Andrews. "Relative Androgen Deficiency in Relation to Obesity and Metabolic Status in Older Men." *Diabetes, Obesity and Metabolism*, Julho 2006, 8(4): 429-35.

Cikim, A. S., N. Ozbey, E. Sencer, S. Molvalilar and Y. Orhan. "Associations among Sex Hormone Binding Globulin Concentrations and Characteristics of the Metabolic Syndrome in Obese Women." *Diabetes, Nutrition and Metabolism*, Outubro 2004, 17(5): 290-5.

Cohen, P. G. "Diabetes Mellitus Is Associated with Subnormal Levels of Free Testosterone in Men." *BJU International*, Março 2006, 97(3): 652-3.

Derby, C. A., S. Zilber, D. Brambilla, K. H. Morales and J. B. McKinlay. "Body Mass Index, Waist Circumference and Waist to Hip Ratio and Change in Sex Steroid Hormones: The Massachusetts Male Aging Study." *Clinical Endocrinology*, Julho 2006, 65(1): 125-31.

Elin, R. J. and S. J. Winters. "Current Controversies in Testing Testosterone: Aging and Obesity." *Clinical Laboratory Medicine*, Março 2004, 24(1): 119-39.

Gapstur, S. M., P. Kopp, P. H. Gann, B. C. Chiu, L. A. Colangelo and K. Liu. "Changes in BMI Modulate Age-Associated Changes in Sex Hormone Binding Globulin and Total Testosterone, but Not Bioavailable Testosterone in Young Adult Men: The CARDIA Male Hormone Study." *International Journal of Obesity*, Abril 2007, 31(4): 685-91.

Kaplan, S. A., A. G. Meehan and A. Shah. "The Age Related Decrease in Testosterone Is Significantly Exacerbated in Obese Men with the Metabolic Syndrome. What Are the Implications for the Relatively High Incidence of Erectile Dysfunction Observed in These Men?" *The Journal of Urology*, Outubro 2006, 176(4 Pt. 1): 1524-7.

Lunenfeld, B. "Endocrinology of the Aging Male." *Minerva Ginecologica*, Abril 2006, 58(2): 153-70.

Maioes, J. S. and G. H. Watson. "Direct Effects of Sex Steroid Hormones on Adipose Tissues and Obesity." *Obesity Reviews*, Novembro 2004, 5(4): 197-216.

McTiernan, A., S. S. Tworoger, K. B. Rajan, Y. Yasui, B. Sorenson, C. M. Ulrich, J. Chubak, F. Z. Stanczyk, D. Bowen, M. L. Irwin, R. E. Rudolph, D. Potter and R. S. Schwartz. "Effect of Exercise on Serum Androgens in Postmenopausal Women: A 12-Month Randomized Clinical Trial." *Cancer Epidemiology Biomarkers and Prevention*, Julho 2004, 13(7): 1099-105.

McTiernan, A., L. Wu, C. Chen, R. Chlebowski, Y. Mossavar-Rahmani, F. Modugno, M. G. Perri, F. Z. Stanczyk, L. Van Horn, C. Y. Wang; Women's Health Initiative Investigators. "Relation of BMI and Physical Activity to Sex Hormones in Postmenopausal Women." *Obesity*, Setembro 2006, 14(9): 1662-77.

Mohr, B. A., S. Bhasin, C. L. Link, A. B. O'Donnell and J. B. McKinlay. "The Effect of Changes in Adiposity on Testosterone Levels in Older Men: Longitudinal Results from the Massachusetts Male Aging Study." *European Journal of Endocrinology*, Setembro 2006, 155(3): 443-52.

Osuna, J. A., R. Gomez-Perez, G. Arata-Bellabarba and V. Villaroel. "Relationship Between BMI, Total Testosterone, Sex Hormone-BindingGlobulin, Leptin, Insulin and Insulin Resistance in Obese Men." *Archives of Andrology*, Setembro/Outubro 2006, 52(5): 355-61.

Pasquali, R. "Obesity and Androgens: Facts and Perspectives." *Fertility and Sterility*, Maio 2006, 85(5): 1319-40.

Travison, T. G., A. B. Araujo, A. B. O'Donnell, V. Kupelian and J. B. McKinlay. "A Population-Level Decline in Serum Testosterone Levels in American Men." *Journal of Clinical Endocrinology and Metabolism*, Janeiro 2007, 92(1): 196-202.

Vicennati, V., L. Ceroni, S. Genghini, L. Patton, U. Pagotto and R. Pasquali. "Sex Difference in the Relationship Between the HypothalamicPituitary-Adrenal Axis and Sex Hormones in Obesity." *Obesity*, Fevereiro 2006, 14(2): 235-43.

Capítulo 8: Suplementos dietéticos

Suplementos a serem evitados

Geral: Cortisol e estimulantes à base de ervas

Al'Absi, M., W. R. Lovallo, B. McKey, B. H. Sung, T. L. Whitsett and M. F. Wilson. "Hypothalamic-Pituitary-Adrenocortical Responses to Psychological Stress and Caffeine in Men at High and Low Risk for Hypertension." *Psychosomatic Medicine*, Julho/Agosto 1998, 60(4): 521-27.

Charney, D. S., G. R. Heninger and P. I. Jatlow. "Increased Anxiogenic Effects of Caffeine in Panic Disorders." *Archives of General Psychiatry*, Março 1985, 42(3): 233-43.

Gilbert, D. G., W. D. Dibb, L. C. Plath and S. G. Hiyane. "Effects of Nicotine and Caffeine, Separately and in Combination, on EEG Topography, Mood, Heart Rate, Cortisol, and Vigilance." *Psychophysiology*, Setembro 2000, 37(5): 583-95.

Lovallo, W. R., M. al'Absi, K. Blick, T. L. Whitsett and M. F. Wilson. "Stress-Like Adrenocorticotropin Responses to Caffeine in Young Healthy Men." *Pharmacology, Biochemistry, and Behavior*, Novembro 1996, 55(3): 365-69.

Lovallo, W. R., G. A. Pincomb, B. H. Sung, R. B. Passey, K. P. Sausen and M. F. Wilson. "Caffeine Maio Potentiate Adrenocortical Stress Responses in Hypertension-Prone Men." *Hypertension*, Agosto 1989, 14(2): 170-76.

Mattila, M., T. Seppala and M. J. Mattila. "Anxiogenic Effect of Yohimbine in Healthy Subjects: Comparison with Caffeine and Antagonism by Clonidine and Diazepam." *International Clinical Psychopharmacology*, Julho 1988, 3(3): 215-29.

Paquot, N., P. Schneiter, E. Jequier and L. Tappy. "Effects of Glucocorticoids and Sympathomimetic Agents on Basal and Insulin-Stimulated Glucose Metabolism." *Clinical Physiology*, Maio 1995, 15(3): 231-40.

Pincomb, G. A., W. R. Lovallo, R. B. Passey, D. J. Brackett and M. F. Wilson. "Caffeine Enhances the Physiological Response to Occupational Stress in Medical Students." *Health and Psychology*, 1987, 6(2): 101-12.

Shepard, J. D., M. al'Absi, T. L. Whitsett, R. B. Passey and W. R. Lovallo. "Additive Pressor Effects of Caffeine and Stress in Male Medical Students at Risk for Hypertension." *American Journal of Hypertension*, Maio 2000, 13 (5, pt. 1): 475-81.

Ephedra/Ma huang/Sida cordifolia

Astrup, A., L. Breum, S. Toubro, P. Hein and F. Quaade. "The Effect and Safety of an Ephedrine/Caffeine Compound Compared to Ephedrine, Caffeine and Placebo in Obese Subjects on an Energy-Restricted Diet: A Double Blind Trial." *International Journal of Obesity and Related Metabolic Disorders*, Abril 1992, 16(4): 269-77.

Astrup, A., L. Breum and S. Toubro. "Pharmacological and Clinical Studies of Ephedrine and Other Thermogenic Agonists." *Obesity Research*, Novembro 1995, 3(suppl. 4): S537-40.

Breum. L., J. K. Pedersen, F. Ahlstrom and J. Frimodt-Moller. "Comparison of an Ephedrine/Caffeine Combination and Dexfenfluramine in the Treatment of Obesity: A Double-Blind Multi-Centre Trial in General Practice." *International Journal of Obesity and Related Metabolic Disorders*, Fevereiro 1994, 18(2): 99-103.

Daly, P. A., D. R. Krieger, A. G. Dulloo, J. B. Young and L. Landsberg. "Ephedrine, Caffeine and Aspirin: Safety and Efficacy for Treatment of Human Obesity." *International Journal of Obesity and Related Metabolic Disorders*, Fevereiro 1993, 17(suppl. 1): S73-78.

Gurley, B. J., S. F. Gardner and M. A. Hubbard. "Content Versus Label Claims in Ephedra-Containing Dietary Supplements." *American Journal of Health Systems Pharmacology*, 15 Maio 2000, 57(10): 963-69.

Toubro, S., A. V. Astrup, L. Breum and F. Quaade. "Safety and Efficacy of Long-Term Treatment with Ephedrine, Caffeine and an Ephedrine/Caffeine Mixture." *International Journal of Obesity and Related Metabolic Disorders*, Fevereiro 1993, 17(suppl. 1): S69-72.

Toubro. S., A. Astrup, L. Breum and F. Quaade. "The Acute and Chronic Effects of Ephedrine/Caffeine Mixtures on Energy Expenditure and Glucose Metabolism in Humans." *International Journal of Obesity and Related Metabolic Disorders*, Dezembro 1993, 17(suppl. 3): S73-77; discussion S82.

Guaraná

Galduroz, J. C., and E. de A. Carlini. "Acute Effects of the Paullinia Cupana 'Guarana' on the Cognition of Normal Volunteers." *Revista Paulista de Medicina*, Julho/Setembro 1994, 112(3): 607-11.

Galduroz, J. C., and E. de A. Carlini. "The Effects of Long-Term Administration of Guarana on the Cognition of Normal, Elderly Volunteers." *Revista Paulista de Medicina*, Janeiro/Fevereiroo 1996, 114(1): 1073-78.

Katzung, W. "Guaraná: A Natural Product with High Caffeine Content." *Medizinische Monatsschrift Pharmazeuten*, Novembro 1993, 16(11): 330-33.

Sinefrina/Zhi shi/Citrus aurantium

Chen, X., L. Y. Liu, H. W. Deng, Y. X. Fang and Y. W. Ye. "The Effects of Citrus Aurantium and Its Active Ingredient N-Methyltyramine on the Cardiovascular Receptors." *Yao Hsueh Hsueh Pao*, Abril 1981, 16(4): 253-59.

Fontana, E., N. Morin, D. Prevot and C. Carpene. "Effects of Octopamine on Lipolysis, Glucose Transport and Amine Oxidation in Mammalian Fat Cells." *Comparative Biochemistry and Physiology. Toxicology and Pharmacology*, Janeiro 2000, 125(1): 33-44.

Galitzky, J., C. Carpene, M. Lafontan and M. Berlan. "Specific Stimulation of Adipose Tissue Adrenergic Beta 3 Receptors by Octopamine." *Comptes Rendus de l'Academie des Sciences. Serie III, Sciences de la Vie*, 1993, 316(5): 519-23.

Yohimbe/Quebracho

Adimoelja, A. "Phytochemicals and the Breakthrough of Traditional Herbs in the Management of Sexual Dysfunctions." *International Journal of Andrology*, 2000, 23(suppl. 2): 82-84.

De Smet, P. A. and O. S. Smeets. "Potential Risks of Health-Food Products Containing Yohimbe Extracts." *British Medical Journal*, 8 Outubro 1994, 309(6959): 958.

Coleus

Greenway, F. L., and G. A. Bray. "Regional Fat Loss from the Thigh in Obese Women after Adrenergic Modulation." *Clinical Therapy*, 1987, 9(6): 663-69.

Martin, L. F., C. M. Klim, S. J. Vannucci, L. B. Dixon, J. R. Landis and F. LaNoue. "Alterations in Adipocyte Adenylate Cyclase Activity in Morbidly Obese and Formerly Morbidly Obese Humans." *Surgery*, Agosto 1990, 108(2): 228-34; discussion 234-35.

Mauriege, P., D. Prud'homme, S. Lemieux, A. Tremblay and J. P. Despres. "Regional Differences in Adipose Tissue Lipolysis from Lean and Obese Women: Existence of Postreceptor Alterations." *American Journal of Physiology*, Agosto 1995, 269(2, pt. 1): E341-50.

Mauriege, P., D. Prud'homme, M. Marcotte, M. Yoshioka, A. Tremblay and J. P. Despres. "Regional Differences in Adipose Tissue Metabolism Between Sedentary and Endurance-Trained Women." *American Journal of Physiology*, Setembro 1997, 273(3, pt. 1): E497-506.

Van Belle, H. "Is There a Role for cAMP and Adenyl Cyclase?" *Journal of Cardiovascular Pharmacology*, 1985, 7(suppl. 5): S28-32.

Vitaminas e minerais para adaptação ao estresse

Vitamina C

Halliwell, B. "Antioxidant Defense Mechanisms: From the Beginning to the End (of the Beginning)." *Free-Radical Research*, Outubro 1999, 31(4): 261-72.

Jacob, R. A., F. S. Pianalto and R. E. Agee. "Cellular Ascorbate Depletion in Healthy Men." *Journal of Nutrition*, Maio 1992, 122(5): 1111-18.

Johnston, C. S., C. G. Meyer and J. C. Srilakshmi. "Vitamin C Elevates Red Blood Cell Glutathione in Healthy Adults." *American Journal of Clinical Nutrition*, Julho 1993, 58(1): 103-5.

Rokitzki, L., S. Hinkel, C. Klemp, D. Cufi and J. Keul. "Dietary, Serum and Urine Ascorbic Acid Status in Male Athletes." *International Journal of Sports Medicine*, Outubro 1994, 15(7): 435-40.

Sinclair, A. J., P. B. Taylor, J. Lunec, A. J. Girling and A. H. Barnett. "Low Plasma Ascorbate Levels in Patients with Type-2 Diabetes Mellitus Consuming Adequate Dietary Vitamin C." *Diabetes Medicine*, Novembro 1994, 11(9): 893-98.

VanderJagt, D. J., P. J. Garry and H. N. Bhagavan. "Ascorbic Acid Intake and Plasma Levels in Healthy Elderly People." *American Journal of Clinical Nutrition*, Agosto 1987, 46(2): 290-94.

Cálcio

Heaney, R. P. "Low Calcium Intake among African Americans: Effects on Bones and Body Weight." *Journal of Nutrition*, Abril 2006, 136(4): 1095-8.

Major, G. C., F. Alarie, J. Dore, S. Phouttama and A. Tremblay. "Supplementation with Calcium + Vitamin D Enhances the Beneficial Effect of Weight Loss on Plasma Lipid and Lipoprotein Concentrations." *American Journal of Clinical Nutrition*, Janeiro 2007, 85(1): 54-9.

Zemel, M. B. "The Role of Dairy Foods in Weight Management." *Journal of the American College of Nutrition*, Dezembro 2005, 24(6 Suppl): 537S-46S.

Zemel, M. B., J. Richards, A. Milstead and P. Campbell. "Effects of Calcium and Dairy on Body Composition and Weight Loss in African-American Adults." *Obesity Research*, Jul. 2005, 13(7): 1218-25.

Magnésio

Altura, B. M. and B. T. Altura. "New Perspectives on the Role of Magnesium in the Pathophysiology of the Cardiovascular System: Clinical Aspects." *Magnesium*, 1985, 4(5-6): 226-44.

Paddle, B. M. and N. Haugaard. "Role of Magnesium in Effects of Epinephrine on Heart Contraction and Metabolism." *American Journal of Physiology*, Outubro 1971, 221(4): 1178-84.

Savabi, F., V. Gura, S. Bessman and N. Brautbar. "Effects of Magnesium Depletion on Myocardial High-Energy Phosphates and Contractility." *Biochemical Medicine and Metabolic Biology*, Abril 1988, 39(2): 131-39.

Zimmermann, P., U. Weiss, H. G. Classen, B. Wendt, A. Epple, H. Zollner, W. Temmel, M. Weger and S. Porta. "The Impact of Diets with Different Magnesium Contents on Magnesium and Calcium in Serum and Tissues of the Rat." *Life Sciences,* 14 Julho 2000, 67(8): 949-58.

Vitaminas do complexo B (tiamina, riboflavina, ácido pantotênico, piridoxina)

Baldewicz, T., K. Goodkin, D. J. Feaster, N. T. Blaney, M. Kumar, A. Kumar, G. Shor-Posner and M. Baum. "Plasma Pyridoxine Deficiency Is Related to Increased Psychological Distress in Recently Bereaved Homosexual Men." *Psychosomatic Medicine*, Maio-Junho 1998, 60(3): 297-308.

Bendich, A. "The Potential for Dietary Supplements to Reduce Premenstrual Syndrome (PMS) Symptoms." *Journal of the American College of Nutrition*, Fevereiro 2000, 19(1): 3-12.

Bigazzi, M., S. Ferraro, R. Ronga, G. Scarselli, V. Bruni and A. L. Olivotti. "Effect of Vitamin B-6 on the Serum Concentration of Pituitary Hormones in Normal Humans and under Pathologic Conditions." *Journal of Endocrinological Investigation*, Abril-Junho 1979, 2(2): 117-24.

Heap, L. C., T. J. Peters and S. Wessely. "Vitamin B Status in Patients with Chronic Fatigue Syndrome." *Journal of the Royal Society of Medicine*, Abril 1999, 92(4): 183-85.

Kopp-Woodroffe, S. A., M. M. Manore, C. A. Dueck, J. S. Skinner and K. S. Matt. "Energy and Nutrient Status of Amenorrheic Athletes Participating in a Diet and Exercise Training Intervention Program." *International Journal of Sport Nutrition*, Março 1999, 9(1): 70-88.

Leung, L. H. "Pantothenic Acid as a Weight-Reducing Agent: Fasting Without Hunger, Weakness and Ketosis." *Medical Hypotheses*, Maio 1995, 44(5): 403-5.

Manore, M. M. "Effect of Physical Activity on Thiamine, Riboflavin, and Vitamin B-6 Requirements." *American Journal of Clinical Nutrition*, Agosto 2000, 72(2, suppl.): S598-606.

Suplementos para controle do cortisol

Casca de magnólia

Kuribara, H., E. Kishi, N. Hattori, M. Okada and Y. Maruyama. "The Anxiolytic Effect of Two Oriental Herbal Drugs in Japan Attributed to Honokiol from Magnolia Bark." *Journal of Pharmacy and Pharmacology*, Novembro 2000, 52(11): 1425-29.

Wang, S. M., L. J. Lee, Y. T. Huang, J. J. Chen and Y. L. Chen. "Magnolol Stimulates Steroidogenesis in Rat Adrenal Cells." *British Journal of Pharmacology*, Novembro 2000, 131(6): 1172-78.

Watanabe, K., Y. Goto and K. Yoshitomi. "Central Depressant Effects of the Extracts of Magnolia Cortex." *Chemical and Pharmacological Bulletin.* Tokyo, Agosto 1973, 21(8): 1700-8.

Watanabe, K., H. Watanabe, Y. Goto, M. Yamaguchi, N. Yamamoto and K. Hagino. "Pharmacological Properties of Magnolol and Honokiol Extracted from Magnolia Officinalis: Central Depressant Effects." *Planta Medica*, Outubro 1983, 49: 103-8.

Watanabe, K., H. Y. Watanabe, Y. Goto, N. Yamamoto and M. Yoshizaki. "Studies on the Active Principles of Magnolia Bark: Centrally Acting Muscle Relaxant Activity of Magnolol and Honokiol." *Japanese Journal of Pharmacology*, Outubro 1975, 25(5): 605-7.

Teanina

Kakuda, T., A. Nozawa, T. Unno, N. Okamura and O. Okai. "Inhibiting Effects of Theanine on Caffeine Stimulation Evaluated by EEG in the Rat." *Biosciences, Biotechnology, and Biochemistry*, Fevereiro 2000, 64(2): 287-93.

Yokogoshi, H., Y. Kato, Y. M. Sagesaka, T. Takihara-Matsuura, T. Kakuda and N. Takeuchi. " Reduction Effect of Theanine on Blood Pressure and Brain 5-Hydroxyindoles in Spontaneously Hypertensive Rats." *Biosciences, Biotechnology, and Biochemistry,* Abril 1995, 59(4): 615-18.

Yokogoshi, H. and T. Terashima. "Effect of Theanine, R-Glutamylethylamide, on Brain Monoamines, Striatal Dopamine Release and Some Kinds of Behavior in Rats." *Nutrition*, Setembro 2000, 16(9): 776-77.

Epimedium

Cai, D., S. Shen and X. Chen. "Clinical and Experimental Research of Epimedium Brevicornum in Relieving Neuroendocrino-Immunological Effect Inhibited by Exogenous Glucocorticoid." *Zhongguo Zhong Xi Yi Jie He Za Zhi*, Janeiro 1998, 18(1): 4-7.

Kuang, A. K., J. L. Chen and M. D. Chen. "Effects of Yang-Restoring Herb Medicines on the Levels of Plasma Corticosterone, Testosterone and Triiodothyronine." *Zhong Xi Yi Jie He Za Zhi*, Dezembro 1989, 9(12): 737-38, 710.

Zhang, J. Q. "Clinical and Experimental Studies on Yang Deficiency." *Journal of Traditional Chinese Medicine*, Setembro 1982, 2(3): 237-42.

Zhong, L. Y., Z. Y. Shen and D. F. Cai. "Effect of Three Kinds (Tonifying Kidney, Invigorating Spleen, Promoting Blood Circulation) Recipes on the Hypothalamus-Pituitary-Adrenal-Thymus (HPAT) Axis and CRF Gene Expression." *Zhongguo Zhong Xi Yi Jie He Za Zhi*, Janeiro 1997, 17(1): 39-41.

Fitosteróis

Agren, J. J., E. Tvrzicka, M. T. Nenonen, T. Helve and O. Hanninen. "Divergent Changes in Serum Sterols During a Strict Uncooked Vegan Diet in Patients with Rheumatoid Arthritis." *British Journal of Nutrition*, Fevereiro 2001, 85(2): 137-39.

Bouic, P. J. and J. H. Lamprecht. "Plant Sterols and Sterolins: A Review of Their Immune-Modulating Properties." *Alternative Medicine Review*, Junho 1999, 4(3): 170-77.

"Plant Sterols and Sterolins." *Alternative Medicine Review*, Abril 2001, 6(2): 203-6.

Fosfatidilserina

Diboune, M., G. Ferard, Y. Ingenbleek, A. Bourguignat, D. Spielmann, C. Scheppler-Roupert, P. A. Tulasne, B. Calon, M. Hasselmann, P. Sauder, et al. "Soybean Oil, Blackcurrant Seed Oil, Medium-Chain Triglycerides, and Plasma Phospholipid Fatty Acids of Stressed Patients." *Nutrition*, Julho/Agosto 1993, 9(4): 344-49.

Leathwood, P. D. "Neurotransmitter Precursors and Brain Function." *Bibliotheca Nutritio et Dieta*, 1986, (38): 54-71.

Monteleone, P., L. Beinat, C. Tanzillo, M. Maj and D. Kemali. "Effects of Phosphatidylserine on the Neuroendocrine Response to Physical Stress in Humans." *Neuroendocrinology*, Setembro 1990, 52(3): 243-58.

Monteleone, P., M. Maj, L. Beinat, M. Natale and D. Kemali. "Blunting by Chronic Phosphatidylserine Administration of the Stress-Induced Activation of the Hypothalamo-Pituitary-Adrenal Axis in Healthy Men." *European Journal of Clinical Pharmacology*, 1992, 42(4): 385-88.

Wurtman, R. J. "Nutrients that Modify Brain Function." *Scientific American*, Abril 1982, 246(4): 50-9.

Tirosina

Acworth, I. N., M. J. During and R. J. Wurtman. "Tyrosine: Effects on Catecholamine Release." *Brain Research Bulletin*, Setembro 1988, 21(3): 473-77.

Caballero, B., R. E. Gleason and R. J. Wurtman. "Plasma Amino Acid Concentrations in Healthy Elderly Men and Women." *American Journal of Clinical Nutrition*, Maio 1991, 53(5): 1249-52.

Conlay, L. A., R. J. Wurtman, G. Lopez, I. Coviella, J. K. Blusztajn, C. A. Vacanti, M. Logue, M. During, B. Caballero, T. J. Maher and G. Evoniuk. "Effects of Running the Boston Marathon on Plasma Concentrations of Large Neutral Amino Acids." *Journal of Neural Transmission*, 1989, 76(1): 65-71.

Dollins, A. B., L. P. Krock, W. F. Storm, R. J. Wurtman and H. R. Lieberman. "L-Tyrosine Ameliorates Some Effects of Lower Body Negative Pressure Stress." *Physiology and Behavior*, Fevereiro 1995, 57(2): 223-30.

Lieberman, H. R., S. Corkin, B. J. Spring, R. J. Wurtman and J. H. Growdon. "The Effects of Dietary Neurotransmitter Precursors on Human Behavior." *American Journal of Clinical Nutrition*, Agosto 1985, 42(2): 366-70.

Milner, J. D. and R. J. Wurtman. "Tyrosine Availability: A Presynaptic Factor Controlling Catecholamine Release." *Advances in Experimental Medicine and Biology*, 1987, 221: 211-21.

Reinstein, D. K., H. Lehnert and R. J. Wurtman. "Dietary Tyrosine Suppresses the Rise in Plasma Corticosterone Following Acute Stress in Rats." *Life Sciences*, 9 Dezembro 1985, 37(23): 2157-63.

Wurtman, R. J. "Effects of Their Nutrient Precursors on the Synthesis and Release of Serotonin, the Catecholamines, and Acetylcholine: Implications for Behavioral Disorders." *Clinical Neuropharmacology*, 1988, 11(suppl. 1): S187-93.

Aminoácidos de cadeia ramificada (ACR: valina, leucina e isoleucina)

Blomstrand, E., F. Celsing and E. A. Newsholme. "Changes in Plasma Concentrations of Aromatic and Branched-Chain Amino Acids During Sustained Exercise in Man and Their Possible Role in Fatigue." *Acta Physiologica Scandinavia*, Maio 1988, 133(1): 115-21.

Blomstrand, E., P. Hassmen, S. Ek, B. Ekblom and E. A. Newsholme. "Influence of Ingesting a Solution of Branched-Chain Amino Acids on Perceived Exertion During Exercise." *Acta Physiologica Scandinavia*, Janeiro 1997, 159(1): 41-49.

Castell, L. M., T. Yamamoto, J. Phoenix and E. A. Newsholme. "The Role of Tryptophan in Fatigue in Different Conditions of Stress." *Advances in Experimental Medicine and Biology*, 1999, 467: 697-704.

Davis, J. M., R. S. Welsh, K. L. De Volve and N. A. Alderson. "Effects of Branched-Chain Amino Acids and Carbohydrate on Fatigue During Intermittent, High-Intensity Running." *International Journal of Sports Medicine*, Julho 1999, 20(5): 309-14.

Gastmann, U. A. and M. J. Lehmann. "Overtraining and the BCAA Hypothesis." *Medicine and Science in Sports and Exercise*, Julho 1998, 30(7): 1173-78.

Hassmen, P., E. Blomstrand, B. Ekblom and E. A. Newsholme. " Branched-Chain Amino Acid Supplementation During 30-Km Competitive Run: Mood and Cognitive Performance." *Nutrition*, Setembro/Outubro 1994, 10(5): 405-10.

Lehmann, M., M. Huonker, F. Dimeo, N. Heinz, U. Gastmann, N. Treis, J. M. Steinacker, J. Keul, R. Kajewski and D. Haussinger. "Serum Amino Acid Concentrations in Nine Athletes Before and After the 1993 Colmar Ultra Triathlon." *International Journal of Sports Medicine*, Abril 1995, 16(3): 155-69.

Mittleman, K. D., M. R. Ricci and S. P. Bailey. "Branched-Chain Amino Acids Prolong Exercise During Heat Stress in Men and Women." *Medicine and Science in Sports and Exercise*, Janeiro 1998, 30(1): 83-91.

Suplementos de controle de testosterona

DHEA (Desidroepiandrosterona)

Brown, G. A., M. D. Vukovich, R. L. Sharp, T. A. Reifenrath, K. A. Parsons and D. S. King. "Effect of Oral DHEA on Serum Testosterone and Adaptations to Resistance Training in Young Men." *Journal of Applied Physiology*, Dezembro 1999, 87(6): 2274-83.

Filaire, E., P. Duche and G. Lac. "Effects of Amount of Training on the Saliva Concentrations of Cortisol, Dehydroepiandrosterone and on the Dehydroepiandrosterone: Cortisol Concentration Ratio in Women over 16 Weeks of Training." *European Journal of Applied Physiology and Occupational Physiology*, Outubro 1998, 78(5): 466-71.

Filaire, E., P. Duche and G. Lac. "Effects of Training for Two Ball Games on the Saliva Response of Adrenocortical Hormones to Exercise in Elite Sportswomen." *European Journal of Applied Physiology and Occupational Physiology*, Abril 1998, 77(5): 452-56.

Keizer, H., G. M. Janssen, P. Menheere and G. Kranenburg. "Changes in Basal Plasma Testosterone, Cortisol, and Dehydroepiandrosterone Sulfate in Previously Untrained Males and Females Preparing for a Marathon." *International Journal of Sports Medicine*, Outubro 1989, 10(suppl. 3): S139-45.

Zinco

Abbasi, A. A., A. S. Prasad, P. Rabbani and E. DuMouchelle. "Experimental Zinc Deficiency in Man: Effect on Testicular Function." *Journal of Laboratory and Clinical Medicine*, Setembro 1980, 96(3): 544-50.

Lukaski, H. C. "Magnesium, Zinc, and Chromium Nutriture and Physical Activity." *American Journal of Clinical Nutrition*, Agosto 2000, 72(2, suppl.): S585-93.

McDonald, R. and C. L. Keen. "Iron, Zinc, and Magnesium Nutrition and Athletic Performance." *Sports Medicine*, Março 1988, 5(3): 171-84.

Nishi Y. "Anemia and Zinc Deficiency in the Athlete." *Journal of the American College of Nutrition*, Agosto 1996, 15(4): 323-24.

Prasad, A. S. "Zinc Deficiency in Human Subjects." *Progress in Clinical and Biological Research*, 1983, 129: 1-33.

Cordyceps

Bao, T. T., G. F. Wang and Y. L. Yang. "Pharmacological Actions of Cordyceps Sinensis." *Chung Hsi I Chieh Ho Tsa Chih*, Junho 1988, 8(6): 352-54, 325-26.

Kuo, Y. C., W. J. Tsai, M. S. Shiao, C. F. Chen and C. Y. Lin. "Cordyceps Sinensis as an Immunomodulatory Agent." *American Journal of Chinese Medicine*, 1996, 24(2): 111-25.

Zhu, J. S., G. M. Halpern and K. Jones. "The Scientific Rediscovery of an Ancient Chinese Herbal Medicine: Cordyceps Sinensis: Part I." *Journal of Alternative and Complementary Medicine*, Fall 1998, 4(3): 289-303.

Zhu, J. S., G. M. Halpern and K. Jones. "The Scientific Rediscovery of a Precious Ancient Chinese Herbal Regimen: Cordyceps Sinensis: Parte II." *Journal of Alternative and Complementary Medicine*, Inverno 1998, 4(4): 429-57.

Ácido linoleico conjugado (CLA)

Stangl, G. I. "Conjugated Linoleic Acids Exhibit a Strong Fat-to-Lean Partitioning Effect, Reduce Serum VLDL Lipids and Redistribute Tissue Lipids in Food-Restricted Rats." *Journal of Nutrition*, Maio 2000, 130(5): 1140-46.

Zambell, K. L., N. L. Keim, M. D. Van Loan, B. Gale, P. Benito, D. S. Kelley and G. J. Nelson. "Conjugated Linoleic Acid Supplementation in Humans: Effects on Body Composition and Energy Expenditure." *Lipids*, Julho 2000, 35(7): 777-82.

HMB (hidroximetilbutirato)

Kreider, R. B., M. Ferreira, M. Wilson and A. L. Almada. "Effects of Calcium Beta-Hydroxy-Beta-Methylbutyrate (HMB) Supplementation During Resistance-Training on Markers of Catabolism, Body Composition and Strength." *International Journal of Sports Medicine*, Novembro 1999, 20(8): 503-9.

Nissen, S., R. Sharp, M. Ray, J. A. Rathmacher, D. Rice, J. C. Fuller, Jr., A. S. Connelly and N. Abumrad. "Effect of Leucine Metabolite Beta-HydroxyBeta-Methylbutyrate on Muscle Metabolism During Resistance-Exercise Training." *Journal of Applied Physiology*, Novembro 1996, 81(5): 2095-104.

Panton, L. B., J. A. Rathmacher, S. Baier and S. Nissen. "Nutritional Supplementation of the Leucine Metabolite Beta-Hydroxy-Beta-Methylbutyrate (HMB) During Resistance Training." *Nutrition*, Sept. 2000, 16(9): 734-39.

Slater, G. J. and D. Jenkins. "Beta-Hydroxy-Beta-Methylbutyrate (HMB) Supplementation and the Promotion of Muscle Growth and Strength." *Sports Medicine*, Agosto 2000, 30(2): 105-16.

Adaptógenos (suplementos gerais antiestresse)

Ginseng

Avakian, E. V., R. B. Sugimoto, S. Taguchi and S. M. Horvath. "Effect of Panax Ginseng Extract on Energy Metabolism During Exercise in Rats." *Planta Medica*, Abril 1984, 50(2): 151-54.

Dowling, E. A., D. R. Redondo, J. D. Branch, S. Jones, G. McNabb and M. H. Williams. "Effect of Eleutherococcus Senticosus on Submaximal and Maximal Exercise Performance." *Medical Science, Sports, and Exercise*, Abril 1996, 28(4): 482-89.

Wang, B. X., J. C. Cui, A. J. Liu and S. K. Wu. "Studies on the AntiFatigue Effect of the Saponins of Stems and Leaves of Panax Ginseng (SSLG)." *Journal of Traditional Chinese Medicine*, Junho 1983, 3(2): 89-94.

Wang, L. C. and T. F. Lee. "Effect of Ginseng Saponins on Exercise Performance in Non-Trained Rats." *Planta Medica*, Março 1998, 64(2): 130-33.

Ziemba, A. W., J. Chmura, H. Kaciuba-Uscilko, K. Nazar, P. Wisnik and W. Gawronski. "Ginseng Treatment Improves Psychomotor Performance at Rest and During Graded Exercise in Young Athletes." *International Journal of Sport Nutrition*, Dezembro 1999, 9(4): 371-77.

Ashwagandha

Bhattacharya, S. K., A. Bhattacharya, K. Sairam and S. Ghosal. "Anxiolytic-Antidepressant Activity of Withania Somnifera Glycowith-anolides: An Experimental Study." *Phytomedicine*, Dezembro 2000, 7(6): 463-69.

Dhuley, J. N. "Adaptogenic and Cardioprotective Action of Ashwagandha in Rats and Frogs." *Journal of Ethnopharmacology*, Abril 2000, 70(1): 57-63.

Dhuley, J. N. "Effect of Ashwagandha on Lipid Peroxidation in StressInduced Animals." *Journal of Ethnopharmacology*, Março 1998, 60(2): 173-78.

Mishra, L. C., B. B. Singh and S. Dagenais. "Scientific Basis for the Therapeutic Use of Withania Somnifera (Ashwagandha): A Review." *Alternative Medicine Review*, Agosto 2000, 5(4): 334-46.

Ziauddin, M., N. Phansalkar, P. Patki, S. Diwanay and B. Patwardhan. "Studies on the Immunomodulatory Effects of Ashwagandha." *Journal of Ethnopharmacology*, Fevereiro 1996, 50(2): 69-76.

Suma

Arletti, R., A. Benelli, E. Cavazzuti, G. Scarpetta and A. Bertolini. "Propriedade estimulante dos extratos de Turnera Diffusa e Pfaffia Paniculata sobre o comportamento sexual de ratos machos." *Psychopharmacology*. Berlim, Março 1999, 143(1): 15-19.

Watanabe, T., M. Watanabe, Y. Watanabe and C. Hotta. "Effects of Oral Administration of Pfaffia Paniculata (Brazilian Ginseng) on Incidence of Spontaneous Leukemia in AKR/J Mice." *Cancer Detection and Prevention*, 2000, 24(2): 173-78.

Schisandra

Li, P. C., K. T. Poon and K. M. Ko. "Schisandra Chinensis-Dependent Myocardial Protective Action of Sheng-Mai-San in Rats." *American Journal of Chinese Medicine*, 1996, 24(3-4): 255-62.

Liu, G. T. "Advances in Research of the Action of Components Isolated from Fructus Schizandrae Chinensis on Animal Livers." *Chung Hsi I Chieh Ho Tsa Chih*, Maio 1983, 3(3): 182-85.

Yan-yong, C., S. Zeng-bao and L. Lian-niang. "Studies of Fructus Schizandrae IV: Isolation and Determination of the Active Compounds (in Lowering High SGPT Levels) of Schizandra Chinensis." *Baillieres Scientifica Sinica.* Março/Abril 1976, 19(2): 276-90.

Rhodiola

Maslova, L. V., B. Iu. Kondrat'ev, L. N. Maslov and Iu. B. Lishmanov. "The Cardioprotective and Antiadrenergic Activity of an Extract of Rhodiola Rosea in Stress." *Eksperimental Klinicheskaia Farmakologiia*, Novembro/Dezembro 1994, 57(6): 61-63.

Rege, N. N., U. M. Thatte and S. A. Dahanukar. "Adaptogenic Properties of Six Rasayana Herbs Used in Ayurvedic Medicine." *Phytotherapy Research*, Junho 1999, 13(4): 275-91.

Spasov, A. A., G. K. Wikman, V. B. Mandrikov, I. A. Mironova and V. V. Neumoin. " A Double-Blind, Placebo-Controlled Pilot Study of the Stimulating and Adaptogenic Effect of Rhodiola Rosea SHR-5 Extract on the Fatigue of Students Caused by Stress During an Examination Period with a Repeated Low-Dose Regimen." *Phytomedicine*, Abril 2000, 7(2): 85-89.

Astrágalo

Sinclair, S. "Chinese Herbs: A Clinical Review of Astragalus, Ligusticum, and Schizandrae." *Alternative Medicine Review*, Ocober 1998, 3(5): 338-44.

Sugiura, H., H. Nishida, R. Inaba and H. Iwata. "Effects of Exercise in the Growing Stage in Mice and of Astragalus Membranaceus on Immune Functions." *Nippon Eiseigaku Zasshi*, Fevereiro 1993, 47(6): 1021-31.

Sun, Y., E. M. Hersh, M. Talpaz, S. L. Lee, W. Wong, T. L. Loo and G. M. Mavligit. "Immune Restoration and/or Augmentation of Local Graft Versus Host Reaction by Traditional Chinese Medicinal Herbs." *Cancer*, 1 Julho 1983, 52(1): 70-73.

Zhao, K. S., C. Mancini and G. Doria. "Enhancement of the Immune Response in Mice by Astragalus Membranaceus Extracts." *Immunopharmacology*, Novembro-Dezembro 1990, 20(3): 225-33.

Suplementos para relaxamento e calma

Kava kava

Heiligenstein, E., and G. Guenther. "Over-the-Counter Psychotropics: A Review of Melatonin, St. John's Wort, Valerian, and Kava-Kava." *Journal of the American College of Health*, Maio 1998, 46(6): 271-76.

Herberg, K. W. "Effect of Kava-Special Extract WS 1490 Combined with Ethyl Alcohol on Safety-Relevant Performance Parameters." *Blutalkohol*, Março 1993, 30(2): 96-105.

Muller, B. and R. Komorek. "Treatment with Kava: The Root to Combat Stress." *Wiener Medzinische Wochenschrift*, 1999, 149(8-10): 197-201.

Pittler, M. H. and E. Ernst. "Efficacy of Kava Extract for Treating Anxiety: Systematic Review and Meta-Analysis." *Journal of Clinical Psychopharmacology*, Fevereiro 2000, 20(1): 84-89.

Scherer, J. "Kava-Kava Extract in Anxiety Disorders: An Outpatient Observational Study." *Advances in Therapy*. Julho/Agosto 1998, 15(4): 261-69.

Volz, H. P. and M. Kieser. "Kava-Kava Extract WS 1490 Versus Placebo in Anxiety Disorders: A Randomized Placebo-Controlled 25-Week Outpatient Trial." *Pharmacopsychiatry*, Janeiro 1997, 30(1): 1-5.

Melatonina

Arendt, J. and S. Deacon. "Treatment of Circadian Rhythm Disorders: Melatonin." *Chronobiology International*, Março 1997, 14(2): 185-204.

Chase, J. E., and B. E. Gidal. "Melatonin: Therapeutic Use in Sleep Disorders." *Annals of Pharmacotherapy*, Outubro 1997, 31(10): 1218-26.

Defrance, R., and M. A. Quera-Salva. "Therapeutic Applications of Melatonin and Related Compounds." *Hormone Research,* 1998, 49(3-4): 142-46.

Jan, J. E., H. Espezel, R. D. Freeman and D. K. Fast. "Melatonin Treatment of Chronic Sleep Disorders." *Journal of Childhood Neurology*, Fevereiro 1998, 13(2): 98.

Okawa, M., M. Uchiyama, S. Ozaki, K. Shibui, Y. Kamei, T. Hayakawa and J. Urata. "Melatonin Treatment for Circadian Rhythm Sleep Disorders." *Psychiatry and Clinical Neuroscience*, Abril 1998, 52(2): 259-60.

Sack, R. L., R. J. Hughes, D. M. Edgar and A. J. Lewy. "Sleep-Promoting Effects of Melatonin: At What Dose, in Whom, under What Conditions, and by What Mechanisms?" *Sleep*, Outubro 1997, 20(10): 908-15.

Sack, R. L., A. J. Lewy and R. J. Hughes. "Use of Melatonin for Sleep and Circadian Rhythm Disorders." *Annals of Medicine*, Fevereiro 1998, 30(1): 115-21.

Valeriana

Balderer, G., and A. A. Borbely. "Effect of Valerian on Human Sleep." *Psychopharmacology*, Berlin, 1985, 87(4): 406-9.

Donath, F., S. Quispe, K. Diefenbach, A. Maurer, I. Fietze and I. Roots. "Critical Evaluation of the Effect of Valerian Extract on Sleep Structure and Sleep Quality." *Pharmacopsychiatry*, Março 2000, 33(2): 47-53.

Houghton, P. J. "The Biological Activity of Valerian and Related Plants." *Journal of Ethnopharmacology*, Fevereiro/Março 1988, 22(2): 121-42.

Schmitz, M., and M. Jackel. "Comparative Study for Assessing Quality of Life of Patients with Exogenous Sleep Disorders (Temporary Sleep Onset and Sleep Interruption Disorders) Treated with a Hops-Valerian Preparation and a Benzodiazepine Drug." *Wiener Medizinische Wochen-schrift*, 1998, 148(13): 291-98.

Gotu kola

Bradwejn, J., Y. Zhou, D. Koszycki and J. Shlik. "A Double-Blind, Placebo-Controlled Study on the Effects of Gotu Kola (Centella Asiatica) on Acoustic Startle Response in Healthy Subjects." *Journal of Clinical Psychopharmacology*, Dezembro 2000, 20(6): 680-84.

Shukla, A., A. M. Rasik and B. N. Dhawan. "Asiaticoside-Induced Elevation of Antioxidant Levels in Healing Wounds." *Phytotherapy Research*, Fevereiro 1999, 13(1): 50-54.

Erva-de-são-joão

De Vry, J., S. Maurel, R. Schreiber, R. de Beun and K. R. Jentzsch. "Comparison of Hypericum Extracts with Imipramine and Fluoxetine in Animal Models of Depression and Alcoholism." *European Neuropsychopharmacology*, Dezembro 1999, 9(6): 461-68.

Gaster, B. and J. Holroyd. "St John's Wort for Depression: A Systematic Review." *Archives of Internal Medicine*, 24 Janeiro 2000, 160(2): 152-56.

Hansgen, K. D., J. Vesper and M. Ploch. "Multicenter Double-Blind Study Examining the Antidepressant Effectiveness of the Hypericum Extract LI 160." *Journal of Geriatric Psychiatry and Neurology*, Outubro 1994, 7(suppl. 1): S15-18.

Hubner, W. D., S. Lande and H. Podzuweit. "Hypericum Treatment of Mild Depressions with Somatic Symptoms." *Journal of Geriatric Psychiatry and Neurology*, Outubro 1994, 7(suppl. 1): S12-14.

Kasper S. "Treatment of Seasonal Affective Disorder (SAD) with Hypericum Extract." *Pharmacopsychiatry*, Setembro 1997, 30(suppl. 2): 89-93.

Laakmann, G., C. Schule, T. Baghai and M. Kieser. "St. John's Wort in Mild to Moderate Depression: The Relevance of Hyperforin for the Clinical Efficacy." *Pharmacopsychiatry*, Junho 1998, 31(suppl. 1): 54-59.

Linde, K., G. Ramirez, C. D. Mulrow, A. Pauls, W. Weidenhammer and D. Melchart. "St. John's Wort for Depression: An Overview and MetaAnalysis of Randomised Clinical Trials." *British Medical Journal*, 3 Agosto 1996, 313(7052): 253-58.

Miller, A. L. "St. John's Wort (Hypericum Perforatum): Clinical Effects on Depression and Other Conditions." *Alternative Medicine Review*, Fevereiro 1998, 3(1): 18-26.

Stevinson, C., and E. Ernst. "Hypericum for Depression: An Update of the Clinical Evidence". *European Neuropsychopharmacology*, Dezembro 1999, 9(6): 501-5.

Volz, H. P. and P. Laux. "Potential Treatment for Subthreshold and Mild Depression: A Comparison of St. John's Wort Extracts and Fluoxetine." *Comprehensive Psychiatry*, Março-Abril 2000, 41(2, suppl. 1): 133-37.

5-hidroxitriptofano (5-HTP)

Birdsall, T. C. "5-Hydroxytryptophan: A Clinically-Effective Serotonin Precursor." *Alternative Medicine Review*, Agosto 1998, 3(4): 271-80.

Byerley, W. F., L. L. Judd, F. W. Reimherr and B. I. Grosser. "5-Hydroxytryptophan: A Review of Its Antidepressant Efficacy and Adverse Effects." *Journal of Clinical Psychopharmacology*, Junho1987, 7(3): 127-37.

Cangiano, C., A. Laviano, M. Del Ben, I. Preziosa, F. Angelico, A. Cascino and F. Rossi-Fanelli. "Effects of Oral 5-Hydroxy-Tryptophan on Energy Intake and Macronutrient Selection in Non-Insulin-Dependent Diabetic Patients." *International Journal of Obesity and Related Metabolic Disorders*, Julho1998, 22(7): 648-54.

De Benedittis, G. and R. Massei. "Serotonin Precursors in Chronic Primary Headache: A Double-Blind Cross-Over Study with L-5-Hydroxytryptophan vs. Placebo." *Journal of Neurosurgical Sciences*, Julho/Setembro, 29(3): 239-48.

Meyers, S. "Use of Neurotransmitter Precursors for Treatment of Depression." *Alternative Medicine Review*, Fevereiro 2000, 5(1): 64-71.

SAM-e

Bottiglieri, T., K. Hyland and E. H. Reynolds. "The Clinical Potential of Ademetionine (S-Adenosylmethionine) in Neurological Disorders." *Drugs*, Agosto 1994, 48(2): 137-52.

Bottiglieri, T. and K. Hyland. "S-Adenosylmethionine Levels in Psychiatric and Neurological Disorders: A Review." *Acta Neurologica Scandinavia Supplement,* 1994, 154: 19-26.

Bressa, G. M. "S-Adenosyl-L-Methionine (SAM-e) As Antidepressant: Meta-Analysis of Clinical Studies." *Acta Neurologica Scandinavia Supplement,* 1994, 154: 7-14.

Cantoni, G. L., S. H. Mudd e V. Andreoli. "Affective Disorders and S-Adenosylmethionine: A New Hypothesis." *Trends in Neuroscience*, Setembro 1989, 12(9): 319-24.

Rosenbaum, J. F., M. Fava, W. E. Falk, M. H. Pollack, L. S. Cohen, B. M. Cohen and G. S. Zubenko. "The Antidepressant Potential of Oral SAdenosyl-L-Methionine." *Acta Psychiatrica Scandinavia*, Maio 1990, 81(5): 432-36.

Salmaggi, P., G. M. Bressa, G. Nicchia, M. Coniglio, P. La Greca and C. Le Grazie. " Double-Blind, Placebo-Controlled Study of S-Adenosyl-LMethionine in Depressed Postmenopausal Women.". *Psychotherapy and Psychosomatics*, 1993, 59(1): 34-40.

RECURSOS

Há vários recursos excelentes disponíveis sobre os tópicos de relaxamento e outras técnicas de controle do estresse, bem como exercícios, dieta e suplementos. Alguns deles estão listados aqui.

Gerenciamento e prevenção do estresse

Don't Sweat the Small Stuff – and It's All Small Stuff, de Richard Carlson (Hyperion, 1997)

Fight Fat after Forty, de Pamela Peeke (Penguin, 2001)

Simplify Your Life, de Elaine St. James (Hyperion, 1994)

Stress Management for Dummies, de Allen Elkin (For Dummies, 1999)

The Importance of Being Lazy, de Al Gini (Routledge, 2003)

Undoing Perpetual Stress, de Richard O'Connor (The Berkeley Publishing Group, 2005)

Why Zebras Don't Get Ulcers, de Robert M. Sapolsky (W. H. Freeman and Co., 1998)

You Can Choose to Be Happy, de Tom G. Stevens (Wheeler Sutton, 1998)

Exercício

Body for Life: Twelve Weeks to Mental and Physical Strength, de Bill Phillips e Michael D'Orso (HarperCollins, 1999)

The RealAge Workout, de Michael Roizen e Tracy Hafen (Collins, 2006)

The Strength and Toning Deck (cartas), de Shirley Sugimura e Nicole Kaufman (Chronicle Books, 2004)

The Testosterone Advantage Plan: Lose Weight, Gain Muscle, Boost Energy, de Lou Schuler, Jeff Volek, Michael Mejia e Andy Campbell (Fireside, 2002)

Weight-Walking: A New Path to Health and Fitness, de R. Schofield (Booksurge Publishing, 2006)

When Working Out Isn't Working Out, de Michael Gerrish (Griffin Trade Paperback, 1999)

Nutrição

Eat, Drink, and Be Healthy: The Harvard Medical School Guide to Healthy Eating, de Walter Willett, P. J. Skerrett e Edward L. Giovannucci (Simon and Schuster, 2001)

Fad-Free Nutrition, de Frederick Stare e Elizabeth Whelan (Hunter House, 1998)

Mindless Eating: Why We Eat More than We Think, de Brian Wansink (Bantam, 2006)

Strong Women Eat Well: Nutritional Strategies for a Healthy Body and Mind, de Miriam E. Nelson e Judy Knipe (Putnam, 2001)

The Omnivore's Dilemma, de Michael Pollan (Penguin Press, 2006)

The Zone: Dietary Road Map to Losing Weight Permanently, de Barry Sears e Bill Lawren (HarperCollins, 1995)

What to Eat, de Marion Nestle (North Point Press, 2006)

Suplementos

Chinese Herbal Medicine Made Easy: Effective and Natural Remedies for Common Illnesses, de Thomas Richard Joiner (Hunter House, 2001)

Outros livros e recursos de Shawn M. Talbott

Cortisol Control and the Beauty Connection: The All-Natural, Inside-Out Approach to Reversing Wrinkles, Preventing Acne, and Improving Skin Tone, de Shawn M. Talbott (Hunter House, 2007)

The Cortisol Connection Diet: The Breakthrough Program to Control Stress and Lose Weight, de Shawn M. Talbott (Hunter House, 2004)

The Health Professional's Guide to Dietary Supplements, de Shawn M. Talbott e Kerry Hughes (Lippincott Williams and Wilkins, 2006)

Your Guide to Understanding Dietary Supplements: Magic Bullets or Modern Snake Oil? de Shawn M. Talbott (Haworth Press, 2003)

Site do Supplement Watch: www.SupplementWatch.com

Site pessoal do autor: www.ShawnTalbott.com